中医健康技术服务与管理

许　静　谢世平　编著

科学出版社

北京

内 容 简 介

　　本书通过对中医发展史、中医健康观、中医健康技术、中医健康状态辨识、中医健康干预技术与措施的梳理及中西医的对比分析，读者加深了对中医优势与特色的理解；通过对河南省某市医疗保险对中医医疗机构及中医药的补偿情况分析及中西医补偿差异的对比，读者对医保应当如何完善对中医药的扶持政策有更清晰的认识。本书既有助于社区群众开展自我预防保健活动，也可以帮助患者在就医时根据自身情况做出理智的选择，还可以帮助读者了解中西医学的不同及中西医健康技术的差异，对中医健康技术的优点和西医健康技术的局限性有更清晰的认识，并进一步思考如何完善相关政策、推动中医健康技术服务与管理的发展。

　　本书可以作为社区健康教育与宣传中医健康技术知识的资料，还可供各级政府管理者、学校师生及相关科研人员参阅。

图书在版编目（CIP）数据

　　中医健康技术服务与管理 / 许静，谢世平编著. —北京：科学出版社，2022.6
　　ISBN 978-7-03-071200-4

　　Ⅰ. ①中… Ⅱ. ①许… ②谢… Ⅲ. ①中医学－卫生服务－研究②中医学－卫生管理－研究 Ⅳ. ①R2

　　中国版本图书馆 CIP 数据核字（2021）第 266293 号

责任编辑：郭海燕　王立红 / 责任校对：申晓焕
责任印制：苏铁锁 / 封面设计：蓝正设计

科 学 出 版 社 出版
北京东黄城根北街 16 号
邮政编码：100717
http://www.sciencep.com
北京凌奇印刷有限责任公司 印刷
科学出版社发行　各地新华书店经销

*

2022 年 6 月第 一 版　开本：787×1092　1/16
2022 年 6 月第一次印刷　印张：12
字数：292 000
POD定价：88.00元
（如有印装质量问题，我社负责调换）

前　言

2020 年 9 月，习近平总书记在教育文化卫生体育领域专家代表座谈会上的讲话中指出："人民健康是社会文明进步的基础，是民族昌盛和国家富强的重要标志，也是广大人民群众的共同追求。"党的十八大以来，党中央把维护人民健康摆在更加突出的位置。2016 年国务院印发《"健康中国 2030"规划纲要》，提出要把人民健康放在优先发展的战略地位，努力全方位全周期保障人民健康；同年国务院印发的《中医药发展战略规划纲要（2016—2030 年）》指出，随着我国新型工业化、信息化、城镇化、农业现代化深入发展，人口老龄化进程加快，健康服务业蓬勃发展，人民群众对中医药服务的需求越来越旺盛，迫切需要继承、发展、利用好中医药，充分发挥中医药在深化医药卫生体制改革中的作用，造福人类健康；适应未来医学从疾病医学向健康医学转变、医学模式从生物医学向生物—心理—社会模式转变的发展趋势，迫切需要继承和发展中医药的绿色健康理念、天人合一的整体观念、辨证施治和综合施治的诊疗模式、运用自然的防治手段和全生命周期的健康服务。中医在"治未病"原则指导下，对于各种疾病的预防尤其是对亚健康防治有着积极意义；中医的辨证论治思维能客观描述和评估健康状态的变化过程，在整体上对个人的健康状态进行衡量。

在本次新冠肺炎疫情防控中，我国注重发挥中医药治未病、辨证施治、多靶点干预的独特优势，多次在各地疫情防控中大范围有组织地实施中医药治疗干预，通过推广有效方药和中成药，成功地减少重症病例，缩短轻症病例的治疗时间，使中医药传承精华、守正创新的作用得到有效发挥。千百年来大量的中医医疗实践及本次暴发的新冠肺炎疫情中中医药的深度参与全面防治实践证明，中医药对于促进人类健康具有独特的优势。2020 年 3 月 3 日国务院办公厅印发《"十四五"中医药发展规划》指出："当前，全球新冠肺炎疫情仍处于大流行状态，新发传染病不断出现，我国慢性病发病率总体呈上升趋势，传统传染病防控形势仍然严峻。随着经济社会发展和生活水平提高，人民群众更加重视生命安全和健康质量，健康需求不断增长，并呈现多样化、差异化特点。有效应对多种健康挑战、更好满足人民群众健康需求，迫切需要加快推进中医药事业发展，更好发挥其在健康中国建设中的独特优势"。因此，进一步发挥中医的优势、建设具有中国特色的中医健康管理服务是我们的责任。

2022 年 4 月 19 日习近平总书记在中央全面深化改革委员会第二十五次会议上再次对广大科技人员提出了"要勇担使命，潜心研究，面向人民生命健康展开科研工作"的期望；2022 年 3 月 8 日国家卫健委等部门联合发布《基层中医药服务能力提升工程"十四五"行动计划》，提出利用各种传播媒介广泛推动中医药健康知识普及；2022 年 3 月 23 日健康中国行动推进委员会办公室发布《健康中国行动 2022 年工作要点》，提出组织开展"中医文化传播我们在行动"系列活动，举办群众性中医药文化活动，建设中医药健康文化知识角，提升中医药健康文化素养，引导老年人科学认识中医药、正确使用中医药，积极向社区老年居民推广多样化的自我保健方法等。本书即为响应党和政府的号召而著。

本书梳理了中医发展历史，阐述了中医健康技术及我国医疗保险对中医药的补偿情况，并兼顾与西医做对比分析，共分六章：第一章是中西医发展历史对比；第二到五章对中医健康技术进行了归纳梳理与阐述，介绍了中医健康观、中医健康技术、中医健康状态辨识及中医健康干预技术与措施，并对相应的西医健康技术做对比分析，深化读者对中医优势与特色的理解；第六章分析了河南省某市医疗保险对中医医疗机构及中医药的补偿情况，并对比了中西医补偿差异，让读者对医保应当如何完善对中医药的扶持政策有更加清晰的认识。

本书可以帮助对中医药事业发展有兴趣的社区群众、各级政府管理者、在校师生及相关科研人员了解中西医学的不同发展历史，认识中西医健康技术异同，拓展医学知识视野；透过对比分析，人们也能对中医健康技术的优点和西医健康技术的局限性有更清晰的认识，以便在就医时根据自身情况做出更明智的选择；介绍的中医健康技术知识有助于读者对自己的健康状况做出判断，及早开展预防保健活动。本书还可作为社区健康教育与中医健康技术知识宣传教育的资料；对医疗保险的补偿差异进行分析，有助于完善我国中医健康技术的医保补偿政策，推动中医健康技术服务与管理的发展，为促进与提高人民群众的健康做出贡献。

许　静

2022 年 10 月 6 日于郑州

目　　录

前言

第一章　中西医发展历史对比 …………………………………………………… 1

一、中医发展简史 ………………………………………………………… 2

二、西医发展简史 ………………………………………………………… 13

三、结论 …………………………………………………………………… 22

第二章　中医健康观 ……………………………………………………………… 25

一、整体观 ………………………………………………………………… 25

二、恒动观念 ……………………………………………………………… 27

三、辨证论治观 …………………………………………………………… 28

四、阴阳学说 ……………………………………………………………… 30

五、五行学说 ……………………………………………………………… 32

六、精气神观念 …………………………………………………………… 41

七、西医健康观 …………………………………………………………… 44

八、结论 …………………………………………………………………… 46

第三章　中医健康技术 …………………………………………………………… 47

一、中医饮食健康技术 …………………………………………………… 47

二、中医睡眠健康技术 …………………………………………………… 51

三、中医运动健康技术 …………………………………………………… 60

四、中医音乐健康技术 …………………………………………………… 68

五、中医情志/心理健康技术 ……………………………………………… 74

六、中医起居健康技术 …………………………………………………… 80

七、中医环境健康技术 …………………………………………………… 84

第四章　中医健康状态辨识 ……………………………………………………… 88

一、中医学对人体构造的认识 …………………………………………… 88

二、中医学对人体生命的认识 …………………………………………… 96

三、西医学的人体构造 …………………………………………………… 99

四、结论 …………………………………………………………………… 101

第五章　中医健康干预技术与措施 ……………………………………………… 102

一、中医影响健康因素的辨识 …………………………………………… 102

二、中医损害健康途径辨识 ……………………………………………… 110

三、中医学对人体失衡状态的分类 ……………………………………… 111

四、中医对人体失衡状态的技术干预 …………………………………… 113

第六章 中医医疗保险补偿情况分析 ·· 128

　　一、河南省某市医疗保险对中医住院补偿情况分析 ································ 129

　　二、河南省某市不同中医医疗机构级别住院费用补偿的分析 ··············· 135

　　三、河南省某市医疗保险对中西医补偿差异情况对比分析 ·················· 142

　　四、河南省某市医疗保险对中医疗法的补偿研究 ······························· 150

　　五、河南省某市补益类中药品补偿情况分析 ···································· 160

　　六、河南省某市医疗保险对 6 类中药品的补偿研究 ··························· 167

参考文献 ··· 176

后记 ·· 186

第一章　中西医发展历史对比

党的十八大以来，我国医疗卫生事业获得长足发展，人民健康和医疗卫生水平大幅提高，主要健康指标优于中高收入国家平均水平，但随着工业化、城镇化、人口老龄化进程加快，疾病谱、生态环境、生活方式等发生变化，我国面临多种疾病威胁并存、多种影响因素交织的复杂局面，医疗卫生事业发展的不平衡、不充分与人民健康需求之间的矛盾比较突出。习近平总书记在十九大报告中提出"实施健康中国战略"；为人民群众提供"全方位全周期健康服务""倡导健康文明生活方式，预防控制重大疾病"。实施"健康中国战略"，就是要坚持问题和需求双导向，最大限度降低健康危险因素，全面提升医疗卫生发展水平。中医药具有注重整体观、追求天人合一、重视治未病、讲究辨证论治的特点。在构建中国特色基本医疗卫生制度和实施"健康中国战略"中迫切需要发挥中医药的独特作用，以适应未来医学从疾病医学向健康医学转变、医学模式从生物医学向生物-心理-社会模式转变，迫切需要继承和发展中医药的绿色健康理念、天人合一的整体观念、辨证施治和综合施治的诊疗模式，运用自然的防治手段和全生命周期的健康服务。同时云计算、物联网提供了很好的技术运用条件，也必将推动中医药医疗卫生服务与管理模式的深刻转变。

世界知识产权组织在1977年版的《供发展中国家使用的许可证贸易手册》中，给技术下了这样的定义："技术是制造一种产品的系统知识，所采用的一种工艺或提供的一项服务。"卫生技术是一个广泛应用于卫生保健和医疗服务系统的特定知识体系的统称，包括药物、医疗器械、卫生材料、医疗方案、医学信息系统、后勤支持系统和行政管理体系等，或者泛指一切用于疾病预防、筛查、诊断、治疗、康复及促进健康、延长生存期和提高生命质量的技术手段。因此，中医健康技术泛指一切用于疾病预防、筛查、诊断、治疗、康复及促进健康、延长生存期和提高生命质量的技术手段。它应涵盖为满足健康人群的养生保健、亚健康人群的疾病防控及患病人群的治疗、康复、防复发等卫生服务需求所提供的中医药卫生服务技术，具体包括中医健康观、中医健康服务技术、中医健康状态辨识及中医健康干预措施。生活方式是指人们长期受一定社会文化、经济、风俗、家庭影响而形成的一系列的生活行为习惯、生活制度和生活意识（生活时间、生活节奏、生活空间、生活消费等）。有大量文献证明中医药健康技术在预防疾病、改善人们生活质量及改变人们生活方式方面有着积极的作用。例如，亚健康状态的人们熟知中医"治未病"的思想，了解中医的"整体观念""阴阳五行学说"及身体经络穴位等基本理论知识后，可随时在自己的生活中进行保健活动，如主动采用八段锦、五行音乐疗法、背部循经推拿法、膳食疗法、子午流注图、阴阳循行等中医健康技术，通过改变生活方式真正做到"法于阴阳，和于数术，饮食有节、起居有常、不妄作劳"以调节自身脏腑的"气、血、阴、阳"，从而有效缓解人体的亚健康状态，"尽终其天年，度百岁乃去"。

本书通过梳理中医发展历史，整理中医健康技术内容，同时兼顾与西医做对比，分析我国医疗保险对中医补偿的情况，帮助人们了解中西医学的不同发展历史，了解中西医健康技术异同，拓展自己的医学知识视野，并通过中西医对比让人们清楚地看到中医和西医健康干预措施的优点、缺点，有利于人们选择最佳的就医方式；通过书中介绍的中医健康技术知识，帮助人们掌握自己的健康状况，预防疾病，获得健康；同时通过中西医医疗补偿差异，对完善我国中医健康技术服务的医保政策，促进中医健康技术服务与管理的发展及为我国人民群众的健康促进与提高做出贡献。

一、中医发展简史

中医发展经历千年的历程，晚清以前，中医始终居于中国医学的主导地位。

中医伴随中华文明的产生而出现，中华文明的先祖传说多与医药有关，如"神农尝百草，始有医药"，伏羲"乃尝味百药而制九针，以拯夭枉焉"；我国第一部医学理论著作为《黄帝内经》。中医与我国悠久的历史发展相应，也经历了漫长的发展过程，由单纯医药经验的积累，经过理论总结形成了体系，不断丰富和完善，形成了特有的认识规律和完整体系，为中华民族的生息繁衍做出了巨大贡献。

（一）商周时期的医学

我国商代已有管理疾病的小臣，既治病又从事医疗管理工作。周代在商代基础之上建立的医政组织由医师（众医之长，掌管国家医药政令，负责王室和卿士大夫疾病治疗）、士（治病医生）、府（掌管药物、器具和会计事务）、史（掌管文书和医案）及徒（专供役使）等构成；已有医学分科（食医、疾医、疡医和兽医），并且宫廷已建立严格的考核制度和考核标准，反映出周代医学的发展已达到一定水平。

（二）秦汉时期的医学（公元前 221～公元 220 年）

我国科学文化发达，在很多方面都取得显著的成就。从战国出现的"诸子蜂起，百家争鸣"，到秦代的"焚书坑儒"，独尚法家，再到汉代"罢黜百家，独尊儒术"，对中国思想、科技、文化的发展都产生了深刻的影响。由于独特的历史环境，医学发展也出现了高潮，在长期的积累下，产生了《黄帝内经》《黄帝八十一难经》《神农本草经》《伤寒杂病论》这四部经典医书，构筑了中医学术的基本模式——理、法、方、药体系，在后世的千百年中被广泛应用于各科临证实践，而且这种学术体系从未发生根本性变化，一直完整地保持着鲜明的特色，其本质是理、法、方、药的基本内容不是建立在实证的结构认识基础上。这种体系强调顺应自然，重视中和，相对而言不主张改造、征服自然和个别因素的独立性，所以在实践中，保守的诊疗内容突出而显著，这在养生、预防、诊断、治疗、用药、针灸、制药等各方面都有表现。中医的各种诊法和辨证方法因为不是建立在结构性自然观和受控制实验的基础上，所以，在应用过程中无法制定出严格而准确的统一标准。各种治则、组方原则和药性概念也都由于非实证而难以用实证方式给出检验。

（三）两晋、南北朝和隋唐时代（公元 266～907 年）

这是我国君主制社会上升时期。中国此期历史既经历战事连绵、动荡分裂，也有全国统一和政权集中、社会稳定的阶段，尤其隋唐时代是我国君主专制社会高度繁荣的历史时期。这一时期，科学文化的进步引人注目，在意识形态领域，形成了儒、佛、道并兴的格局，也有玄学流行，都对医理和诊疗技术产生了一定作用。医药理论得到比较系统的整理，代表作有王叔和的《脉经》、皇甫谧的《针灸甲乙经》、陶弘景的《本草经集注》等。注重应用、以记述经验之方为主要内容的方书大批出现，世族大家、朝廷和诸王府竞相收藏秘方并编撰实用方书，临证医学代表性书籍有葛洪的《肘后救卒方》、陈延之的《小品方》、范东阳的《范汪方》、姚僧垣的《集验方》、孙思邈的《备急千金要方》和《千金翼方》、王焘的《外台秘要》等。临床医学逐渐专科化，相继产生外科、伤科、妇科、儿科、针灸科等现存最早的专科著作。唐太医署也有明确分科。隋唐两朝，政府开始组织专人编撰医学专著，其中《诸病源候论》和《新修本草》最负盛名，《新修本草》作为国家药典颁布全国，比欧洲著名的《纽伦堡药典》早了 800 年。随着丝绸之路和东亚及东南亚海路的利用，中外医学交流日趋频繁。

南朝刘宋年间（公元 443 年）开始了政府创办学校式的医学教育。隋唐设置太医署（国家医疗机构，也是医学教育机构），内设太医令、丞、医监、医正、主药、医师、药园师、医博士、助教、按摩博士、咒禁博士等，且具有一定规模，到唐朝太医署，已有行政、教学、医疗、药工，具有医学教育和医疗多重职能。医学教育分成医学和药学两部分，内设太医令、丞、府、史、医监、医正、掌故等管理行政教务；教授、助教、师、主药、工等从事教学。医学教育分为 4 科，即医科（下设 5 个专科，体疗学制 7 年，少小学制 5 年，疮肿学制 5 年，二目口齿学制 4 年，角法学制 3 年）、针科、按摩科和禁咒科，有月、季、年的考核制度，"9 年无成者皆退从本色"。唐朝除了在首府设立太医署，各州、府也建有地方性学校，甚至在诸县设人管理"医药陈设之事"，已经形成了从中央到地方的较为完善的医学教育体系，家传师承在此时也很兴盛。隋唐医事制度有三个系统，一是为帝王服务的尚药局，二是为太子服务的药藏局，三是百官医疗兼教育机构的太医署和地方医疗机构。地方上在京兆、河南、太原等府、州、县设医学博士，既以"百药救民疾病"，又在助教协助下教授学生；医学生还有在州境内巡回医疗的任务。

（四）从宋朝到元朝（公元 960～1360 年）

此时我国的中央集权制的封建统治得到了强化，中国封建经济社会发展到了一个新阶段。宋朝农业和手工业显著进步，商业繁荣，纸币出现，行会产生。经济的发展使科学技术获得突出进步，具有世界意义的我国古代发明——活字印刷术为医药文化的广泛传播奠定了基础，指南针发展了航海业，为宋代香料药物的进口和应用提供了方便。中外医药交流非常频繁，尤其大量香药的进口丰富了中医治法，扩大了治疗范围。

宋朝发展了文官统治，重视文士的培养和选拔，知识分子的社会地位得到提高，京师设有国子监、太学、律学、算学、医学等各类教育，以培养各类人员。大量培养文士的结果，促进了科学文化的发展，其中一部分文士进入医学队伍，使医学队伍的结构发生了变化，无论对医药理论的发展或临床经验的总结提高都起到了重要作用。范仲淹曾说"不为良相，当为良医"。故此从宋朝起便有"儒医"之称。很多文学家、政治家通晓医术，如王安石、苏轼、沈括；而许多名医自身即是儒学大家，如朱肱、朱震亨、戴启宗。在意识形态领域，宋朝的"理学"与"心学"的争论对医学理论产生了相当大的影响，促进了医学界对五运六气理论的探索，并对中医病因、病机、养生学的发展都有一定的意义。

宋、金、元时期，国家重视医药事业，均设有较完整的医药卫生行政机构，并制定了一系列医事制度和法规。宋朝不仅把医学教育作为一个独立体系，还将其纳入国家官学系统。宋朝医政机构健全，强化了医事管理，设立翰林院（后改为医官局）专司医药行政，包括对军旅、官衙、学校派出医官，管理医药事务，使医药行政和医学教育分立开来。医学分科最多时达到 13 科，后归为 10 科（大方脉、风科、小方脉、产科、眼科、疮肿、口齿兼咽喉、金镞、书禁、针灸）。翰林医官须在 40 岁以上，经过各科专业考试合格后才能任用，成绩优秀者留任翰林院，其他则为医学博士或外州医学教授。后又将医官考试对象扩大到外州各地的民间医生，医官按实际水平升迁罢黜。各地州郡均设医官，并有相应的考试规则。

太医局从太常寺中分离出来，成为一个独立医学教育机构，实行著名的"三舍法"，学校以择优为原则，建立"升舍"制，按考试成绩将学生分成"外舍""内舍""上舍"三个等级，成绩合格可逐级上升，特别优秀者可以越级。太医为每个学生建立档案，轮流去为各类学生和士兵看病，发"印历"，用以记载治疗经过和结果，考试采取私试与公试相结合，1 个月 1 次私试，1 年 1 次公试。医学校被置于国子监的管辖之下，其行政组织、学生待遇一概"仿太学立法"，从而使医学校第一次纳入国家官学系统。除中央太医局，1061 年后地方医学也渐兴起，各州郡都设医学博士教习医书，其规章多循太医局。

1069 年，王安石变法，药物购销由国家管理，汴梁开设了中国医学史上第一所制作和出售成药为主的官办药局——"太医局熟药所"（后改为惠民药局），由于其制售的成药具有服用方便、便于携带、易于保存和较为有效等特点，深受医家和患者欢迎。

校正医书局为中医药文献的保存、传播做出重大贡献。朝廷还组织专人编撰出版了许多名著，如《太平圣惠方》《圣济总录》《太平惠民和剂局方》《开宝本草》《嘉祐本草》《本草图经》等。宋朝建立的药局对中成药的推广、发展起到了极大作用。基础理论研究开始兴盛，解剖学图著《欧希范五脏图》《存真图》，脉学专著《脉诀》《诊家枢要》，验舌专著《敖氏伤寒金镜录》及脉象图、舌象图，本草学专著《证类本草》《珍珠囊》相继问世，对《伤寒论》的各种整理研究和注释使其学术地位日趋提高，金元一家学说的形成更补充和发展了中医学理论。临床各科发展成就较为突出，其中危亦林的悬吊复位法是伤科的重大创举；儿科法学专著有陈自明的《妇人大全良方》、钱乙的《小儿药证直诀》、宋慈的《洗冤集录》；针灸方面，时间针法用于临床，灸法得到独立发展，王惟一设计铸制了我国历史上著名的针灸铜人。

（五）明朝到清朝鸦片战争前（1368～1840 年）

此期是中国君主专制社会后期，国家长时期统一稳定，经济高度发展，文化科学取得多方面的成就，推动中医学发展至鼎盛时期。明代造纸业和印刷术的出现为医书的大量刊印，尤其为大型医书的引述创造了条件。清乾隆以后，全国人口迅速增加，促进了人口流动和城镇人口的集中，为医学交流提供了基础，但人口集中也易造成疾病流行，对医学的需求也格外增大。这一时期，名医辈出，医著如雨后春笋。基础理论和临床各科进一步丰富和成熟，已进入全面、系统、规范化的总结阶段，不少学科产生了一批高质量的综合性著述和集古代中医学之大成的成果，成为中医学发展的高峰时期，著名本草学著作有李时珍的《本草纲目》、赵学敏的《本草纲目拾遗》，方书有《普济方》，全书有《景岳全书》《古今医统大全》《医宗金鉴》，丛书有《证治准绳》《古今医统症脉全书》，类书有《古今图书集成·医部全录》，外科著作有《外科正宗》《疡医大全》，妇科著作有《妇科证治准绳》《济阴纲目》，针灸学著作有《针灸大成》，眼科著作有《审视瑶函》，医案著作有《名医类案》《续名医类案》，温病学著作有《温疫论》《温热论》《温病条辨》等。

明清时期，本草学、温病学及王清任提倡的解剖生理学有创新和突破。温病学在乾隆以后发展至鼎盛时期，著名代表人物有叶天士、薛雪、吴鞠通、王孟英等，确立了温病学体系，结合临床实践，创立卫气营血与三焦辨证方法，创制有效处方，用于治疗外感热病，降低死亡率、预防传染，是面对急性传染病流行的另辟新径的创新发展。这一时期学派之间争论激烈，另有丹溪学派盛行，主张使用苦寒凉润药。为补偏救弊，温补学派兴起，代表人物有汪机、薛己、张景岳、赵献可。这一时期又有徐大椿的《医贯砭》、陈修园的《景岳新方砭》抨击温补学派，提高了医学辨证水平。

认识天花和运用人痘接种术是明朝医学的另一创新，是欧洲牛痘接种的先驱，开创了人类预防天花的新纪元。明朝由于采矿、冶炼、纺织、印染诸业发展，职业病突显，因此，医家在对银、铅、砒、煤气中毒的治疗和预防方面积累了很多经验，对于疫病的防治主张采用隔离措施。

明清时期中医普及类著作大行其世，如《药性赋》《汤头歌诀》《医学三字经》，本草学著作《本草备要》，方剂学著作《医方集解》《成方切用》，脉学著作《濒湖脉诀》，综合性医书刘纯的《医经小学》、李梴的《医学入门》、李中梓的《医宗必读》、程钟龄的《医学心悟》，陈修园的《医学实在易》《医学从众录》《时方歌括》《时方妙用》；医著也出现了简约化倾向，如《读素问钞》《内经知要》《本草述钩元》等。

明清两朝均设太医院，是国家医药行政管理机构，也是皇室医疗单位，负有国家医学教育、医学人才考试选拔、祭祀名医、医官的任免与派遣等功能，并有奉旨诊视皇族大臣疾病的任务。明朝太医院分13科（大方脉、妇人、伤寒、小方脉、针灸、口齿、咽喉、眼、疮疡、接骨、金镞、祝由、按摩）。《素问》《难经》《脉诀》《伤寒论》《金匮要略》是太医院医生学习的主要课程。太医院医生主要从各地世代业医医生中选拔。医生每年分四季考试，三年大考一次。考试合格者，一等定为医士，二等定为医生，还要继续专科学习并参加考试，依成绩决定任职和待遇；不及格者可一年后补考，三次不合格者罢黜为民。另一项保证太医院医官质量的措施是外访保举医士，很多名医都曾被举荐到太医院，如戴思恭、楼英、薛铠、李时珍等。

御药局与太医院相辅，设御医，由太医院医官担任，轮流值班，是专为皇帝服务的御用药事机构，主要任务是监制御用药饵，监管收储各地进贡的各类药材及各种成药加工制备。

明代府、州、县均设专职医生，府设医学正科1人，州设典科1人，县设训科1人，负责辖区的医药卫生行政和医学教育，各地还设有惠民药局、养济堂和安乐堂，服务平民百姓。

清代医士制度沿袭明代旧制，主要由太医院、御药房、药库、社会抚恤机构四部分组成。清代医学教育分为国家医学教学和民间师徒相传、家授、自学两种形式，以后者为主。国家医学教育由太医院设置的教习所承担，选派品学兼优的御医及吏目担任内教习与外教习。内教习教授御药房太监学习；外教习教授初进太医院教习厅肄业生及医官子弟学医，学生由医官保送。学制 3 年，期满考试合格录取为医士。地方也开办医学教育，但规模较小。太医院分为 11 科（大方脉、小方脉、痘疹科、伤寒科、妇人科、疮疡科、针灸科、眼科、口齿科、咽喉科、正骨科），后取消针灸科，后又陆续合并为 5 科。

（六）晚清至民国时期的中西医交汇与冲突（1840～1949 年）

中国君主专制制度到 19 世纪，政治腐朽，经济落后，国力衰弱，内忧外患不断，形势极为混乱。与此同时，世界各主要资本主义国家相继进入帝国主义阶段，贫弱中国成为列强瓜分的对象。中国逐渐沦为半殖民地半封建社会。在帝国主义侵略和民族危亡关头，政治和思想文化主张方面出现了对后来影响巨大的新思潮。统治阶级内部分化为顽固派和洋务派：顽固派实行闭关锁国，维护落后的统治；洋务派致力于"师夷长技"，以图"自强自富"。后来洋务派中又分化出改良派，主张变法维新，向西方寻求真理，宣传"新学""西学"，反对"旧学""中学"，这些思想对文化界和医学界产生了重要的影响。随着西方列强的大规模入侵，西方医学作为侵略和传教的先锋工具大规模传入中国，并很快由沿海传入内地，到 1905 年，基督教会医学校已达 23 所，另有 36 所护士学校、药学校和助产学校。在华英、美基督教所办医院到 1937 年共有 300 所，病床 21 000 张，小型诊所 600 处，同时美、英国天主教会在中国各地也都建有医院。自此，中国开始了两种医学并存的局面。近百年来，中医学的生存和发展遭遇到了严重危机。

由于清廷推行尊经法古、烦琐考据学风，导致中医偏离实践方向，更缺少科学精神和方法；虽然产生大量医书，但缺乏创新精神。北洋政府排斥、限制中医学的发展，片面崇奉西医。北洋政府教育总长汪大燮于 1914 年提出废除中医中药，1925 年拒绝把中医纳入医学教育，由此，中医陷入困境。由于中医药界坚决抗争，取得胜利，1925 年北洋政府公布《医士管理规则》，承认当时中国医界现状，未经教育部立案的中医药学校也有合法地位，中西医界人士坚持为民众防病治病，并致力于中西医学术的融合与汇通，使中医得以维系、继承与发扬。

民国时期虽然中西医并存，但中医学在我国人民医疗卫生保健中继续起着重要作用并占据主导地位，中医药学以其临床实践的有效性得到发展。由于中医发展并不符合列强在华利益，国民党政府于 1929 年 2 月召开第一次中央卫生委员会会议，通过了余云岫等提出的废止中医议案，随后推行了一系列消灭中医的政策和办法，中医进入了历史发展的最艰难时期。中医药界再次为维护中医与废止中医进行了激烈斗争，国民政府为了缓和中医药界的激烈抗争，1931 年停止执行废止中医案，在南京成立中央国医馆，1936 年在国民激烈的舆论谴责下，国民政府颁布《中医条例》。但到 1949 年前，民国没有一所公立的中医学校，各项事业发展受到了极大的限制。热爱中医的人士为保存和发展中医仍然进行了多方面的不懈努力：创办中医院校（近代中医学校共有 109 所，其中 63 所在本时期建立），创建中医学术团体（各地有 240 多个，影响力较大的有 4 个——上海神州医学会、绍兴医学会、上海医界春秋社、山西中医改进医学会），创办中医杂志（如《神州医药学报》《绍兴医药学报》《医界春秋》《医学杂志》《中医杂志》等），但是由于是私人或社会团体举办，经费困难，人力缺乏，设备简陋，困难很多，致使其中的大多数都无法长期举办下去。

1. 晚清至民国的医事管理

1906 年（清光绪三十二年），在民政部内设立我国近代卫生行政机构——卫生司，下设保健、检疫、方术三科。1921 年，广州设立的卫生局是省市县级地方卫生机构建立最早者。1925 年，京师警察创办公共卫生事务所，是我国近代城市卫生工作的初步尝试。

1927 年，国民政府内政部设卫生司，1928 年设卫生部，1931 年缩编为卫生署，设总务、医政和保健 3 科，军政部设有军医司，铁道部也设有卫生处。1947 年恢复卫生部建制，下设医政、防疫、保健和总务 4 司，另设中央卫生委员会等组织。1928 年公布《全国卫生系统大纲》，规定省县设卫生处，但只有南京、上海等大城市设立，直到 1937 年以后各省才陆续建立，到 1947 年年底已有 26 省设立卫生处，县级卫生院约有 1400 所。

2. 晚清至民国的医学教育

1912 年北洋政府仿照日本教学体制（日本仿照的是德国体制），由教育部公布《大学令》，规定大学学制，分为文、理、法、商、工、农、医学类（分为医学和药学两门），确立了我国近代教育制度，西医学正式列入中国教育系统，学制医科 5 年，药科 4 年。民国初年，北平、直隶、江苏、广州等开办公立医学专科学校。浙江医药专门学校兼办药科，是我国近代创办最早的较正规的药科教育。1902 年创建北洋医学堂，后改称中国海军医学校，1930 年停办。

1929 年 12 月，国民政府教育部与卫生部共同制定医学课程考核标准与学制，规定医学院需在高中毕业后就读 6 年，医药专科学科为高中毕业。1927～1937 年中国有西医师 4000～5000 人，每 8 万～10 万人才有一名医生。到 1937 年全国有大学医学院及医药牙科专修学校 33 所。

（七）中国共产党革命根据地医药卫生

自红军建立起，卫生工作就受到党的高度重视和关心。1927 年，秋收起义时，红军团部以下设有卫生队。湘南特委在永新县内设立了黄冈医院，有 4 名医生，70 余名护理人员。1931 年设立中央革命军事委员会总军医处（次年改为总卫生部），下设保健局，各军团卫生部设有保健科，设有卫生长，负责卫生防疫工作；同年在江西苏区设立第一所中国红军卫生学校，次年在福建成立中央红色医务学校。1933 年红军以团为单位成立卫生运动委员会。当时已有 10 家医院，6 所兵站医院，2 所残废医院，1 所疗养院；同年，福建长汀福音医院迁至瑞金，成立中央红色医院，该院一直跟随中央南征北战，为巩固红色政权和根据地军民健康做出重大贡献。

抗战期间，八路军在陕甘宁边区建立了 50 多所医院，开展免费医疗活动，加强防疫教育，口号是"预防第一"，成立边区防疫委员会，并创立中西医药研究所、中华护士学会延安分会，兴办中国医科大学及白求恩护士学校等 8 所医药卫生学校，培养 3000 多名医务人员，建立药厂，出品中西药品、玻璃和金属医疗用具，供军民使用；并于 1939 年在安寨成立民营公助形式的保健药社，并扩大到 20 多个县市发展地方医药卫生事业；1944 年在延安成立医药合作社，随后扩大发展到 50 多个。在部队医院的救治和协助下，敌后抗日根据地没有发生过严重的疫病流行。这一时期，还有许多爱国的医务人员及国际反法西斯人士来到抗日根据地，如加拿大的白求恩率加美援华医疗队，爱德华、柯棣华、巴苏华、木克华、卓克华组成的印度援华医疗队为中国抗战做出了重要贡献，其中白求恩和柯棣华还献出了宝贵生命。

为统一领导解放区卫生工作，1946年成立延安总部卫生部，并在各解放区尽力建设设备完善的医院，在《工作计划大纲》中提出预防医学设施应成为解放区医学的主要方针，在此方针指引下，战伤预防、部队营养改善和地方卫生工作都取得显著成绩。解放区各医学校办学方针和教学方法更加明确，提出分科重点教育制度和理论联系实际的教学方法，教学用一致，基础服从临床，临床服从需要，教学管理、课程设置、师资培养、教学方法逐渐形成规范；继续开展短期卫生干部训练和在职干部业务技术学习工作，到全国解放时，毕业的医生和司药近6000人，完成100万伤员的治疗工作，全军护士以上卫生人员70%由各部队护校培养；部队破伤风发病率降低到2%，70%以上的伤员治疗后可归队。解放区药品逐渐依靠自力更生得以解决，药材生产有较大发展，在解放前夕，部队所需药品的70%由解放区药厂提供。解放军各部队在人员少、任务重、药品缺、条件差的情况下还尽一切努力为群众防病治病，有效防止疫病流行，形成人民支援部队，部队关心人民，使得解放区医学迅速发展，为新中国成立后卫生工作的蓬勃发展奠定了基础。

（八）新中国中医发展情况（1949年以后）

新中国成立以后，党和国家十分关心和扶持中医事业发展。1950年召开第一届全国卫生工作会议，确定了"面向工农兵、预防为主、团结中西医"三大工作方针；毛泽东主席题词号召"团结新老中西各部分医药卫生工作人员，组成巩固的统一战线，为开展伟大的人民卫生工作而奋斗"。1952年召开第二届全国卫生工作会议，增加了第四大工作方针"卫生工作与群众运动相结合"，自此，我国卫生事业就在这四大指导方针下开展工作。

1952年，卫生部医政局内设中医科。

1954年，卫生部成立中医司，全国各省市相继建立中医行政机构，开始逐步将社会上28万中医药人员组织安排成数万个联合诊所，并建立一批全民或集体所有制中医院或中医联合诊所，各级综合型医院相继设立中医科。同时创办了一批隶属卫生部或省级的中医院。

1954年，毛泽东主席指示"即时成立中医研究机构，罗致好的中医进行研究，派好的西医学习中医，共同参加研究工作。"

1955年12月，中医研究院正式成立，由其创办的第一届全国西医学习中医研究班同时开学。

1956年的全国卫生工作会议上，制定了卫生事业的十二年计划，规定了我国医学科学的主要任务，其中就有发扬祖国医学，整理我国古代医学史料的内容。

1956年，为了中医事业发展需要，根据周恩来总理指示开始创办我国第一批4所中医高等学府，设立中医本科专业，中医教育正式纳入国家高等教育，规定一般院校学制5年，重点院校学制6年。

1958年，毛泽东主席在卫生部党组部关于"西学班"的总结报告中批示："中国医药学是一个伟大的宝库，应当努力发掘，整理，加以提高。"明确了挖掘和发扬中医学遗产的意义和价值。

1962年10月，中共中央同意卫生部党组《关于改进祖国医学遗产的研究和继承工作意见》，提出办好中医院，培养具有较高水平的中医，提倡中医带徒，加速继承老中医的学术经验。

在 20 世纪 50 年代贯彻党的中医政策并取得显著成绩的基础上继承和发扬祖国医学遗产的工作获得进一步完善和改进，到 1966 年，全国中医院已经发展到 300 多所，为中医事业的发展奠定了基础。1966~1976 年，我国的医药行业与其他行业一样受到严重影响，发展处于停滞状态。1976 年以后，特别是党的十一届三中全会以来，党和国家拨乱反正，改革开放，建设现代化国家，各行各业蓬勃发展，党的中医政策很快得到贯彻落实。

1978 年，中共中央转发卫生部党组《关于认真贯彻党的中医政策，解决中医队伍后继乏人问题的报告》，邓小平批示"这个问题应该重视，特别要为中医创造良好的发展与提高的物质条件"。

1980 年，卫生部召开全国中医和中西医结合工作会议，明确指出，中医、西医、中西医结合，"三支力量都要大力发展，长期并存，团结依靠这三支力量，发展具有我国特点的新医药学，推进医药科学现代化"。决定有计划、有重点地建设和加强一批中医医院，对中医医院建设予以行政支持和物质保证，使中医院建设得到恢复和发展。

1982 年中华人民共和国第五届全国人民代表大会第五次会议通过《中华人民共和国宪法》，第 21 条规定"国家发展医疗卫生事业，发展现代医药和我国传统医药，鼓励和支持农村集体经济组织、国家企业事业组织和街道组织举办各种医疗卫生设施，开展群众性的卫生活动，保护人民健康"。中医事业发展不仅有政策支持，还有法律保证。

1982 年在湖南衡阳召开的全国中医医院和高等中医教育工作会议上制定了《全国中医医院工作条例》，要求各省地县均要建立中医院。

1983 年，卫生部发出《关于加强中医专科建设意见》，各地中医医院积极开设健全中医专科诊室和创办专科医院。同年 11 月通过《关于加强中医医院急症工作的意见》，积极开展各中医医院加强中医急症科室的建设。

1985 年，中央书记处和国务院联合听取了卫生部党组汇报，进一步提出："要把中医和西医摆在同等重要的地位。"

1985 年，《全国省级中医医院检查评比标准》制定。

1986 年，成立国家中医管理局，加强对中医工作的管理。1988 年，把中药管理的职能也划归国家中医管理局，于是将国家中医管理局更名为国家中医药管理局。

1989 年，召开全国中医医院分级管理的第一次会议，起草《全国中医医院分级管理办法（暂行）》《中医医院基本标准》《中医医院分级分等标准》。

1991 年 10 月，江泽民主席为国际传统医学大会题词"弘扬民族优秀文化，振兴中医中药事业"。

1992 年 2 月，国家中医药管理局医政司制定《中医病案书写规范》，对于规范中医临床实践、总结实践经验、提高医疗质量具有重要意义。

1997 年 1 月，《中共中央、国务院关于卫生改革与发展的决定》重申新时期的卫生工作方针是以农村为重点、预防为主、中西医并重，依靠科技与教育，动员全社会参与，为人民健康服务，为社会主义现代化建设服务，对"中西医并重"方针做出明确阐述，中医药是中华民族优秀的传统文化，是我国卫生事业的重要组成部分，独具特色和优势，我国传统医药与现代医药互相补充，共同承担保护和增进人民健康的任务。正确处理继承与创新的关系，既要认真继承中医药的特色和优势，又要勇于创新，积极利用科学技术，促进中医药理论和实践的发展，实现中医药现代化。坚持双百方针，繁荣中医药学术。

2001 年 9 月，《中医药事业"十五"计划》颁布合理配置中医药资源、加强中医医疗机构建设、推进中医药科技进步、培养社会需要的各类中医药人才、发挥中医药在农村的卫生保健的作用、推动中医药研究与中医药产业结合、大力促进中西医结合、加快民族医药发展、扩大中医药对外交流与合作等 10 项任务。

2003 年 10 月 1 日，《中华人民共和国中医药条例》正式实施。这是我国中医药史上的一个里程碑，标志着中医药事业走上全面依法管理和发展的新阶段。

2004 年 2 月，在全国中医药会议上，吴仪副总理兼卫生部部长发表了《努力促进中医事业发展》讲话，肯定了在非典期间中医药界按照党中央国务院部署取得的阶段性胜利，并提出 5 点意见，强调中医药是我国卫生事业的重要组成部分，要大力支持中医药发展，实施"名院、名科、名医"战略。

2005 年 11 月，中国中医研究院在成立 50 周年时更名为中国中医科学院，进一步确立中医药学的科学地位。

2009 年 4 月，《国务院关于扶持和促进中医药事业发展的若干意见》发布。这是深化医药卫生体制改革和中医药事业发展的一件大事，它提出要充分认识扶持和促进中医药事业发展的重要性和紧迫性、发展中医药人才队伍建设、提升中药产业发展水平、加快民族医药发展、繁荣发展中医药事业、推动中医药走向世界、完善中医药事业发展保障措施等 10 项意见。

2009 年 6 月，我国政府第一次在全国范围内评选出 30 名国家级中医（民族医）大师。

2015 年 4 月，《国务院办公厅关于印发中医药健康服务发展规划（2015—2020 年）的通知》中提出"到 2020 年，基本建立中医药健康服务体系，中医药健康服务加快发展，成为我国健康服务业的重要力量和国际竞争力的重要体现，成为推动经济社会转型发展的重要力量"，以及"大力发展中医养生保健服务，加快发展中医医疗服务，支持发展中医特色康复服务，积极发展中医药健康养老服务，培育发展中医药文化和健康旅游产业，积极促进中医药健康服务相关支撑产业发展，大力推进中医药服务贸易" 7 项任务。

看到成绩的同时也应该看到问题，20 世纪 80 年代以前，我国乡村两级医疗组织医疗人员基本以中医为主，对基层的防病治病发挥了应有的作用；县级以上综合医院一般设有中医科和针灸科。1949 年全国有中医 27.6 万人，到 2007 年仍然只有 27 万余人，而同期西医从 8.7 万人上升到 157 万人，增加了 17 倍；中西医生比由新中国成立时的 3.2∶1 下降到 1∶5.8，综合对比分析，可以发现中医发展速度显著慢于西医发展速度。

表 1-1～表 1-5 数据显示，中医机构数、卫生技术人员数、门诊诊疗人次数、住院人次数、中医的发展经费指标相比西医同样指标，在 2014 年以前比例基本未超过 20%，中医在各个方面的发展都比西医慢，处于劣势地位。

表 1-1　1999～2014 年中西医医疗机构发展情况表

年份	机构数合计（个）	西医医疗机构数（个）	西医医院所占比例（%）	中医医疗机构数（个）	中医医院所占比例（%）
1999	6225	4018	64.55	2207	35.45
2000	6244	4040	64.70	2204	35.30

年份	机构数合计（个）	西医医疗机构数（个）	西医医院所占比例（%）	中医医疗机构数（个）	中医医院所占比例（%）
2001	6275	4060	64.70	2215	35.30
2002	15 017	12 214	81.33	2803	18.67
2003	14 945	12 143	81.25	2802	18.75
2004	15 686	12 742	81.23	2944	18.77
2005	15 838	12 853	81.15	2985	18.85
2006	16 049	13 001	81.01	3048	18.99
2007	22 918	19 852	86.62	3066	13.38
2008	22 775	19 712	86.55	3063	13.45
2009	23 421	20 291	86.64	3130	13.36
2010	24 113	20 918	86.75	3195	13.25
2011	25 247	21 979	87.06	3268	12.94
2012	26 518	23 121	87.19	3397	12.81
2013	28 299	24 709	87.31	3590	12.69
2014	29 592	25 860	87.39	3732	12.61

表 1-2　1990～2014 年中西医卫生技术人员数发展情况表

年份	卫生技术人员数（人）	中医药卫生技术人员数合计（人）	中医药卫生技术人员所占比例（%）
1990	3 897 921	538 114	13.81
1991	3 984 637	532 038	13.35
1992	4 073 986	533 147	13.09
1993	4 117 067	525 795	12.77
1994	4 199 217	529 103	12.60
1995	4 256 923	525 769	12.35
1996	4 311 845	515 059	11.95
1997	4 397 805	512 672	11.66
1998	4 423 721	503 303	11.38
1999	4 458 669	496 641	11.14
2000	4 490 803	492 936	10.98
2001	4 507 700	483 950	10.74
2002	4 269 779	270 155	6.33
2003	4 306 471	264 129	6.13
2004	4 389 998	261 750	5.96
2005	4 460 187	254 218	5.70
2006	4 624 140	257 869	5.58
2007	4 787 610	267 379	5.58

续表

年份	卫生技术人员数（人）	中医药卫生技术人员数合计（人）	中医药卫生技术人员所占比例（%）
2008	5 030 038	280 610	5.58
2009	5 396 941	301 963	5.60
2010	5 866 158	325 657	5.55
2011	6 192 858	342 089	5.52
2012	6 668 549	392 786	5.89
2013	7 200 578	419 840	5.83
2014	7 579 790	458 287	6.05

表 1-3　1999～2014 年中西医门诊诊疗人次数发展情况表

年份	门诊诊疗人次数合计	西医医院门诊诊疗人次数	西医医院门诊诊疗人所占比例（%）	中医医院门诊诊疗人次数	中医医院门诊诊疗人次数所占比例（%）
1999	648 869 901	493 191 953	64.55	155 677 948	35.45
2000	691 338 640	527 160 942	64.70	164 177 698	35.30
2001	681 721 514	517 718 457	64.70	164 003 057	35.30
2002	1 167 079 873	964 235 873	81.33	202 844 000	18.67
2003	1 136 669 300	930 548 538	81.25	206 120 762	18.75
2004	1 215 744 707	995 181 552	81.23	220 563 155	18.77
2005	1 291 449 670	1 057 749 477	81.15	233 700 193	18.85
2006	1 362 449 853	1 111 532 606	81.01	250 917 247	18.99
2007	1 916 785 670	1 637 695 812	86.62	279 089 858	13.38
2008	2 083 246 198	1 781 669 786	86.55	301 576 412	13.45
2009	2 253 266 112	1 921 938 815	86.64	331 327 297	13.36
2010	2 399 898 691	2 039 633 314	86.75	360 265 377	13.25
2011	2 655 522 430	2 258 837 284	87.06	396 685 146	12.94
2012	2 992 818 315	2 541 616 095	87.19	451 202 220	12.81
2013	3 231 301 561	2 741 776 872	87.31	489 524 689	12.69
2014	3 502 650 600	2 972 069 922	87.39	530 580 678	12.61

表 1-4　1999～2014 年中西医住院人次数情况表

年份	住院人次数合计	西医医院住院人次数	西医医院住院人次数所占比例（%）	中医医院住院人次数	中医医院住院人次数所占比例（%）
1999	21 823 993	18 842 712	86.34	2 981 281	13.66
2000	23 149 217	19 926 319	86.08	3 222 898	13.92
2001	24 492 043	21 000 219	85.74	3 491 824	14.26
2002	37 506 730	32 972 544	87.91	4 534 186	12.09
2003	38 828 614	33 791 467	87.03	5 037 147	12.97
2004	43 519 499	37 972 242	87.25	5 547 257	12.75

续表

年份	住院人次数合计	西医医院住院人次数	西医医院住院人次数所占比例（%）	中医医院住院人次数	中医医院住院人次数所占比例（%）
2005	2 148 398	1 833 784	85.36	314 614	14.64
2006	51 693 208	44 800 264	86.67	6 892 944	13.33
2007	73 077 612	64 871 998	88.77	8 205 614	11.23
2008	83 604 914	73 920 221	88.42	9 684 693	11.58
2009	96 203 713	84 880 298	88.23	11 323 415	11.77
2010	108 070 893	95 237 665	88.13	12 833 228	11.87
2011	122 316 564	107 547 387	87.93	14 769 177	12.07
2012	145 329 581	127 274 360	87.58	18 055 221	12.42
2013	160 303 971	140 074 335	87.38	20 229 636	12.62
2014	176 128 192	153 751 386	87.30	22 376 806	12.70

表1-5 1998～2014年中西医发展经费情况表

年份	国家财政支出（万元）	卫生事业费支出		中医事业费支出		
		金额（万元）	占国家财政支出比重（%）	金额（万元）	占国家财政支出比重（%）	占卫生事业经费比重（%）
1998	10 798.18	218.70	1.96	18.08	0.17	8.27
1999	13 187.67	247.89	1.88	21.64	0.16	8.73
2000	15 886.5	272.17	1.71	23.88	0.15	8.77
2001	18 844.00	313.52	1.66	27.83	0.15	8.88
2002	22 011.70	371.68	1.69	31.33	0.14	8.43
2003	24 607.00	444.34	1.81	34.51	0.14	7.77
2006	40 213.16	734.14	1.83	49.04	0.12	6.68
2007	49 781.35	1989.96	4.00	76.19	0.15	3.83
2010	89 874.16	4804.18	5.35	144.74	0.16	3.01
2012	125 712.30	7198.80	5.73	202.30	0.16	2.81
2013	139 744.30	8208.70	5.87	227.36	0.16	2.77
2014	151 661.50	10 086.20	6.65	279.68	0.18	2.77

二、西医发展简史

西方医学源于古希腊、古罗马医学，它们的影响至今仍然广泛存在。古希腊、古罗马是地中海沿岸的古代国家，希腊是西方文明的摇篮，罗马则是希腊文明的继承者，希腊和罗马文明共同构成了地中海文明，其文化自成体系，高度发达。地中海有着优越的地理位置、发达的航海，从而使这一地区能够与周围地区有广泛的贸易交流，在文明建立之初就可以广泛地吸收周围各文明中心的优秀文化，成为一个开放的文明。西方医学史的主线从这里开始。

（一）古埃及医学（公元前 3100～前 332 年）

古埃及地处东北非，位于亚、非、欧三大洲交汇处。其医药对东西方产生过深远影响。从古埃及纸草文中可以看到有妇科、外科、医学理论及对 250 多种疾病和数百种药物的分类。从古埃及的木乃伊可以观察到古人所患疾病及对尸体的防腐处理技术。古埃及人由于关心河水的季节泛滥，用类比的方法与人体现象联系起来，注意到脉管与呼吸的关系，认为人体由固体（土）和液体（水）构成，脉管相当于"沟渠"，体温是火，呼吸是气，气与体液流注于脉管，脉搏相当于河水涨落。人的血液是生命的源泉，空气中的灵气赋予人以活力。灵气与血液失去平衡就会发生疾病。这种灵气观念与原始体液病理学对古希腊医学影响很大。古埃及人对于遗体掩埋、沐浴更衣、饮食、包皮环切和堕胎等都有严格规定，尽管它们具有宗教含义，但在实践上已经具有卫生学意义。

（二）古巴比伦医学（公元前 2000～1595 年）

古巴比伦位于西南亚的幼发拉底河和底格里斯河的中下游，地势平坦，农业发达。古巴比伦的医学记载于泥板，使用楔形文字。古巴比伦人已按身体部位将各种疾病进行分类，并以各种疾病症候群观察患者；重视肝；崇尚多神，认为月神是两河流域的最古老的医神，掌管草药，海神之子能治百病，是卜师首脑，医学由卜师支配；特别重视星相和占星术，把人体比作小宇宙，认为一切自然现象都影响人体，认为天、地、水三者对人体生命健康至关重要，疾病是由外来病魔入侵引起。第六代国王汉谟拉比（公元前 1810～前 1750 年）在位时制定了人类历史上第一部现存比较完整的法典——《汉谟拉比法典》，其中有对关于外科、整骨、眼科手术成败的规定，有对医疗事故的处理（发生在统治阶级身上处理严厉，发生在奴隶身上处理很轻）。该法典不论赏罚都是针对外科医生，没有针对内科医生的条文。古巴比伦的医生已经是一种职业，而且使用金属刀具，已有内外科之分，内科医生都是祭司，是社会上层，而外科医生则由平民充当，属于社会下层，二者社会地位不平等。

（三）古印度医学（公元前 4000～前 3000 年，公元前 14 世纪～前 1000 年中叶）

古印度位于亚洲南部，泛指以印度河为代表的整个南亚次大陆地区。古印度人在哲学、天文、医学各方面都有过较高成就，尤其医学对东方及南亚各国产生了很大影响。

古印度人的医学理论认为世界是由地、水、火、风四大元素组成，人体也由之组成；后改变顺世学派观点又提出三要素说，即人体由气（风）、胆（热）和痰（水）三种物质组成，其构成身体 7 种成分：血、肉、脂、骨、髓、精和经消化的食物。气、胆、痰必须保持平衡，否则就会产生疾病。古印度人能运用 100 余种手术器械，比较合理地处理骨折、脱臼、蛇咬伤等，还可以做义鼻、义耳手术。在诊断方法上能运用视诊、触诊、打诊、脉诊，注意脉搏、闻尿等来诊断病情，注意调整消化，改善营养或减食。在《妙闻集》中记载了 760 种药物，剂型丰富，对药物毒性及其解法有一定了解。

（四）古希腊医学（公元前 4000 年～前 1 世纪）

古希腊位于欧洲南部巴尔干半岛南端，还包括爱琴海群岛和小亚细亚群岛，是奴隶制城邦国家的总称谓。这里自古贸易和航海都很发达，由此通过航海与北非、西亚文明圈进行广泛的文化交流。由于古希腊人善于学习又很少保守，因此，在建立自己的医学体系时，也吸收了地中海沿岸各民族的医药知识。科学的医学源于古希腊，现代医学的很多名词都源于古希腊语。

古希腊崇拜多神，其医学受宗教影响较小。僧侣在古希腊没有获得主导地位，其寺院变成了治疗场所，祭司担任医生职务。除了寺院医学外，古希腊还存在民间医生，他们游走四方，为民治病，有的在家设立诊所看病，积累了丰富的医疗经验与知识，构成了后世医学的渊源和基础。公元前 6 世纪，大多数希腊大城市都有市镇医生，由官方按年付酬。还有产婆负责接生、堕胎，还有后来成为药剂师的"切根人"，协助医生收集药物，调配制剂。

从荷马史诗可以看出古希腊人十分注重身体健康，认为疾病是神的惩罚，而且还反映出古希腊人已经初步掌握了外科解剖学知识，并在军队中有专职医生。经验丰富、技术高超的医生受人尊重，享有较高的社会地位。

公元前 7 世纪古希腊自然哲学蓬勃兴起，自然哲学家追索自然现象的本质、原因和变化，对生命现象也进行了广泛的研究。其中一些人既是医生又是哲学家，通过自己的观察和思辨，逐渐形成了各具特色的观点和学说，从而构成了古希腊医学理论的基础。泰勒斯撰写了古希腊的第一本哲学著作《论自然》，认为世界一切事物均由水的变化形成。毕达哥拉斯及其学派主张"数"为万物根源，世界生成与调和受数支配，认为生命由土、气、火、水四种元素组成，它们与干、冷、热、湿四种特质配合成为身体的四种液体：血液、黄疸、痰核、黑胆。四种液体的协调与平衡决定人的健康和体质。他认为宇宙是一种完整和谐的状态，健康是机体的一种平衡状态。他的学说观点对很多医学家产生了影响，包括后来的希波克拉底。

唯物论代表德谟克利特提出了原子论，认为物质是由极小的、不可分的、永远运动着的微粒构成，并用于解释生命现象。赫拉克利特则认为火为万物本源，万物处于永恒运动中，宇宙是物质的。

1. 伯里克利执政时期医学 （公元前 5 世纪）

医学上进入一个名医辈出的时代，主要形成了四个学派：克罗吞学派（Crotoen School）、西西里学派（Sicilia School）、尼多斯学派（Knidos School）和科斯学派（Cos School），其中科斯学派影响最大，这一学派拥有古希腊医学成就最高的希波克拉底，他是一位具有科学精神的代表人物，从中世纪起被称为"医学之父"。

该学派的主要成就和特点可以概括为 5 个方面：①生理学与解剖学方面：《论解剖学》列举了内脏器官，如心房、心室、脑为重要腺体及感觉中心，记述了生育过程和胚胎形成。②有关液体和气质学说：该学派认为人体生命活动取决于四种体液，四种元素的不同配合是四种体液的基础，每种体液又与"气质"相关联，"气质"决定人体中哪种体液占优势。③重视疾病过程：该学派把疾病过程分为三阶段：未成熟期（平衡状态的改变）、消化期（"自然"帮助体液恢复正常或促进身体排出有害物质）、转变期（机体动员"自然疗能"，抵抗疾病，使疾病好转或恶化）。该学派认为 70% 的疾病有自限性，是一个自然的过程，医生的任务不在于干扰疾病、制止疾病，而是应该帮助患者恢复这一自然力量，其已经认识到心理与社会因素对疾病和医疗活动的影响，倡导灵活采用拮抗疗法和顺势疗法。④整体观念和预防思想：该学派认为人体与自然相统一，强调气候、土壤、水质、空气、居住条件和其他环境因素对人体健康的影响。该学派把因体液不合而引起的疾病因素归为三类：先天的、意外的和自然的，而自然因素又是经常对人体起作用的因素。该学派要求医生诊断疾病必须全面观察，治病必须调动集体的"自然疗能"，推崇全身强壮疗法，医生对于疾病的预防负有重要责任。⑤希波克拉底的医学道德思想：该学派提倡医学道德修养，《希波克拉底誓词》沿用了 2000 多年。

2. 亚历山大帝国时期医学 （公元前 4 世纪）

亚历山大城以其规模庞大的博物馆和图书馆闻名于世。亚历山大医学学派就在这样的环境中产生，这一学派兴起编撰《希波克拉底文集》为主的文献研究之风，整理、总结希腊医学，对提高与传播希腊医学起到重大作用。另外，这一学派比较重视解剖生理学研究。

这一学派的著名医生有赫洛菲路斯，他是记述解剖学的创始人，发现了十二指肠、前列腺，以及大脑、神经和脊髓的联系，初步认识到疾病与脉搏之间的关系；埃拉西斯特图拉塔，是一位博学的临床医生和杰出的生理学家，提出了系统的生理学学说，认为"生命的精气"存在于空气之中，由肺进入左心，再进入动脉，成为心脏搏动和产生体温的原动力，借以维持人体的消化和营养，产生于脑的"动脉之精"通过神经到达全身各个部分，给人以感觉和运动；西奥夫拉斯塔斯，被誉为"西方药学之父"，对许多药用植物都有研究，著述颇多。

亚历山大时期的药学也很著名，出现了原始药房。

（五）古罗马医学（公元前 510～公元 476 年）

古罗马地处地中海亚平宁半岛，农业条件好于希腊，经过一系列扩张，建立了一个包括整个地中海和不列颠半岛在内的帝国。古罗马文明基本保持了希腊文明的特点。古罗马于公元前 510 年建立了共和国，但在公元前 31 年屋大维建立了古罗马帝国，成为一个中央集权制国家。公元 4 世纪，罗马皇帝君士坦丁在欧亚交界要地——原来的古希腊移民城拜占庭的旧址营建了帝国新都——君士坦丁堡。公元 395 年罗马皇帝狄奥多西临终时将帝国分为东、西两个部分，交给两个儿子分别治理，东罗马帝国因其首都旧名叫拜占庭，也称"拜占庭帝国"；而以罗马为首都的西罗马帝国却面临空前的内忧外患，公元 476 年西罗马帝国灭亡，那些优秀的医药文化得以在东罗马帝国保存和发展。

古罗马基本保持了希腊文明的特点。古罗马医生地位低下，医生由奴隶，或战俘，或外国人充当，医疗工作几个世纪都由外国人充任。在著名的 "十二铜表法"中规定医生因手术疏忽而致使奴隶死亡，需要赔偿。随着古希腊医生不断涌入，他们不仅在诊所看病，还随军出征，较高的医术赢得了社会的信任，获得较高声誉。政府行政机关举行考试，经过政府考试合格的医生批准开业。凯撒大帝时期，在城市开业的医生获得市民权，由此，医生的社会地位逐步提高。古罗马还建立了具有现代特色的医生协会，并对患者实行保险制度。

古罗马的百科全书派作家不以行医为职业，但具有广博知识，并对自然科学和医学都有深入研究。最著名的代表人物是塞尔萨斯，他是拉丁文医学作家，著作分三部分：饮食治疗有效的疾病类、药物治疗的疾病类和外科病类。

古罗马设有军医机构，还设置了"医务总督"职位。由于古罗马人好战，常年远征，因此为解决士兵病伤，开始设置专门机构收容伤病员，这些机构以后逐渐发展成为军医院。在城市中也出现了为官僚权贵们服务的医院，还设立了慈善性质的公共病医院。

古罗马的公共卫生事业成就无与伦比，公元前 312 年，古罗马人开始修建了向居民提供清洁用水的输水管道；还修建了城市卫生设施——厕所和规模庞大的公共浴池；古罗马人对食品卫生也十分重视，不少法律条文都涉及食品卫生。

古罗马的医学学派分成三派：方法派、灵气学派、折衷派。其中方法派最著名的代表是索兰纳斯（Soranus），被称为"方法论学派之王"，他是妇科和产科的创始人，著有《论急、慢性病》《论骨折》《论妇女病》，其中《论妇女病》在之后 100 年里是妇科范本，成为产科的经典著作。

古罗马最著名的医生和自然科学家是盖伦，被誉为"医圣"。他反对"原子论"和"方法学派"，认为自然界中的一切都是有目的的，因此造物主是有目的的，人的构造也是按照造物主的目的设计的；自然界不做无用和多余的事，器官的生成与其功能完全一致，机体各部分都与某种特定的目的相适应。他的医学思想有明显的目的性，这也是后来其思想被经院哲学所利用的原因，把它作为教条。他在解剖生理学上的建树最为重要，被后人称为"解剖学之王"，但是由于当时教会不允许解剖人体，他的有些关于人体的解剖知识是错误的。他还是世界医学史上最早用试验方法研究动物生理机能的实验生理学大师。他用实验证明动脉内含有血液，否定了当时人们认为动脉内含气的说法，提出了错误的血液运动的"潮汐论"；他认为人体内存在三种灵气：自然灵、生命灵和动物灵。尽管他关于血液运动的学说有其合理的地方，如营养物质通过血液运动输送到身体各个部分并转化为能量而消耗，但是三灵理论正好用来论证了基督教的圣父、圣子和圣灵的"三位一体"观点，被中世纪统治一切的西方神学奉为牢不可破的神圣教条，严重阻碍了西方医学的发展。临床医学方面，盖伦非常注重局部定位，他总是试图从具体器官部位找到发病原因和症状机制，并认为某一功能的失常都与某个器官的损害有关；反之，某一器官损害必然导致相应功能的失常。这一思想与现代病理学、病理生理学思维轨迹相同，他是第一个明确根据这种原则描述各种疾病特征的人。盖伦把疾病分为简单或初级的疾病和器官疾病两类，有很多种治疗方法，如饮食、药物、体操、按摩、放血等，他有自己的专用药房，配制各种药剂待用。他崇尚从事的医学，认为医生需要广博的知识，只有经过长期的培养和训练才能成为一名合格的医生。

（六）中世纪欧洲医学——"寺院医学"

公元 476 年，北方日耳曼族入侵，摧毁西罗马帝国，欧洲进入封建社会。5～15 世纪欧洲处于古代向近代过渡期，被称为"中世纪"；又因其封建统治者勾结教会，建立起野蛮、愚昧的宗教统治，使科学文化受到严重摧残，也被称为"黑暗时期"（dark age）。

公元 1 世纪，基督教产生于罗马帝国统治下的巴勒斯坦，创始人耶稣诞生于耶路撒冷伯利恒小城，他出生那年被定为公元元年，其生日被定为圣诞节。他让人们相信他是上帝的儿子，为救赎世人的罪恶降临人间，人们若照他的教诲去做就能死后升天，获得永生。"基督"就是"救世主"，博爱是基督教的核心教义。基督教在人们倍感绝望的混乱年代以其对未来的信心和人道主义关怀赢得了人心，后发展壮大，成为一个被广泛信奉的宗教。

公元 313 年罗马帝国定基督教为国教。

在医学领域，出现了"寺院医学"。基督教认为医师治疗患者，无异于干涉神的意志，疾病与自然灾害一样，是神的造访，是神欲惩罚人间罪恶或激励他们的精神。因此，询问疾病是有罪的，任何治疗都是针对精神而非肉体。信仰疗法、使用护身符和驱魔仪式被官方认可。教会在教堂和修道院设立病榻，任何人都可以在这里获得救助，睡在这里等待奇迹发生。

基督教对医学产生了重要影响，在兄弟般友情、平等和慈爱的鼓励下，信徒以最大牺牲去救赎患者，减轻他们的疼痛，因而医学中信奉信仰疗法的人常采用祈祷、行按手礼、涂圣油及朝圣等方法治疗疾病。在这种观念影响下，人们不再害怕、憎恶疾病，认为在神的面前，灵魂是纯洁的。于是，蛰居在修道院内的僧侣是当时最有权力、最有知识与文化的阶层，他们使用拉丁语。

此时，医学发展停滞，卫生状况恶劣，加上城市进程加快，人口聚集，很多地方没有供水和排水系统，疾病流行严重；频繁的商业活动和战争也导致疫病流行速度加快，欧洲经历了几次黑死病、鼠疫、瘟疫流行。中世纪，欧洲死于传染病的人达到 2500 万，一些大城市死亡人口达到一半，有的甚至达到 9/10。疾病流行造成严重的经济衰退和社会混乱，而严重的经济衰退和社会混乱又导致更大规模的瘟疫流行，形成恶性循环。黑死病、鼠疫造成人心惶惶，出现了迷信和狂热，这些狂热分子组成队列，用皮鞭抽打自己，坚信上帝因为他们承受的苦难而动恻隐之心，结束瘟疫，他们不断吸收皈依者，结帮成伙破坏艺术、劫掠、纵火，形成新的"瘟疫"。

中世纪疫病流行刺激了医学发展，促使医生寻找抵制瘟疫的措施，避免其不断蔓延。①公共卫生制度制定：人们开始注意接触性传染病，对患者实行严格隔离制度；城市开始实行严格的保持卫生的规章制度。②建立检疫制度：由于发现传染病经常由水路反复传入，于是严格港口检疫，欧洲采用了"海港检疫法"，颁布了海员的管理规定，在距离城市与海港相当远的地方登陆，可疑乘客及任何与可疑乘客接触的人必须在那里停留 30 天，后来又延长 10 天（停留检疫），才准入境。③出现隔离医院：人们认识到接触麻风病会被传染，应采取隔离措施。法国国王菲利普四世发动肃清麻风病患者运动，将他们烧死，但是教会对杀人计划中的患者提供了保护，其中圣拉扎露斯修道院因收留麻风病患者而闻名，以后欧洲又陆续建立了许多麻风病医院，促进了隔离医院的兴起，同时也控制了麻风病的进一步传播。④医院建立与发展：医院发展与基督教有密切关系。基督教教义之一是服务患者。公元 6 世纪以后，医院在欧洲各地陆续建立。修道院设立诊所为僧侣专用，后来在其旁边设立医院为一般患者服务。公元 11～13 世纪，在十字军东征期间，有大量教团得到政府资助，建立收容机构，并与诊所结合起来共同发挥医院作用。12 世纪，收容贫民与患者的机构分离，正式医院兴起，到 14 世纪，医院规模明显扩大，从过去的十几张病床增加到 200张，功能日趋完善，政府投资也越来越大。医院的形成和发展为医学的延续、传承和发展提供了适宜的社会组织形式。⑤伴随正式医院的发展，公共药房也开始在欧洲出现。1240年腓特立二世卫生立法将药学从医学中分离出来，使药学成为独立一支，之后成立行会。⑥医学教育的兴起：寺院医学在公元 10 世纪达到鼎盛，随后衰落，医学事业逐渐从僧侣转移到民间，萨勒诺医学派产生了。西欧世俗的城市学校和大学应运而生，多数大学都设有医科，医学的中心是大学。著名的大学有意大利的萨勒诺医学校、巴丢阿大学，法国的蒙彼利埃大学和巴黎大学。学制 5～10 年不等，教材以希波克拉底、盖伦和阿维森纳著作为主，并实行考试，毕业时授予医师学位。萨勒诺医学校、巴丢阿大学受宗教影响最小。从 1200 年起，萨勒诺医学校成为国际性医学院，并且该校开始办医疗许可证。12 世纪中叶西西里国国王罗杰二世制定法律，规定没有合格证书的医生不得开业。

（七）拜占庭帝国时期医学——中世纪东方医学兴起

东罗马帝国是希腊医学向外扩张的最先继承者，第一个保存了希腊文化及其医学，使其没有中断，为以后阿拉伯整理和发展希腊医学奠定了基础。

13 世纪教会办的收容所对黑死病、发疹性热病、结核病等传染病患者都采取收容和隔离制度，以后都发展为早期的传染病院和医院。拜占庭晚期出现药房。9 世纪中叶，出现了大学，拜占庭的医生训练从师带徒改为学校教育方式，把医学与其他科目紧密地结合起来，提高了医生的素养和医学水平。

著名医家有奥芮培锡阿斯，其编撰《医学全书》70 卷，为医学综述性图书；艾休斯，其编撰注释古代医书，著有《四卷集》16 卷，涉及医学各个领域；特拉里安纳斯，是著名医生和教育家，著有《疾病与药物》，详细记载了膈神经炎、忧郁症等，对神经系统疾病有一定贡献；保罗，是中世纪最卓越的外科学家，著有《论医学》，有许多关于外科学的精彩记述。

阿拉伯医学分为三个阶段：公元 2 世纪是发展初期，西方医学由希腊、罗马传入阿拉伯，为翻译时代；8～12 世纪末为阿拉伯医学的极盛时期； 1258 年蒙古人攻陷巴格达，阿拔斯王朝灭亡，阿拉伯医学被 13 世纪兴起的欧洲医学替代。

阿拉伯医学的成就：①保存和发展了古代医学。阿拉伯人保存并翻译大量的希腊和罗马时期的医学文献，使得古希腊和古罗马医学得以保存下来。巴格达巨大的穆斯林图书馆成为学者聚会和翻译经典的中心。当欧洲处于中世纪黑暗时期时，欧洲古代文化几乎被毁灭，后来欧洲人不得不将大量的医学著作再从阿拉伯文翻译回去。胡内恩是 9 世纪最出色的翻译家，不到 50 年几乎把所有重要的希腊医书全部翻译成阿拉伯文，为阿拉伯医学发展做出了重大贡献。拉班被誉为阿拉伯第一医学著作家，他编写了一部百科全书式的医学著作《智慧天堂》。②成为欧亚医学联系的桥梁。欧洲的医学通过他们的翻译传入中国，也将中国的医学传入欧洲。③发展了药物化学。8～12 世纪阿拉伯医学很发达，在化学、药物学和植被药物的技艺方面很有成就，建立了一些化学基本原则，发现了许多对人类有用的物质和医疗上有用的化合物，如乙醇、硼砂、硫酸、硝酸等；已经广泛使用天平，用计量方法研究化学；改进了许多实验操作的基本方法，如蒸馏、升华、结晶、过滤等；制成了许多药物化学器材，如烧瓶、水浴锅、蒸馏器、乳钵等；制成了 200 多种新药。阿拉伯医学家在化学知识和草药应用上对后来化学的发展起到了非常大的促进作用。④医王阿维森纳与《医典》：阿拉伯医学中最著名的医学著作家是阿维森纳（公元 980～1037 年）。他一生撰写了 99 部科学著作，21 部传世，16 部为医学著作。他的代表作是《医典》，它总结了希腊医学、罗马医学、阿拉伯医学的成就，并吸收了中国医学、印度医学的经验，尽可能系统归纳基础理论和临床医学的各种知识，将它们合理地统一起来，使医者有所遵循，这是一部包罗世界各国医学成就的巨著，他以绝对权威的姿态为医学立法，因此，该书被称为《医典》。中世纪以来，各国都视《医典》为医学经典，许多大学都把它作为医学教科书，为许多国家培养了一批又一批的医学人才，为医学做出了杰出的贡献。

（八）文艺复兴时期的医学

文艺复兴的特征是欧洲封建制度开始崩溃，新兴的资产阶级崛起，他们对封建制度及其意识形态展开了全面的进攻。近代资产阶级文化首先发端于意大利，其后尼德兰、英国、法国和德国也相继发生文艺复兴运动。文艺复兴运动肯定人生快乐，推崇个性，主张以个人为中心，以此法对封建文化和宗教进行统治，历史上将这一文化上的新派别称为人文主义，其总口号是"我是人，人的一切我应该了解"。文艺复兴时期的人文主义思想鼓舞了人们对真理的追求和探索。

西方医学首先是从人体解剖学开始发展的，有两个重要代表人物：达·芬奇和维萨里。

意大利人文主义画家达·芬奇认为科学和艺术的对象就是大自然。真理是一种科学，这种科学要从经验中得出结论并进行概括。他对解剖学的研究完全摆脱了经院哲学的传统，以极其敏锐的眼光研究解剖学，热情献身于人体的研究。

维萨里建立人体解剖学。他在医学史上有极其重要的位置，不但是真正的人体解剖学的奠基人，也可以说是现代医学科学的创始人之一。1543 年，他发表了划时代的著作《人体的构造》，此书出版引起学术界的极大震动，因为纠正了盖伦的 200 处错误而受到教会的迫害，但是他是第一个真实记录了静脉和人类心脏解剖结构的人，仔细描述了纵隔及系膜的解剖结构，向人们展示了全新的人体解剖学知识。

军医巴累，低级外科医生，他在实践中总结经验，改革了传统治外伤的办法，使外科有了重大改变，提高了外科医生的地位。他用法文写了《创伤治疗》。

在文艺复兴时期内科书籍增多，并对传染病有了新见解。1546 年，哥白尼的同学、意大利医师夫拉卡斯托罗，在其著名的《论传染和传染病》中把传染病传染途径分为三类：第一类为单纯性接触，第二类为间接接触，第三类为远距离接触。他认为传染源是一种最小粒子，人们对此有不同的亲和力，小粒子具有一定的繁殖能力，从患者传给健康人，使其生病，但当时没有显微镜，无法用实验观察证实，未被很多人接受。他的另一贡献是命名了梅毒（syphilis），使得相关的很多文献和书籍发表了出来。

（九）17 世纪医学

在哲学上，培根强调新时代的科学哲学必须是归纳的、试验的、实用的，必须建立在科学的观察和试验的基础之上。笛卡儿强调数学的重要性，认为全部方法论的核心是数学。他重视逻辑推理，创造性发展演绎法，把机械论的观点用于科学研究上，对化学、生物学、生理学和医学的发展影响很大。

在天文学方面，布鲁诺支持哥白尼学说，并提出宇宙是无限的；同年，吉尔伯特发表了《论磁石》，对磁石本质做了研究，并指出地球本身就是一块大磁石。1609 年，伽利略制成世界上第一台望远镜，于 1611 年发现了金星。开普勒重视物理知识，曾以精密的数理方法研究和探讨天体运动法则。这些进展使医学开始注重观察和实践、量度观念。

英国化学家波义耳使化学从炼丹术中独立出来，成为一门科学。他发现空气是一种物质，有重量，是维持呼吸的必要物质；还发现了一些有关气体的法则。另一位化学家梅猷提出了呼吸与燃烧的概念，并指出有种物质在动脉血变成静脉血的过程中起了作用，这种物质存在于空气中，从某种意义上说他发现了氧气及其在血液变化中的作用。

17世纪意大利学者散克托留斯是生物学中最早应用度量原则、确定定量试验法则的先驱。他经过30年观察发现人体排泄物总重量小于摄入量，这是由于不自觉的出汗造成的，并认为这只是保持身体健康的一种重要机制。

哈维历经10年研究发现血液是循环的，并把研究结果写在《论动物心脏与血液运动的解剖学研究》中，虽然受到保守派打击，但是人们逐渐接受了新理论，生理学开始成为一门独立学科。

伽利略最早使用望远镜观测天体进行天文学研究，他制造的显微镜放大倍数低，应用价值不大。英国人胡克和格鲁、意大利人马尔皮基、荷兰人列文虎克在自己的研究中不断改进显微镜，利用这一工具发现了植物组织、毛细血管、红细胞、动物的组织细胞，甚至发现了细菌，显微镜的发明和利用把人类的事业由宏观转入微观，帮助人们了解到动植物体内的细微结构。

17世纪的医生多研究解剖学和生理学，似乎忘记了医生的职责。被称为"临床学之父"的西登哈姆，突破中世纪以来的教条格局，回到患者身边，亲自观察疾病变化。《对热性病的治疗法》提出人体有一种自然抵抗力，可以将致病因素驱逐体外，自己恢复身体健康；《关于急性病的发生机器治疗的观察》记录了15年间流行病的发生情况和详细的治疗经过，以及提倡根据不同症状将疾病分类进行治疗。

医学理论产生了三个流派，它们各有千秋，迄今人们仍可见到它们的影响。①物理医学派主张用物理学原理解释一切生命现象和病理现象。笛卡儿认为宇宙是一个庞大机器，人体也是一部精细的机器，从宏观到微观，所有物体无一不可以用机械原理来阐明。在医学领域里表现为特别重视神经系统，认为神经是联络、维持身体各种活动的力量。②化学医学派把生命现象解释为化学变化。海尔蒙特认为人的每一个特定运动都是由精力支配的，生理机能纯粹是化学现象，即一种发酵现象，这种特殊精力由感觉灵魂掌握，产生在人的胃里。他们对消化生理学做出了一定的贡献。③活力医学派德国化学家兼医生斯塔尔发表《燃素论》，认为生物各种现象不受物理和化学原则所管辖，应该由一种"感觉性灵魂"——活力支配。

（十）18世纪医学

18世纪自英国首先发生工业革命后，法国、比利时、德国等国家也相继发生了工业革命。这场席卷欧洲的工业革命在经济上使欧洲得到繁荣，在政治上使无产阶级在不断壮大，同时，也使各国的科学技术迅速发展。

机械唯物主义的自然观对18世纪的医学和科学都产生了重要影响：①病理解剖学的诞生架起了沟通基础医学和临床医学的桥梁；②叩诊法的发明促进了临床医学的进步；③公共卫生状况的改善和牛痘法的发明，顺应了时代的需要，有力地促进了预防医学的建立。

（十一）19世纪医学

19世纪是资本主义成熟时期。能量守恒和转化定律、进化论、细胞学说被称为自然科学的三大发现。医学在19世纪得到了继续发展：①细胞学、细胞病理和细菌学的建立，使疾病的原因得到进一步阐明；②叩诊法的推广、听诊器的发明和药理学的发展促进了临床医学的进步；③麻醉和消毒法的发明为外科手术创造了条件；④护理学的兴起和国际红十字会的成立使人们认识到救护工作和人道主义的重要意义。

（十二）20 世纪医学

20 世纪的医学取得了飞速的进步，新科学不端涌现，基础医学和临床医学方面硕果累累，超过了以往任何一个时代。随着自然科学的发展，医学学科之间和其他学科之间互相促进、互相渗透、互相联系的趋势明显加强，现代医学的分化与综合辩证发展。由于生产发展的推动与自然科学的进步，20 世纪以来的医学已经发展为精密、定量、高度分化与综合的庞大科学知识与技术体系。

（1）检查技术的进步：X 线、镭用于诊断和治疗肿瘤；螺旋体和病毒的发现；立克次体与立克次体病确诊。

（2）热带病的发现：黄热病、非洲锥虫病。

（3）生物化学和维生素的发现。

（4）对内分泌的认识：甲状腺病、糖尿病、侏儒症及激素与胰岛素、雌激素、雄激素、孕激素、肾上腺皮质激素、下丘脑分泌的促甲状腺素释放激素。

（5）新学科的确立：分子生物学、医学遗传学、医学免疫学、医学伦理学；发现 A、B、O、AB 四种血型，同种血型输血不会出现凝血现象；发现柠檬酸钠可防止血液凝固，开始建立血库；精神病学建立。

（6）开始器官移植及开创人造器官技术。

（7）药物学方面的成果：阿司匹林用于临床；人们认为有效的临床药物是 10 种；发明砷的合成药物 Salvarsan（撒尔佛散）治疗梅毒；发明治疗疟疾的药物——普虐奎宁厄地平；发明双对氯苯基三氯乙烷（DDT）杀灭蚊蝇；发明抗生素——青霉素、链霉素、金霉素、氯霉素、四环素、土霉素。

三、结论

中西医尽管是中西方民族为研究生命、解决疾病与促进健康而进行的诊断和治疗，但是却深受自己所处的历史文化的影响，从而造就了中西医在实践和认识主体等方面的差异。通过对中西医发展历史的对比探讨，可以得出以下结论：

1. 中西医起源不同

中国人长期以来以农耕生产方式为主，以植物果实为主、肉食为辅。这种生活方式主要靠天、地、人，于是产生了天时、地利、人和的观念，天人合一和天人相应的理念，进而形成了阴阳交互作用，五行相生相克，并与人体形成了人与自然和谐共存、相悖而病的系统医学理论。在长期临床实践经验中，形成了以望、闻、问、切为主的诊断方法，相应地产生和发展了以植物药（草药）为主，矿物药、动物药、微生物药为辅，治疗以草食为主造成的各种疾病。如《本草纲目》，完整地记录了各类药物。中医是以本民族原创为主，兼收并蓄其他民族医学中有用的知识和技术形成的一门医学。

欧洲人从以游牧为主逐渐扩展到海洋经济，一直发展到现代工商业经济；以肉食，特别是以牛肉、牛奶为主,以果蔬、面包等为辅。因而,针对由病毒和细菌所引起的疾病,由粗放型的治疗,逐渐发展出了显微镜观测病菌的方法。同时,用科学指导,产生了人体解剖学、机械运动学、生理学、生物化学等。并且,发明了各种精细的检测人体生理指标的仪器设备,对疾病不是分科而是分类。西方医学就建立在理化指标数据上,通过理化数据的变化用药,以控制指标为主,以期恢复正常生理指标。西医来源广泛,是吸收了地中海沿岸各国文明创立的一个医学体系。

2. 中西医在各自民族国家中所处地位不同,形成了不同特色的理论体系

中医自古就与国家上层联系紧密,是治国理政的重要工具之一,从而深受其影响,具有很高的地位,自古就有"上医医国"之说。因此,中医一直运用自然规律和人体生理规律相结合的方法,从宏观到微观,再从微观到宏观;从现象到本质,再从本质到现象,超越科学的机械物理学,形成了系统医学思想理论和哲学辨证论治方法。

西医内科自古就为僧侣所有,外科为平民奴隶所为,虽然西医内科是专属僧侣的,但是僧侣在国家发展中的大多时期并不占据重要地位。这将日后西医人员分成两部分:有一部分人从事基础医学研究,如生理解剖研究,并不负责给患者看病;而另外一部分人从事临床研究,专门负责给患者治病。中医在其发展中不存在这种基础医学与临床医学分开的现象。因此,西医形成了采用理化指标论治法,建立了以细胞学说为根基的生化思想理论,直到今天所说的主流医学从来就不治病,只控制理化数据,但人体与机械有着显著不同,人是有思想、能思考的高级动物,而情志(西方医学指的精神)起着特殊的作用。

3. 中西方社会稳定程度不一样,对中西医的发展造成了重大影响

西方历史上战争频繁,不稳定时间长,人口流动大,造成了数次大规模的瘟疫传播现象,对欧洲的社会、政治、经济结构都造成了巨大破坏,从而使西医抛弃对神学的依赖,开始独立开展疾病研究,并且医院这种组织形式很早就在战争中出现,以后又得到不断加强。

而中国大一统的中央集权制时间长,社会稳定时间长,瘟疫能够在中央政府的治理下得到很好控制,因而,医学变革推进缓慢。近代社会,随着西医传入,中医遭到了打压,出现了停滞。

4. 显微镜的出现使中西医开始朝着不同方向发展

17世纪欧洲发明了显微镜,这是中西医发展的分水岭。西医自此向微观方向发展,而中医依然停留在宏观研究层面。西医依靠17世纪后发展起来的物理学、化学、生物学的显微镜检测方法得出的数据判断病情,因此,它关注的是局部病理变化的相关数据,而理化指标取的是平均值作为临床参考值。西医的医学理论更多的是一种理化理论。西医使用的化学药是从事化学物研发的人员生产的,因此,西医是借助化学药来控制临床症状。西医不善长治慢性病。

5. 宗教信仰的变迁对中西医发展也产生了深远影响

自秦汉以来,儒家学说就占据了主要地位,因此,与此紧密联系的医理也得到长期的坚持,更新的是技术层面的知识与技能。

而西方国家最初信奉多神，后改信基督教，再后来发现其野蛮落后性，到文艺复兴时期又找回了自己的文化传统。因此，批判主义的精神贯穿了 17 世纪以后西方医学的发展，使西医快速发展起来。

6. 医药是否分业也对中西医看病方式产生了关键影响

西医在 13 世纪出现医药分业，各自独立执业，各自发展。西方药品器械开始独立研发、生产和销售，日渐成为一项发达产业，建立在新型药品器械不断推陈出新基础上的西方医疗业也随之得到了快速发展，但是西药及其医疗器械带来的医源性伤害也非常大。

中医一直保持医药不分家的形式，医药是一体的，中医懂药、识药、加工炮制药，因此，治病就靠中药，中药就靠中医辨证论治处方，一人一方，因此，时至今日仍可坚持望、闻、问、切的因人施治看病方式，成为世界最具安全性，以及科学性和实用性最强的医学之一。

7. 是否有大学教育对中西医的执业方式产生了直接影响

在文艺复兴时期前后欧洲出现医学大学教育后，政府开始规定医生必须经过大学学习，考试合格拿到毕业证，才可以执业，这对西医规范化职业起到了极大的促进作用。

而中医尽管很早就有官办的医学校，但是仍以民间师带徒的形式为主；中国近代开始有大学医学教育，而这个西式教育体制将中医排除在外，中医仍以民办为主，其发展受到极大削弱。我国现在虽然有公立中医大学，但是多以西医教育模式套管中医教育，致使中医教育西医化严重，能坚持中医思维和治病的中医日趋减少。

第二章　中医健康观

中医对于健康的认识即中医健康观，早在《黄帝内经》中已有较为完善的记载，可以分为宏观和中观两个层面：在宏观层面上，中医强调健康之人必须做到"天人合一"，对自然界、对社会有良好的适应；在中观层面上，强调"中正平和""形与神俱"。如《素问·上古天真论》云："夫上古圣人之教下也，皆谓之虚邪贼风，避之有时，恬惔虚无，真气从之，精神内守，病安从来。是以志闲而少欲，心安而不惧，形劳而不倦，气从以顺，各从其欲，皆得所愿。故美其食，任其服，乐其俗，高下不相慕，其民故曰朴。是以嗜欲不能劳其目，淫邪不能惑其心，愚智贤不肖，不惧于物，故合于道。所以能年皆度百岁而动作不衰者，以其德全不危也。"中医的健康观作为中医最基础的理论体系，深受中华传统文化及中医思维方式的影响，重视宏观把控、动态研究、直观类比，对提高我国人民健康素养、改善生活质量有很大帮助。具体来说，它主要包括整体观、恒动观念、辨证论治观、阴阳学说、五行学说、精气神观念等。

一、整体观

整体观是中医学认识人体自身及人与环境之间联系性和统一性的学术思想，认为构成人体的各个部分之间，各个脏腑形体官窍之间，结构上不可分割，功能上相互协调、相互为用，病理上相互影响，强调人体自身整体性、与外界环境统一性（天人合一）的思想，这二者的协调及其各自内部的平衡，维系着人体的健康。

整体观念是中医学理论体系的指导思想，发源于中国古代哲学万物同源异构和普遍联系的观念，体现在人们观察、分析和认识生命、健康和疾病等问题时，注重人体自身的完整性及人与自然、社会环境之间的统一性与联系性，并贯穿于中医学的生理、病机、诊断、辨证、养生、防治等各个方面。

（一）人体是一个有机整体

生理功能的整体性主要体现在三个方面，即五脏一体观、形神一体观和精气神一体观。

（1）五脏一体观：人体由五脏（心、肝、脾、肺、肾）、六腑（胆、胃、小肠、大肠、膀胱、三焦）、形体（筋、脉、肉、皮、骨）、官窍（目、舌、口、鼻、耳、前阴、后阴）等构成。人体以五脏为中心，配合六腑、形体、官窍，通过经络系统的联络作用，构成了心、肝、脾、肺、肾五个生理系统，这五个生理系统之间，具有结构的联系性和功能的统一性，相互促进、相互制约，共同维持生命活动的正常进行。这种以五脏为中心的结构与功能相统一的观点，称为"五脏一体观"。

（2）形神一体观：人体是形神合一的整体，形体与精神是生命的两大要素，二者既相互依存，又相互制约，是一个统一的整体。形，指人的形体结构和物质基础；神，指生命活动的主宰和总体现，包括意识、思维等精神活动。形神一体观，是指形体与精神的结合与统一。正常的生命活动，形与神相互依附，不可分离。形是神的藏舍之处，神是形的生命体现。如《素问·阴阳应象大论》曰："人有五脏化五气，以生喜怒悲忧恐。"

因此，人除了形体上的整体性还需要神的支配。中医的神志是人类情绪、情感、思维，即知觉、感觉等心理活动和过程。心理的健康与否对一个人的身体健康、社会适应性与道德水平有着重要影响。《素问·举痛论》中提到："怒则气逆，甚则呕血及飧泄，故气上矣。喜则气和志达，荣卫通利，故气缓矣。悲则心系急，肺布叶举，而上焦不通，荣卫不散，热气在中，故气消矣。恐则精却，却则上焦闭；闭则气还，还则下焦胀，故气不行矣。寒则腠理闭，气不行，故气收矣。炅则腠理开，荣卫通，汗大泄，故气泄。惊则心无所倚，神无所归，虑无所定，故气乱矣。劳则喘息汗出，外内皆越，故气耗矣。思则心有所存，神有所归，正气留而不行，故气结矣。"长寿者之所以长命百岁，其法宝就是懂得修身养性，保持豁达、愉悦的心理，有助于其经脉气血有序地流注，各脏腑、形态、官窍配合得当，整个机体才能处于平衡协调的健康状态。中医的"四诊合参"就是运用以神通形的诊断原理，通过"望、闻、问、切"对人体神的了解来诊断身体疾患。

（3）精气神一体观：精、气、血、津液是构成和维持人体生命活动的基本物质，神是人体生命活动的整体表现。精、气、神为人之"三宝"。精可概括精、血、津液。精气神一体观，是指精可化气，气可化精，精气生神，精气养神，而神则统驭精与气，形成有机整体。

（二）病机变化的整体性

中医学在分析疾病发生、发展、变化规律时，善于从整体出发去分析局部病机变化的整体性根源。人是一个内外紧密联系的整体，因而内脏有病，必然表现于外，具体可反映于相应的形体官窍，即所谓"有诸内，必形诸外"（《孟子·告子下》）。在分析形体官窍的病变时，认为局部病变大都是整体生理功能失调在局部的反映。脏腑之间在生理上协调统一、密切配合，在病机上相互影响。在分析某一脏腑的病机时，既要考虑到本脏病变对他脏的影响，也要注意到他脏病变对本脏的影响。人是形神统一的整体，因而形与神在病理上也是相互影响的。

（三）诊断防治的整体性

人的局部与整体是辨证统一的，各脏腑、经络、形体、官窍等的生理与病变必然相互联系、相互影响。中医学在诊察疾病时，可通过观察分析形体、官窍、色脉等外在异常表现，推测内在脏腑的病机变化，从而做出正确诊断。故有"视其外应，以知其内脏，则知所病矣"（《灵枢·本脏》）。中医学在防治疾病时，强调在整体层次上对全身各局部的调节，使之恢复常态。局部有变常是整体病变在局部的反映，故治疗应从整体出发，在探求局部病变与整体病变内在联系的基础上，确立适当的治疗原则和方法。

（四）养生康复的整体性

人是形神统一的整体，中医养生主张形神共养以维护健康，形神共调以治疗、康复疾病。在养生方面，既要顺应自然、锻炼身体、合理膳食、劳逸适度、外避病邪以养其形，使形健而神旺；又要恬惔虚无、恰畅情志以养神，使神清而形健。在治疗康复方面，若因躯体病变引起精神病变时，当以治疗躯体疾病（治形）为先；若由精神情志伤害引致躯体疾病时，则当先调理精神情志。

（五）人与自然的统一性

人类生活在自然界中，自然环境的各种变化可直接或间接地影响人体的生命活动。对人与自然环境息息相关的认识，即是"天人一体观"的整体思想。

中医学认为，人不是独立的个体，人和环境之间相互影响，是一对不可分割的整体。人体正气不足是疾病发生的内因，但由外界自然环境变化而导致疾病发生的外因也至关重要，二者是密不可分的整体，因此自然环境的变化就会对人体健康产生影响，由此形成了"春捂、夏萌、秋冻、冬补"的理论。

（1）自然环境对人体生理的影响：自然环境主要包括自然气候和地理环境，古人以"天地"名之。人在自然环境之中，而天地阴阳二气不断地运动变化，人的生理活动必然受到天地之气的影响而有相应的变化。

（2）自然环境对人体疾病的影响：人类适应自然环境的能力是有限的。当气候变化过于急剧，超过人体的适应能力，或机体的调节功能失常，不能适应自然环境的变化时，就会导致疾病的发生。当人体正气充沛，适应、调节及抗病能力强，能抵御外邪侵袭，一般不会发病；若气候特别恶劣，人体正气相对不足，抵御病邪的能力减退就会发病。

（六）人与社会环境的统一性

人生活在特定的社会环境中，必然受到社会因素的影响。人不但是生物个体，而且是社会的一员，具备社会属性。政治、经济、文化、家教、法律、人际关系、婚姻等社会因素必然通过与人的信息交换影响着人体的各种生理、病理变化，而人也在与社会环境的交流中，维持着生命活动的稳定有序与协调平衡。

人所处的社会环境和社会背景不同，造就个人的身心功能与体质的差异。一般而言，良好的社会环境、和谐的人际关系，可使人精神振奋，勇于进取，有利于身心健康；而动荡的社会环境、不良的人际关系，可使人精神压抑，从而影响身心功能，危害身心健康。政治、经济地位的高低对人的身心功能也有重要影响。

社会环境与疾病防治有密切关系。预防和治疗疾病时，必须充分考虑社会因素对人体身心功能的影响，尽可能地创造有利的社会环境、使人获得有力的社会支持，并通过精神调摄，提高对社会环境的适应能力，以维持身心健康，预防疾病的发生，并促进疾病好转。

二、恒动观念

（一）恒动观念的基本内容

恒动观念是中医理论体系的主要特点之一，指的是分析研究生命、健康和疾病等医学问题时，应持有运动的、变化的、发展的观点，而不可拘泥一成不变的、静止的、僵化的观点。中医学认为，一切事物，包括自然界，都处于永恒的运动中。《素问·六微旨大论》曰："夫物之生从于化，物之极由乎变，变化之相薄，成败之所由也……成败倚伏生乎动，动而不已，则变做矣。"因此在中医学基本理论指导下开展的临床诊治活动，非常重视因人、因时、因地变化对疾病过程所产生的动态影响。中医健康观不但强调以恒动观念来认识人的生理，同时，更强调以恒动的观念来把握患者的疾病过程及病理变化。中医学"察色按脉，先别阴阳"，综合分析、辨别疾病证候之变化；"谨察阴阳所在而调之，以平为期"，治病求本的治疗思想，以调整阴阳为基本治疗原则。"法于阴阳"为养生之道，顺应四时之变为维护健康之首要。中医辨证论治过程中无论是用诊法收集临床资料，还是运用各种辨证方法对病症进行辨识，都以整体恒动观为指导，重视因人、因时、因地变化对疾病过程所产生的动态影响，细心诊察，以常衡变，见微知著。如运用恒动观念治疗外感疾病、内伤杂病等都体现了中医技术对恒动观念的重视。

（二）恒动观念与健康

生命在于运动，如朱丹溪《相火论》说："天之生物，放租于动，人之有生，亦恒于动。"恒动，即运动是永恒的、绝对的，静止是暂时的、相对的。运动是物质的存在形式。人的生、长、壮、老、已，充分体现生命的动态过程。人的脏腑经络、精气血津液等处于不断的运动变化之中，肺的呼吸，心的搏动，气的运化，肝的疏泄，肾的藏精，以及六腑的传导化物，气血循行，津液代谢，皆处于不断运动的状态。中医学论述中，生态世界乃至生命活动，其发生、发展乃至达到极点，产生质变，旧事物消亡，新事物产生，皆由于运动变化所致。在疾病过程中，中医学注重从动态的观点出发，辨证求因，认为致病因素作用于机体时，由于个体的体质差异，可能表现不同的证；疾病的发生、发展、转归，疾病的不同阶段，病机都处于运动变化之中。所有疾病变化，都是邪正盛衰、阴阳失调的结果。脏腑经络、精气血津液等失常，气机失调，神去机息，则生命活动出现异常，甚则危及生命。

三、辨证论治观

辨证论治是运用中医学理论辨析相关临床资料以明确病变本质并确立证，论证其治则、治法、方药并付诸实施的思维和实践过程。现代中医学将辨证论治凝练为中医学的核心，并作为体现中医特色的产物，以区别于其他医学，代表了中医临床思维模式和学术发展的规律。

（一）辨证

辨证是以中医学理论对四诊（望、闻、问、切）所得的资料进行综合分析，明确病变本质并确立为何种证的思维和实践过程。由于证是疾病过程中某一阶段或某一类型的病理概况，只能反映疾病某一阶段和某一类型的病变本质，因此在辨证时要求同时辨明疾病的病因、病位、病性及其发展变化趋向，即辨明疾病从发生到转归的总体病机。只有这样，才能认清疾病过程中某阶段或某类型的病机特点，从而对疾病、证做出诊断，为治疗提供依据。

（1）辨病因：探求疾病发生的原因。根据中医病因理论分析疾病的症状和体征，探求疾病发生的原因和机制。

（2）辨病位：分析、判别以确定疾病之所在部位。不同的致病因素侵袭人体不同的部位，引起不同的病症。

（3）辨病性：确定疾病的虚实寒热之性。疾病是邪气作用于人体，人体正气奋起抗邪而引起邪正斗争的结果，邪正盛衰决定病症的虚实，故《素问·通评虚实论》说："邪气盛则实，精气夺则虚。"病因性质和机体阴阳失调决定病症的寒热，外感寒邪，或阴盛阳虚，则见"寒证"；外感热邪，或阳盛阴虚，则见"热证"。

（4）辨病势：辨明疾病的发展变化趋势及转归。疾病都有一定的发展变化规律。温病学用卫气营血和上中下三焦表示温热病和湿热病的传变规律；对内伤杂病的传变，《黄帝内经》用五行的生克乘侮规律来表述，现在趋向于以脏腑之间的相互关系和精气血津液之间的相互影响来表达。掌握疾病的传变规律，可洞察疾病变化及转归的全局，预测在疾病进程中证候的演变，从而提高辨证的准确性。

（二）论治

论治又称施治，是根据辨证的结果确立相应的治疗原则、方法及方药，选择适当的治疗手段和措施来处理疾病的思维和实践过程。论治分为因证立法、随法选方、据方施治三个步骤，如风寒表证当用辛温解表法，风热表证当用辛凉解表法等。

（三）辨证与论治的关系

辨证与论治是诊治疾病过程中相互联系、不可分割的两个方面。辨证是认识疾病，确定证；论治是依据辨证结果，确立治法和处方遣药。辨证是论治的前提和依据，论治是治疗疾病的手段与方法，也是对辨证正确与否的检验。因此，辨证与论治是理论与实践相结合的体现，是理、法、方、药理论体系在临床上的具体应用，也是中医临床诊治的基本原则。

（四）辨证论治与健康

辨证论治的精神实质是"证同治亦同，证异治亦异"，中医临床认识和治疗疾病，既辨病又辨证，但主要不是着眼于"病"的异同，而是将重点放在"证"的区别上，通过辨证而进一步认识疾病。例如，苏峻浩、冷向阳在相关文章中提出感冒是一种疾病，临床可见恶寒、发热、头身疼痛等症状，但由于引发疾病的原因和机体反应性有所不同，又表现为风寒感冒、风热感冒、暑湿感冒等不同的证型。只有辨清了感冒属于何种证型，才能正确选择不同的治疗原则，分别采用辛温解表、辛凉解表或清暑祛湿解表等治疗方法给予适当的治疗。辨证与头痛给予止痛药、发热给予退热药，仅针对某一症状采取具体对策的对症治疗完全不同，也根本不同于用同样的方药治疗所有患同一疾病者的单纯辨病治疗。临床上治疗各种疾病都不可能脱离辨证论治这一基本思想的指导，如在治疗咳嗽、哮喘、肠癌、多发性硬化、骨质疏松症、子宫出血等多种疾病时辨证论治都发挥着重要作用。中医学辨证论治的健康观，注重辨病与辨证相结合，对提高中医的临床诊治水平和养生保健效果具有重要应用价值。

四、阴阳学说

阴阳的概念起源于远古时期。人类在对自身及自然现象的观察，特别是对人类生活、生产影响最大的太阳出没、月亮变化等明暗交替的天象观察中形成阴阳最初的含义，即向日为阳，背日为阴。"阴阳"最早的文字记载见于殷商时期的甲骨文，有"阳日""晦月"等字样。阴阳又指事物或事物之间相互对立的两种基本属性，既可标示一事物内部相互对立的两个方面，又可标示相互对立的两种事物或现象。

阴阳学说，属于中国古代哲学理论范畴。阴阳的对立统一是天地万物运动变化的根本规律，用以研究阴阳的内涵及其运动变化规律，用以解释宇宙万物万象的发生、发展和变化，是古人认识宇宙本原和阐释宇宙变化的一种世界观和方法论。中医学以阴阳交感、对立、互根、消长、转化及自和规律，认识和说明生命、健康和疾病。中医学运用阴阳学说阐释人体的生命活动、疾病的发生原因和病理变化，并指导着疾病的诊断与防治，是中医学特有的健康观念。它贯穿在中医学理论体系的各个方面，用来说明人体的组织结构、生理功能、病理变化，并指导养生保健及疾病的诊断和治疗。

（一）阴阳学说的基本内容

中医学认为阴阳的正常升降趋向为阴升阳降。如"天气下降，气流于地；地气上升，气腾于天。故高下相召，升降相因，而变作矣"（《素问·六微旨大论》）；又如"天有阴阳，地亦有阴阳……动静相召，上下相临，阴阳相错，而变由生也"（《素问·天元纪大论》），具体包括以下内容：

（1）阴阳交感：指阴阳二气在运动中相互感应而交合的相互作用。

（2）阴阳对立：指阴阳"一分为二"，即对峙、相反的关系，是事物或现象固有的属性。

（3）阴阳互根：指相互对立的阴阳两个方面，具有相辅相成、相互依存的关系。

（4）阴阳消长：指阴阳双方不是静止不变的，而是处于不断的运动变化之中。消，减少、减退；长，增加、增长。

（5）阴阳转化：指事物的阴阳属性，在一定条件下可以向其相反的方向转化，即属阳的事物可以转化为属阴的事物，属阴的事物可以转化为属阳的事物。

（6）阴阳自和：指阴阳双方自动维持和自动恢复其协调稳定状态的能力和趋势。

（7）"阳气者，精则养神，柔则养筋。"这里是谈阳气的作用，养神使得神精明，养筋则使得筋柔韧。阳气旺盛的人，精神就旺盛、精力就充沛，人的筋脉也就柔韧，运动灵活。这里就指出了阳气养神的同时养形，而人体由形神组成，如果形神失养，人体就会出现各种疾病，所以可以说阳气是身体健康之本。具体包括以下内容：

"故阳蓄积病死，而阳气当隔，隔者当泻，不亟正治，粗乃败之。"这里是说阳热之气郁滞而不能正常宣散，就变成了伤害身体的病邪，本来阳气是身体正气，正常地运行和发挥其作用，如果郁滞了就成了火热之邪、阳邪，可以导致死亡。"而阳气当隔"，这个"当"是挡住，就是说阳气被郁滞、挡住了，不能正常运行，应该使用泻法，宣散阳气，通阳气。如果不能快速、及时、正确治疗，就会导致严重的后果，甚至死亡。"粗乃败之"，"粗"指粗工，就是技术不到位的医生，如果遇到庸医，那么身体就会被折腾坏。

"故阳气者一日而主外，平旦人气生，日中而阳气隆，日西而阳气已虚，气门乃闭。"说明了人体阳气一天之内的盛衰情况。天人合一，人体的阳气和天气变化、和环境中的阳气盛衰变化是相通的，而阳气的作用之一，就是卫外，就是防御病邪入侵人体。人体抵抗外邪入侵的能力在一天之中也是有强弱变化的，早上到中午是逐渐增强的，中午最强，夜间是最弱的，所以很多人容易晚上受凉。白天阳气主外，晚上阳气主内。太阳刚出来的时候，人体阳气始生、升发。日中也就是太阳当空照，中午的时候，是自然界阳气最旺盛的时候，也是人体阳气最旺盛的时候，所以这个时候人体防御外邪的能力最强。随着太阳西沉，自然界的阳气开始下降，人体的阳气也开始变得虚弱，汗孔就应该关闭了。

"是故暮而收拒，无扰筋骨，无见雾露，反此三时，形乃困薄。"所以，在日暮、晚上的时候，应该用收敛的方法来养生、抵御病邪，不应该再扰动筋骨，也就是不要再过量体力活动。同时也应该避免和雾露等邪气接触过多。如果违背阳气在这三个时间段的盛衰变化规律，就会导致阳气受损，身体就会逐渐变得困顿而衰薄。

（8）"阴者，藏精而起亟也；阳者，卫外而为固也。"这是说阴精不断地支持阳气，阴精是阳气的基础，阴阳是相互转化的。阳是保卫体表的，同时能够让阴精固密不外泄，阴精在内源源不断地给阳气提供补给。这是在说阴阳的相互关系。具体包括以下内容：

"阴不胜其阳，则脉流薄疾，并乃狂。"阳气过盛而阴气不能与之保持平衡匹配，就会出现阳盛阴衰，阳的特性是动，阳热之气就会迫使血脉加速流动，脉搏更快。"并乃狂"，如果阳热之气并于阳位比如阳明、心（心是阳中之太阳）等，就可以扰乱心神，出现狂躁不安、精神失常等问题。

"阳不胜其阴，则五脏气争，九窍不通。"阴气过盛，就是阴盛阳衰，可以出现五脏气争，就是五脏之气不和，五脏失调，九窍不通，比如阳虚的人经常出现鼻塞的情况。九窍是五脏精气关注的地方，五脏病变，就会以不同程度和方式在九窍伤中表现出来。

"是以圣人陈阴阳，筋脉和同，骨髓坚固，气血皆从。"所以圣人就会懂得并且把阴阳和谐调畅起来，筋脉气血协调，骨髓坚固，和谐运行。

"如是，则内外调和，邪不能害，耳目聪明，气立如故。"如果是这样，人体内调和了，也就能保持和外界的调和，外邪就伤害不了人体，耳朵清晰，眼睛明亮，气血运行良好，反映脏腑、阴阳正常良好。

（二）阴阳学说与健康

阴阳匀平，形肉血气相称，是谓"平人"，即健康人，机体的阴阳平衡标志着健康。中医临床实践表明，在疾病发展的过程中，各种疾病的性质，不是偏重正虚，就是偏重邪实。因此，各种治疗手段，无一不是在协调阴阳这一基本原则的指导下确立的。《黄帝内经》指出"谨察阴阳所在而调之，以平为期"。因此在治病保健的过程中要根据阴阳邪正盛衰的实际情况，采取协调阴阳，补偏救弊的具体治疗措施，使人体阴阳回归动态平衡，恢复健康。人的生、老、病、死都可以用阴阳加以概括："生"则阴阳均平，气血通畅；"老"则阴阳皆衰；"病"则阴阳偏盛偏衰；"死"则阴阳离决；"长寿"则阴平阳秘。例如，中医学认为肿瘤的基本治疗原则就是调整阴阳，补其不足，泻其有余，恢复阴阳平衡。徐士淮也提出中医治疗肿瘤主要从三方面着手：健补脾胃，扶正祛邪；益气养精，补肾填髓；鉴别舌象变化，分辨人体阴阳。中医阴阳学说为现代疾病的预防和治疗提供了另一种思维方式，对人们的健康产生了积极的影响。

五、五行学说

五行学说是研究木、火、土、金、水五行的概念、特性、生克制化乘侮规律，并用以阐释宇宙万物发生、发展、变化及相互关系的一种古代哲学思想。它是中国古代的一种朴素的唯物主义哲学思想，属元素论的宇宙观，是一种朴素的普通系统论；它是以木、火、土、金、水五类物质的属性及其运动规律来认识世界、解释世界和探求宇宙变化规律的世界观和方法论。

五行学说有两种结构模式：①五行对等的相生相克模式，简称"生克五行"；②以土为中心的土控四行模型，简称"土中五行"。

（一）五行特性

五行，即木、火、土、金、水五类物质属性及其运动变化。"五"指由宇宙本源之气分化的构成宇宙万物的木、火、土、金、水五类物质属性；"行"指运动变化。五行的特性可概括为"木曰曲直""火曰炎上""土爰稼穑""金曰从革""水曰润下"。

"木曰曲直"：曲，屈也；直，伸也。木具有能屈能伸、生长、升发、条达、舒畅的特性。木代表升发力量的性能，标示宇宙万物具有生生不已的功能。凡具有这类特性的事物或现象，都可归属于"木"。

"火曰炎上"：炎，热也；上，向上。火具有温热、上升的特性。火代表升发力量的升华，光辉而热力的性能。凡具有温热、升腾、茂盛性能的事物或现象，均可归属于"火"。

"土爰稼穑"：春种曰稼，秋收曰穑，指农作物的播种和收获。土具有生化、承载、受纳的特性，故称土载四行，为万物之母。土具生生之义，为世界万物和人类生存之本。凡具有生化、承载、受纳性能的事物或现象，皆归属于"土"。

"金曰从革"：从，顺从；革，变革、改革。金具有清洁、肃降、收敛的特性。凡具有这类性能的事物或现象，均可归属于"金"。

"水曰润下"：润，湿润；下，向下。水具有滋润、下行、寒凉、闭藏的特性。凡具有这类特性的事物或现象都可归属于"水"。

古人运用五行学说，采用取象比类和推演演绎的方法，将自然与社会的各种事物或现象分为五类，并以五行之间生克制化关系来解释其发生、发展和变化的规律（表2-1）。

表 2-1　事物属性的五行归类表

自然界							五行	人体						
五音	五味	五色	五化	五气	五方	五季		五脏	五腑	五官	五体	五志	五液	五声
角	酸	青	生	风	东	春	木	肝	胆	目	筋	怒	泪	呼
徵	苦	赤	长	暑	南	夏	火	心	小肠	舌	脉	喜	汗	笔
宫	甘	黄	化	湿	中	长夏	土	脾	胃	口	肉	思	涎	歌
商	辛	白	收	燥	西	秋	金	肺	大肠	鼻	皮	悲	涕	器
羽	咸	黑	藏	寒	北	冬	水	肾	膀胱	耳	骨	恐	唾	呻

五行学说认为，宇宙间的一切事物都是由木、火、土、金、水五种物质元素所组成，自然界各种事物和现象的发展变化，都是这五种物质不断运动和相互作用的结果。天地万物的运动秩序都要受五行生克制化法则的统一支配。

五行学说用木、火、土、金、水五种物质来说明世界万物的起源和多样性的统一。自然界的一切事物和现象都可按照木、火、土、金、水的性质和特点归纳为五个系统。五个系统乃至每个系统之中的事物和现象都存在一定的内在关系，从而形成了一种复杂的网络状态，即所谓"五行大系"。五行大系还寻求和规定人与自然的对应关系，统摄自然与人事。人在天中，天在人中，你中有我，我中有你，天人交相生胜。五行学说认为，大千世界是一个"变动不居"的变化世界，宇宙是一个动态的宇宙。

五行学说也说明了世界永恒运动的观念。它一方面认为世界万物是由木、火、土、金、水五种基本物质所构成，对世界的本原做出了正确的回答；另一方面又认为任何事物都不是孤立的、静止的，而是在不断的相生、相克的运动之中维持着协调平衡。所以，五行学说不仅具有唯物观，而且含有丰富的辩证法思想，是中国古代用以认识宇宙、解释宇宙事物在发生发展过程中相互联系法则的一种学说。

（二）五行学说与健康

随着中医学的发展，中医五行学说与哲学上的五行学说日趋分离，着重用五行互藏理论说明自然界多维、多层次无限可分的物质结构和属性，以及脏腑的相互关系，特别是人体五脏之中各兼五脏，即五脏互藏规律，揭示机体内部与外界环境的动态平衡的调节机制，阐明健康与疾病、疾病的诊断和防治的规律。

五行学说同阴阳学说一样，也是中医学独特理论体系的重要组成部分，它贯穿于中医学理论体系的各个方面，认为"亢则害，承乃制，制则生化，外列盛衰，害则败乱，生化大病"（《素问·六微旨大论》）。五行系统处于动态的和谐状态，则人体的气化正常，康健无恙。五行学说基于五行系统运动和谐的健康观，具体论述了五脏的生理功能和相互关系；"木曰曲直"，具有升发、舒畅条达的特性；而肝属木喜条达恶抑郁，有疏通气血之功。"火曰炎上"，有温热之性；心属火主血脉。"土爱稼穑"，生化万物；脾属火，居中焦，生化气血。"金曰从革"，性清肃，收敛肃杀；肺属金，性清肃，以降为顺。"水曰润下"，性滋润，下行闭藏；肾属水，主藏精，主水。再者，五行学说可以指导疾病的诊断和治疗，如《难经·六十九难》中提到"虚者补其母，实者泻其子"。文献显示五行系统制化失衡，则人体内外环境失和而为病，依据五行相生相克规律可以确立有效的治则治法，指导临床用药、控制疾病传变、治疗情志疾病，如在一些消化疾病、皮肤病等的治疗中都有体现。

中医五行学说以系统结构观点来观察人体，阐述人体局部与局部、局部与整体之间的有机联系，以及人体与外界环境的统一，加强了中医学整体观念的论证，成为中医学理论体系的哲学基础之一和重要组成部分。它的基本内容包括两个方面：①五行生克制化的正常规律；②五行生克的异常变化规律。

1. 五行的正常调节机制

五行的生克制化规律是五行结构系统在正常情况下的自动调节机制。

（1）相生规律：相生即递相资生、助长、促进之意。五行之间互相资生和促进的关系称作五行相生。

五行相生的次序：木生火，火生土，土生金，金生水，水生木。

在相生关系中，任何一行都有"生我""我生"两方面的关系，《难经》把它比喻为"母"与"子"的关系。"生我"者为母，"我生"者为"子"。所以五行相生关系又称"母子关系"。以火为例，生"我"者木，木能生火，则木为火之母；"我"生者土，火能生土，则土为火之子。余可类推。

（2）相克规律：相克即相互制约、克制、抑制之意。五行之间相互制约的关系称为五行相克。

五行相克的次序：木克土，土克水，水克火，火克金，金克木。这种克制关系也是往复无穷的。木得金敛，则木不过散；火得水伏，则火不过炎；土得木疏，则土不过湿；金得火温，则金不过收；水得土渗，则水不过润。皆气化自然之妙用。

在相克的关系中，任何一行都有"克我""我克"两方面的关系。《黄帝内经》称之为"所胜"与"所不胜"的关系。"克我"者为"所不胜"，"我克"者为"所胜"。所以，五行相克的关系，又称"所胜"与"所不胜"的关系。以土为例，"克我"者木，则木为土之"所不胜"；"我克"者水，则水为土之"所胜"。余可类推。

在上述生克关系中，任何一行皆有"生我""我生""克我""我克"四个方面的关系。以木为例，"生我"者水，"我生"者火；"克我"者金，"我克"者土。

（3）制化规律：五行中的制化关系，是五行生克关系的结合。相生与相克是不可分割的两个方面。没有生，就没有事物的发生和成长；没有克，就不能维持正常协调关系下的变化与发展。因此，必须生中有克（化中有制），克中有生（制中有化），相反相成，才能维持和促进事物相对平衡协调和发展变化。五行之间这种生中有制、制中有生、相互生化、相互制约的生克关系，称为制化。

其规律是木克土，土生金，金克木；火克金，金生水，水克火；土克水，水生木，木克土；金克木，木生火，火克金；水克火，火生土，土克水。

以相生言之，木能生火，是"母来顾子"之意，但是木之本身又受水之所生，这种"生我""我生"的关系是平衡的。如果只有"我生"而无"生我"，那么对木来说，会形成太过，宛如收入与支出不平衡一样。另外，水与火之间，又是相克的关系，所以相生之中，又寓有相克的关系，而不是绝对的相生，这样就保证了生克之间的动态平衡。

以相克言之，木能克土，金又能克木（我克、克我），而土与金之间，又是相生的关系，所以就形成了木克土、土生金、金又克木（子复母仇）。这说明五行相克不是绝对的，相克之中，必须寓有相生，才能维持平衡。换句话说，被克者本身有反制作用，所以当发生相克太过而产生贼害的时候，才能够保持正常的平衡协调关系。

生克制化规律是一切事物发展变化的正常现象，在人体则是正常的生理状态。在这种相反相成的生克制化关系中，还可以看出五行之间协调平衡是相对的。因为相生相克的过程，也就是事物消长发展的过程。在此过程中，一定会出现太过和不及的情况。这种情况的出现，其本身就是再一次相生相克的调节。这样，又复出现再一次的协调平衡。这种在不平衡之中求得平衡，而平衡又立刻被新的不平衡所代替的循环运动，不断地推动着事物的变化和发展。五行学说用这一理论来说明自然界气候的正常变迁和生态平衡，以及人体的生理活动。

2. 五行的异常调节机制

五行结构系统在异常情况下的自动调节机制为子母相及和相乘相侮。

（1）子母相及：及，影响、所及之意。子母相及是指五行生克制化遭到破坏后所出现的不正常的相生现象，包括母及于子和子及于母两个方面。母及于子与相生次序一致，子及于母则与相生的次序相反。如木行，影响到火行，称作母及于子；影响到水行，则称作子及于母。

（2）相乘相侮：实际上是反常情况下的相克现象。

1）相乘规律：乘，即乘虚侵袭之意。相乘即相克太过，超过正常制约的程度，使事物之间失去了正常的协调关系。五行之间相乘的次序与相克同，但被克者更加虚弱。

相乘现象可分为两个方面：其一，五行中任何一行本身不足（衰弱），使原来克它的一行乘虚侵袭（乘），而使它更加不足，即乘其虚而袭之。如以木克土为例，正常情况下，木克土，木为克者，土为被克者，由于它们之间相互制约而维持着相对平衡状态。异常情况下，木仍然处于正常水平，但土本身不足（衰弱），因此，两者之间失去了原来的平衡状态，则木乘土之虚而克之。这样的相克，超过了正常的制约关系，使土更虚。其二，五行中任何一行本身过度亢盛，而原来受它克制的那一行仍处于正常水平，在这种情况下，虽然"被克"一方正常，但由于"克"的一方超过了正常水平，所以也同样会打破两者之间的正常制约关系，出现过度相克的现象。如仍以木克土为例，正常情况下，木能制约土，维持正常的相对平衡，若土本身仍然处于正常水平，但由于木过度亢进，从而使两者之间失去了原来的平衡状态，出现了木亢乘土的现象。

"相克"和"相乘"是有区别的，前者是正常情况下的制约关系，后者是正常制约关系遭到破坏的异常相克现象。在人体，前者为生理现象，后者为病理表现。但是近人习惯将相克与反常的相乘混同，病理的木乘土，也称木克土。

2）相侮规律：侮，即欺侮，有恃强凌弱之意。相侮是指五行中的任何一行本身太过，使原来克它的一行，不仅不能去制约它，反而被它所克制，即反克，又称反侮。

相侮现象也表现在两个方面，如以木为例，其一，当木过度亢盛时，金原是克木的，但由于木过度亢盛，则金不仅不能去克木，反而被木所克制，使金受损，称木反侮金。其二，当木过度衰弱时，金原克木，木又克土，但由于木过度衰弱，则不仅金来乘木，而且土亦乘木之衰而反侮之。习惯上把土反侮木称为"土壅木郁"。

相乘相侮均为破坏相对协调统一的异常表现。乘、侮，都凭其太过而乘袭或欺侮。"乘"为相克之有余，而危害于被克者，也就是某一行对其"所胜"过度克制。"侮"为被克者有余，而反侮其克者，也就是某一行对其"所不胜"的反克。实际上，相乘和相侮是休戚相关的，是一个问题的两个方面，如木有余而金不能对木加以克制，木便过度克制其所胜之土，称作"乘"，同时，木还恃己之强反去克制其"所不胜"的金，称作"侮"；反之，木不足，则不仅金来乘木，而且其所胜之土又乘其虚而侮之。所以说"气有余，则制己所胜而侮所不胜，其不及，则己所不胜侮而乘之，己所胜轻而侮之"（《素问·五运行大论》）。

另外还有胜复规律，是指胜气和复气的关系。五行学说把由于太过或不及引起的对"己所胜"的过度克制称为"胜气"，而这种胜气在五行系统内必然招致一种相反的力量（报复之气），将其压制下去，这种能报复"胜气"的气，称为"复气"，总称"胜复之气"。"有胜之气，其必来复也"(《素问·至真要大论》)。这是五行结构系统本身作为系统整体对于太过或不及的自行调节机制，旨在使之恢复正常制化调节状态。如木气太过，作为胜气则过度克土，而使土气偏衰，土衰不能制水，则水气偏胜而加剧克火，火气受制而减弱克金之力，于是金气旺盛起来，把太过的木气克伐下去，使其恢复正常。反之，若木气不足，则将受到金的过度克制，同时又因木衰不能制土而引起土气偏亢，土气偏亢则加强抑水而水气偏衰，水衰无以制火而火偏亢，火偏亢则导致金偏衰而不能制木，从而使不及的木气复归于平，以维持其正常调节状态。故曰"形有盛衰，谓五行之治，各有太过不及也。故其始也，有余而往，不足随之，不足而往，有余从之"(《素问·天元纪大论》)。

胜复的调节规律：先有胜，后必有复，以报其胜。"胜气"重，"复气"也重；"胜气"轻，"复气"也轻。在五行具有相克关系的各行之间有多少太过，便会招致多少不及；有多少不及，又会招致多少太过。由于五行为单数，所以对于任何一行，有"胜气"必有"复气"，而且数量上相等。故曰"有胜则复，无胜则否"(《素问·至真要大论》)，"微者复微，甚则复甚"(《素问·五常政大论》)。这是五行运动的法则。通过胜复调节机制，使五行结构系统整体在局部出现较大不平衡的情况，进行自身调节，继续维持其整体的相对平衡。

总之，五行结构系统具有两种调节机制，一为正常情况下的生克制化调节机制，一为异常情况下的胜复调节机制。通过这两种调节机制，形成并保障了五行结构系统的动态平衡和循环运动。

（三）五行学说与人体结构关系

1. 说明脏腑的生理功能及其相互关系

（1）人体组织结构的分属：中医学在五行配五脏的基础上，又以类比的方法，根据脏腑组织的性能、特点，将人体的组织结构分属于五行，以五脏（肝、心、脾、肺、肾）为中心，以六腑（实际上是五腑：胃、小肠、大肠、膀胱、胆）为配合，支配五体（筋、脉、肉、皮毛、骨），开窍于五官（目、舌、口、鼻、耳），外荣于体表组织（爪、面、唇、毛、发）等，形成了以五脏为中心的脏腑组织的结构系统，从而为藏象学说奠定了理论基础。

（2）说明脏腑的生理功能：五行学说，将人体的内脏分别归属于五行，以五行的特性来说明五脏的部分生理功能。如木性可曲可直，条顺畅达，有升发的特性，故肝喜条达而恶抑郁，有疏泄的功能；火性温热，其性炎上，心属火，故心阳有温煦之功；土性敦厚，有生化万物的特性，脾属土，脾有消化水谷，运送精微，营养五脏、六腑、四肢百骸之功，为气血生化之源；金性清肃、收敛，肺属金，故肺具清肃之性，肺气有肃降之能；水性润下，有寒润、下行、闭藏的特性，肾属水，故肾主闭藏，有藏精、主水等功能。

（3）说明脏腑之间的相互关系：中医五行学说对五脏五行的分属，不仅阐明了五脏的功能和特性，而且还运用五行生克制化的理论来说明脏腑生理功能的内在联系。五脏之间既有相互资生的关系，又有相互制约的关系。

用五行相生说明脏腑之间的联系：如木生火，即肝木济心火，肝藏血，心主血脉，肝藏血功能正常有助于心主血脉功能的正常发挥。火生土，即心火温脾土，心主血脉、主神志，脾主运化、主生血统血，心主血脉功能正常，血能营脾，脾才能发挥主运化、生血、统血的功能。土生金，即脾土助肺金，脾能益气，化生气血，转输精微以充肺，促进肺主气的功能，使之宣肃正常。金生水，即肺金养肾水，肺主清肃，肾主藏精，肺气肃降有助于肾藏精、纳气、主水之功。水生木，即肾水滋肝木，肾藏精，肝藏血，肾精可化肝血，以助肝功能的正常发挥。这种五脏相互资生的关系，就是用五行相生理论来阐明的。

用五行相克说明五脏间的相互制约关系：如心属火，肾属水，水克火，即肾水能制约心火，如肾水上济于心，可以防止心火之亢烈。肺属金，心属火，火克金，即心火能制约肺金，如心火之阳热，可抑制肺气清肃太过。肝属木，肺属金，金克木，即肺金能制约肝木，如肺气清肃太过，可抑制肝阳之上亢。脾属土，肝属木，木克土，即肝木能制约脾土。如肝气条达，可疏泄脾气之壅滞。肾属水，脾属土，土克水，即脾土能制约肾水，如脾土之运化，能防止肾水之泛滥。这种五脏之间的相互制约关系，就是用五行相克理论来说明的。

五脏中每一脏都具有生我、我生、克我、我克的关系。五脏之间的生克制化，说明每一脏在功能上有他脏的资助，不至于虚损，又能克制另外的脏器，使其不至于过亢。本脏之气太盛，则有他脏之气制约；本脏之气虚损，则又可由他脏之气补之。如脾（土）之气，其虚，则有心（火）生之；其亢，则有肝木克之；肺（金）气不足，土可生之；肾（水）气过亢，土可克之。这种生克关系把五脏紧紧联系成一个整体，从而保证了人体内环境的对立统一。

以五行的相互关系而言，除五行之间的生克制化胜复外，尚有五行互藏。五行互藏又称"五行体杂"，"……既有杂，故一行当体，即有五义"（《五行大义》）。而明代张景岳则明确提出了五行互藏，"五行者，水火木金土也……第人……知五之为五，而不知五者之中，五五二十五，而复有互藏之妙焉"（《类经图翼·五行统论》）。即五行中的任何一行，又复有五行。如木行中更具火、土、金、水成分，余类推。中医学根据五行互藏而形成了五脏互藏理论，即五脏的网络调节机制。

（4）说明人体与内外环境的统一：事物属性的五行归类，除了将人体的脏腑组织结构分别归属于五行外，同时也将自然界的有关事物和现象进行了归属。例如，人体的五脏、六腑、五体、五官等，与自然界的五方、五季、五味、五色等相应，这样就把人与自然环境统一起来。这种归类方法，不仅说明了人体内在脏腑的整体统一，而且也反映出人体与外界的协调统一。如春应东方，风气主令，故气候温和，气主升发，万物滋生。人体肝气与之相应，肝气旺于春。这样就将人体肝系统和自然春木之气统一起来，从而反映出人体内外环境统一的整体观念。

2. 说明五脏病变的传变规律

（1）发病：五脏外应五时，所以六气发病的规律，一般是主时之脏受邪发病。由于五脏各以所主之时而受病，当其时者，必先受之。所以，春天的时候，肝先受邪；夏天的时候，心先受邪；长夏的时候，脾先受邪；秋天的时候，肺先受邪；冬天的时候，肾先受邪。

主时之脏受邪发病，这是一般规律，但是也有所胜和所不胜之脏受病的。气候失常，时令未到而气先至，属太过之气；时令已到而气未至，属不及之气。太过之气的发病规律，不仅可以反侮其所不胜之脏，而且还要乘其所胜之脏；不及之气的发病规律，不仅所胜之脏妄行而反侮，即使是我生之脏，亦有受病的可能。这是根据五行所胜与所不胜的生克乘侮规律推测的。这种发病规律的推测，虽然不完全符合临床实践，但它说明了五脏疾病的发生受自然气候变化的影响。

（2）传变：由于人体是一个有机整体，内脏之间又是相互滋生、相互制约的，因而在病理上必然相互影响。本脏之病可以传至他脏，他脏之病也可以传至本脏，这种病理上的相互影响称为传变。从五行学说来说明五脏病变的传变，可以分为相生关系传变和相克关系传变。

1）相生关系传变：包括"母病及子"和"子病犯母"两个方面。

母病及子：又称"母虚累子"。母病及子系病邪从母脏传来，侵入属子之脏，即先有母脏的病变后有子脏的病变。如水不涵木，即肾阴虚不能滋养肝木，其临床表现在肾，则为肾阴不足，多见耳鸣、腰膝酸软、遗精等；在肝，则为肝之阴血不足，多见眩晕、消瘦、乏力、肢体麻木，或手足蠕动，甚则震颤抽搐等。阴虚生内热，故亦见低热、颧红、五心烦热等症状。肾属水，肝属木，水能生木。现水不生木，其病由肾及肝，由母传子。由于相生的关系，病情虽有发展，但互相滋生作用不绝，病情较轻。

子病犯母：又称"子盗母气"。子病犯母系病邪从子脏传来，侵入属母之脏，即先有子脏的病变，后有母脏的病变。如心火亢盛而致肝火炽盛，有升无降，最终导致心肝火旺。心火亢盛，则见心烦或狂躁谵语、口舌生疮、舌尖红赤疼痛等症状；肝火偏旺，则见烦躁易怒、头痛眩晕、面红目赤等症状。心属火，肝属木，木能生火。肝为母，心为子，其病由心及肝，由子传母，病情较重。

疾病按相生规律传变，有轻重之分，"母病及子"为顺，其病轻；"子病犯母"为逆，其病重。

2）相克关系传变：包括"相乘"和"反侮"两个方面。

相乘：是相克太过为病，如木旺乘土，又称木横克土。木旺乘土，即肝木克伐脾胃，先有肝的病变，后有脾胃的病变。由于肝气横逆，疏泄太过，影响脾胃，导致消化功能紊乱，肝气横逆，则见眩晕头痛、烦躁易怒、胸闷胁痛等症状；及脾则表现为脘腹胀痛、厌食、大便溏泄或不调等脾虚之候；及胃则表现为纳呆、嗳气、吞酸、呕吐等胃失和降之证。由肝传脾称肝气犯脾，由肝传胃称肝气犯胃。木旺乘土，除了肝气横逆的病变外，往往是脾气虚弱和胃失和降的病变同时存在。肝属木，脾（胃）属土，木能克土，木气有余，相克太过，其病由肝传脾（胃）。病邪从相克方面传来，侵犯被克脏器。

相侮：又称反侮，是反克为害，如木火刑金，由于肝火偏旺，影响肺气清肃，临床表现既有胸胁疼痛、口苦、烦躁易怒、脉弦数等肝火过旺之证，又有咳嗽、咳痰，甚或痰中带血等肺失清肃之候；肝病在先，肺病在后。肝属木，肺属金，金能克木，今肝木太过，反侮肺金，其病由肝传肺。病邪从被克脏器传来，此属相侮规律传变，生理上既制约于我，病则其邪必微，其病较轻，故《难经》谓"从所胜来者为微邪"。

总之，五脏之间的病理影响及其传变规律，可以用五行生克乘侮规律来解释。如肝脏有病，可以传心称为母病及子；传肾，称为子病及母。这是按相生规律传变的，其病轻浅，《难经》称为"顺传"。若肝病传脾，称为木乘土；传肺，称为木侮金。这是按乘侮规律传变的，其病深重，《难经》称为"逆传"。

3. 用于指导疾病的诊断

人体是一个有机整体，当内脏有病时，人体内脏功能活动及其相互关系的异常变化，可以反映到体表相应的组织器官，出现色泽、声音、形态、脉象等诸方面的异常变化。由于五脏与五色、五音、五味等都以五行分类归属形成了一定的联系，这种五脏系统的层次结构，为诊断和治疗奠定了理论基础。因此，在临床诊断疾病时，就可以综合望、闻、问、切四诊所得的材料，根据五行的所属及其生克乘侮的变化规律，来推断病情。

（1）从本脏所主之色、味、脉来诊断本脏之病：如面见青色，喜食酸味，脉见弦象，可以诊断为肝病；面见赤色，口味苦，脉象洪，可以诊断为心火亢盛。

（2）推断脏腑相兼病变：从脏所主之色来推测五脏病的传变。脾虚患者，面见青色，为木来乘土；心脏病患者，面见黑色，为水来克火，等等。

（3）推断病变的预后：从脉与色之间的生克关系来判断疾病的预后。如肝病色青见弦脉，为色脉相符，如果不得弦脉反见浮脉则属相胜之脉，即克色之脉（金克木）为逆；若得沉脉则属相生之脉，即生色之脉（水生木）为顺。

4. 用于指导疾病的防治

五行学说在治疗上的应用，体现于药物、针灸、精神等疗法之中，主要表现在以下几个方面：

（1）控制疾病传变：运用五行子母相及和乘侮规律，可以判断五脏疾病的发展趋势。一脏受病，可以波及其他四脏，如肝脏有病可以影响到心、肺、脾、肾等脏。他脏有病亦可传给本脏，如心、肺、脾、肾之病变，也可以影响到肝。因此，在治疗时，除对所病本脏进行处理外，还应考虑到其他有关脏腑的传变关系。根据五行的生克乘侮规律，来调整其太过与不及，控制其传变，使其恢复正常的功能活动。如肝气太过，木旺必克土，此时应先健脾胃以防其传变。脾胃不伤，则病不传，易于痊愈。这是用五行生克乘侮理论阐述疾病传变规律和确定预防性的治疗措施。至于能否传变，则取决于脏腑的功能状态，即五脏虚则传，实则不传。

（2）确定治则治法：五行学说不仅用以说明人体的生理活动和病理现象，综合四诊，推断病情，而且也可以确定治疗原则和制订治疗方法。

1）根据相生规律确定治疗原则：临床上运用相生规律来治疗疾病，多属母病及子，其次为子盗母气。其基本治疗原则是补母和泻子，所谓"虚则补其母，实则泻其子"（《难经·六十九难》）。

补母，即"虚则补其母"：用于母子关系的虚证。如肾阴不足，不能滋养肝木，而致肝阴不足者，称为水不生木或水不涵木。其治疗，不直接治肝，而补肾之虚。因为肾为肝母，肾水生肝木，所以补肾水以生肝木。又如肺气虚弱发展到一定程度，可影响脾之健运而导致脾虚。脾土为母，肺金为子，脾土生肺金，所以可用补脾气以益肺气的方法来治疗。针灸疗法，凡是虚证，可补其所属的母经或母穴，如肝虚证取用肾经合穴（水穴）阴谷，或本经合穴（水穴）曲泉来治疗。这些虚证，利用母子关系治疗，即所谓"虚则补其母"。相生不及，补母则能令子实。

泻子，即"实则泻其子"：用于母子关系的实证。如肝火炽盛，有升无降，出现肝实证时，肝木是母，心火是子，这种肝之实火的治疗，可采用泻心法，泻心火有助于泻肝火。针灸疗法，凡是实证，可泻其所属的子经或子穴。如肝实证可取心经荥穴（火穴）少府，或本经荥穴（火穴）行间治疗。这就是"实则泻其子"的意思。

临床上运用相生规律来治疗疾病，除母病及子、子盗母气外，还有单纯子病，均可用母子关系加强相生力量。所以相生治法的运用，主要是掌握母子关系，它的原则是"虚则补其母""实则泻其子"。凡母虚累子，应先有母的症状；子盗母气，应先有子的症状；单纯子病，须有子虚久不复原的病史。这样，三者治法相似，处方则有主次之分。

根据相生关系确定的治疗方法，常用的有以下几种。①滋水涵木法：是滋养肾阴以养肝阴的方法，又称滋养肝肾法、滋补肝肾法、乙癸同源法，适用于肾阴亏损而肝阴不足，甚者肝阳偏亢之证。表现为头目眩晕，眼干目涩，耳鸣颧红，口干，五心烦热，腰膝酸软，男子遗精，女子月经不调，舌红苔少，脉细弦数等。②益火补土法：是温肾阳而补脾阳的方法，又称温肾健脾法、温补脾肾法，适用于肾阳式微而致脾阳不振之证。表现为畏寒，四肢不温，纳减腹胀，泄泻，浮肿等。这里必须说明，就五行生克关系而言，心属火、脾属土，火不生土应当是心火不生脾土。但是，我们所说的"火不生土"多是指命门之火（肾阳）不能温煦脾土的脾肾阳虚之证，少指心火与脾阳的关系。③培土生金法：是用补脾益气而补益肺气的方法，又称补养脾肺法，适用于脾胃虚弱，不能滋养肺脏而肺虚脾弱之候。表现为久咳不已，痰多清稀，或痰少而黏，食欲减退，大便溏薄，四肢乏力，舌淡脉弱等。④金水相生法：是滋养肺肾阴虚的方法，又称补肺滋肾法、滋养肺肾法。金水相生是肺肾同治的方法，有"金能生水，水能润金之妙"（《时病论》），适用于肺虚不能输布津液以滋肾，或肾阴不足，精气不能上滋于肺，而致肺肾阴虚者。表现为咳嗽气逆，干咳或咯血，音哑，骨蒸潮热，口干，盗汗，遗精，腰酸腿软，身体消瘦，舌红苔少，脉细数等。

2）临床上由于相克规律异常而出现的病理变化，虽有相克太过、相克不及和反克之不同，但总的来说，可分强弱两个方面，即克者属强，表现为功能亢进，被克者属弱，表现为功能衰退。因而，在治疗上同时采取抑强扶弱的手段，并侧重在制其强盛，使弱者易于恢复。另外，强盛而尚未发生相克现象，必要时也可利用这一规律，预先加强被克者的力量，以防止病情的发展。①抑强：用于相克太过。如肝气横逆，犯胃克脾，出现肝脾不调、肝胃不和之证，称为木旺克土，用疏肝、平肝为主，或者木本克土，反为土克，称为反克，亦称反侮。如脾胃壅滞，影响肝气条达，当以运脾和胃为主。抑制其强者，则被克者的功能自然易于恢复。②扶弱：用于相克不及。如肝虚郁滞，影响脾胃健运，称为木不疏土。治宜和肝为主，兼顾健脾，以加强双方的功能。

运用五行生克规律来治疗，必须分清主次，或是治母为主，兼顾其子；或是治子为主，兼顾其母；或是抑强为主，扶弱为辅；或是扶弱为主，抑强为辅。但是又要从矛盾双方来考虑，不得顾此失彼。

根据相克规律确定的治疗方法，常用的有以下几种。①抑木扶土法：是以疏肝健脾药治疗肝旺脾虚的方法。疏肝健脾法、平肝和胃法、调理肝脾法属此法范畴，适用于木旺克土之证。临床表现为胸闷胁胀，不思饮食，腹胀肠鸣，大便或秘或溏或脘痞腹痛，嗳气，矢气等。②培土制水法：是用温运脾阳或温肾健脾药以治疗水湿停聚为病的方法，又称敦土利水法、温肾健脾法，适用于脾虚不运、水湿泛滥而致水肿胀满之候。若肾阳虚衰，不能温煦脾阳，则肾不主水，脾不制水，水湿不化，常见于水肿证，这是水反克土。治当温肾为主，兼顾健脾。所谓培土制水法，是用于脾肾阳虚，水湿不化所致的水肿胀满之证。如以脾虚为主，则重在温运脾阳；若以肾虚为主，则重在温阳利水，实际上是脾肾同治法。③佐金平木法：是清肃肺气以抑制肝木的方法，又称泻肝清肺法，临床上多用于肝火偏盛，影响肺气清肃之证，又称"木火刑金"。表现为胁痛，口苦，咳嗽，痰中带血，急躁烦闷，脉弦数等。④泻南补北法，即泻心火滋肾水，又称泻火补水法、滋阴降火法，适用于肾阴不足，心火偏旺，水火不济，心肾不交之证。表现为腰膝酸痛，心烦失眠，遗精等。因心主火，火属南方；肾主水，水属北方，故称泻南补北，这是水不制火时的治法。但必须指出，肾为水火之脏，肾阴虚亦能使相火偏亢，出现梦遗、耳鸣、喉痛、咽干等，也称水不制火，这种属于一脏本身水火阴阳的偏盛偏衰，不能与五行生克的水不克火混为一谈。

（3）指导脏腑用药：中药以色味为基础，以归经和性能为依据，按五行学说加以归类。如青色、酸味入肝；赤色、苦味入心；黄色、甘味入脾；白色、辛味入肺；黑色、咸味入肾。这种归类是脏腑选择用药的参考依据。

（4）指导针灸取穴：针灸学将手足十二经四肢末端的穴位分属于五行，即井、荥、输、经、合五种穴位属于木、火、土、金、水。临床根据不同的病情以五行生克乘侮规律进行选穴治疗。

（5）指导情志疾病的治疗：精神疗法主要用于治疗情志疾病。情志生于五脏，五脏之间有着生克关系，所以情志之间也存在这种关系。由于在生理上人的情志变化有着相互抑制的作用，在病理上和内脏有密切关系，故在临床上可以用情志的相互制约关系来达到治疗的目的。如"怒伤肝，悲胜怒……喜伤心，恐胜喜……思伤脾，怒胜思……忧伤肺，喜胜忧……恐伤肾，思胜恐"（《素问·阴阳应象大论》）。即所谓以情胜情。

六、精气神观念

精气神学说起源于先秦时期，在西汉以后被"元气学说"所同化，在宋代进一步发展为理气论。精气神学说认为，气是宇宙万物构成的本原，不论是存在于宇宙中的有形物体，还是运动于有形物体之间的无形的极细微的物质，都是气的存在形式。而精，乃气中之精粹，是生命产生的本原，故《管子·内业》说："精也者，气之精者也。"神，则是指自然界的种种变化及其内在规律。

中医学的精气学说又称"气一元论"，是研究人体内精与气的内涵、来源、分布、功能、相互关系，以及与脏腑经络关系的系统理论。在古代哲学范畴中精与气的概念基本上是一致的，但在中医学中是有区别的。

（一）精

中医学中"精"指的是藏于脏腑中的液态精华物质，是构成人体和维持人体生命活动的最基本物质，精主闭藏而静谧于内，与气之运行不息相比较，其性属阴。精除了具有繁衍生命的重要作用外，还具有濡养、化血、化气、化神等功能。既包括父母遗传的生命物质，称先天之精，如"人之始生，秉精血以成，借阴阳而赋命。父主阳施，犹天雨露；母主阴受，若地资生。男女媾精，胎孕乃成。一月为胞胎，精气凝也；二月为胎形，始成胚也"（《颅囟经》）。又包括后天获得的水谷之精，称后天之精，如《景岳全书·脾胃》中提到"命门得先天之气也，脾胃得后天之气也，是以水谷之海，本赖先天为之主，而精血之海，又必赖后天为之资"。先天之精与后天之精相互促进、相互辅助，人体之精才能充盛。如气中的精粹部分，是构成人类的本原，而气是指存在于宇宙之中的不断运动且无形可见的极细微物质，是宇宙万物的共同构成本原。

精是构成人体、维持人体生命活动的物质基础。从广义上说，精包括精、血、津液，一般所说的精是指人体的真阴（又称元阴），不但具有生殖功能，促进人体的生长发育，而且能够抵抗外界各种不良因素影响而免于发生疾病。因此，阴精充盛的人不仅生长发育正常，而且抗病能力也强。

精的来源有先、后天之分。先天之精秉受于父母，它在整个生命活动中作为"生命之根"而起作用，但先天之精需要不断地有物质补充才能保证精不亏，才能发挥其功能，这种物质即是后天之精。后天之精是来自饮食的营养物质，亦称水谷精微，有了营养物质的不断补充，才能维持人体的生命活动。古人云"肾为先天之本，脾胃为后天之本"。所以说，脾胃功能强健，是保养精气的关键，即《黄帝内经》所强调的"得谷者昌，失谷者亡"；古人云"高年之人，真气耗竭，五脏衰弱，全仰饮食以资气血"。故注意全面均衡营养的饮食，才是保证后天养先天的重要手段。

《备急千金要方》就说过："饮食当令节俭，若贪味伤多，老人肠胃皮薄，多则不消，彭享短气"，这样反不利于健康。怎样才算"饮食有方"呢?归纳前人经验，不外乎定时、定量、不偏、不嗜而已。只有在饮食得宜的基础上，才能考虑药物滋补的问题。服用补益药物时，一定要在医生的指导下"辨证施补"，不然也可能会适得其反。总之，合理的食补和药补对于身体的保养是很重要的。

（二）气

中医学从气是宇宙的本原、是构成天地万物的最基本的元素这一基本观点出发，认为气是构成人体的最基本物质，也是维持人体生命活动的最基本物质。生命的基本物质，除气之外，尚有血、津液、精等，但血、津液和精等均是由气所化生的。在这些物质中，"精、气、津、液、血、脉，无非气之所化也"（《类经·藏象类》）。所以说，气是构成人体和维持人体生命活动的最基本物质。

气是生命活动的原动力。气有两个含义，既是运行于体内微小难见的物质，又是人体各脏腑器官活动的能力。因此，中医所说的气，既是物质，又是功能。人体的呼吸吐纳、水谷代谢、营养敷布、血液运行、津流濡润、抵御外邪等一切生命活动，无不依赖于气化功能来维持。

气是运动不息，变化不止的。气的运动称为气机。其运动的形式多种多样，但可高度概括为升、降、出、入四种形式。升，即由下向上；降，即由上向下；出，即由内向外；入，即由外向内。在正常情况下，事物的稳定都是通过升与降、出与入的动态平衡维持的。

气的变化称为气化。这些气化的表现十分复杂，如动物之生、长、壮、老、已；植物之生、长、化、收、藏，无一不属气化之列。而无形之气变为有质之形，有质之形化为无形之气的形气转化也属于气化。气化，是永不休止的。气机和气化的关系十分密切，必须通过气机才能产生气化，气的升降出入运动一旦停止，气化也就停止了。故中国古代哲学家认为，气在不停地运动和变化，引起世界万事万物也在不停地运动和变化，而世界上的一切运动变化，都是气运动变化的具体表现。

在《寿亲养老新书》中谓："人由气生，气由神往，养气全神可得其道。"该书中还归纳出古人养气的一些经验："一者，少语言，养气血；二者，戒色欲，养精气；三者，薄滋味，养血气；四者，咽津液，养脏气；五者，莫嗔怒，养肝气；六者，美饮食，养胃气；

七者，少思虑，养心气。"此七者强调了"慎养"。但由于气是流行于全身、不断运动的，所以人体也要适当地运动，促进脏腑气机的升降出入，才会有利于维持机体的正常生理功能。所以，古人提倡"人体欲得劳动，但不可使极（过度）耳"。我国流传下来的多种健身运动及气功，就是以动养气的宝贵遗产。

（三）神

中医学的神，一方面是指反映整个生命存在状态的活动表现，包括代表人体生长壮老已、脏腑气血运动变化的现象。如《灵枢·本神》说："故生之来谓之精，两精相搏谓之神。"父精母血相合形成胚胎，并赋予原始活力，由此形成新生命。这种由先天精气媾和所产生的新生命即是神。《素问·移精变气论》所说的"得神者昌，失神者亡"的神，即指生命活力盛衰的外在表现，临床诊断中"望神"亦是如此。另一方面，中医学又赋予神以医学认识的内涵，用以指主宰人体生命活动的灵明神气，以及这种灵明神气所具有的精神、意识、思维、情感等心理活动。如《素问·灵兰秘典论》说："心者，君主之官，神明出焉。"张介宾《类经·藏象类》注云："心为一身之主，禀虚灵而含造化，具一理以应万几，脏腑百骸，惟所是命，聪明智能，莫不由之，故曰神明出焉。"人体之神具有调节精、气、血、津液的代谢，调节脏腑的生理功能，主宰人体的生命活动的作用。

神是精神、意志、知觉、运动等一切生命活动的最高统帅。它包括魂、魄、意、志、思、虑、智等活动，通过这些活动能够体现人的健康情况。如目光炯炯有神就是神的具体体现。古人很重视人的神，《素问·移精变气论》也说："得神者昌，失神者亡。"因为神充则身强，神衰则身弱，神存则能生，神去则会死。中医治病时，用观察患者的"神"，来判断患者的预后，有神气的，预后良好；没有神气的，预后不良。这也是望诊的重要内容之一。

（四）精气学说与健康

精气神学说是中医学重要的理论基础。精，是构成人体和维持人体生命活动的基本物质。精具有多种功能。①促进生长发育：精是构成形体各组织器官的主要物质基础，并是促进胎儿生长发育的物质；②滋养作用：水谷之精输布五脏六腑及其他组织器官起着滋养作用，以维持人体的生理活动；③生殖作用：生殖之精是生命的原始物质，具有生殖以繁衍后代的作用。

气，是构成人体的基本物质。人的生命活动，需要从"天地之气"中摄取营养成分，以充养五脏之气，从而维持机体的生理活动。人的五脏、六腑、形体、官窍、血和津液等，皆有形而静之物，必须在气的推动下才能活动。当气的运动失衡时，就会引发疾病。因此中医治疗的目的就在于恢复气机升、降、出、入的平衡。

神，是人的精神、意识、知觉、运动等一切生命活动的集中表现和主宰者。神的物质基础是精。神在生命之初就生成了，当胚胎形成之际，生命之神也就产生了。神的一切活动都必须依赖于后天的滋养，所以只有水谷精气充足，五脏和调，神的生机才能旺盛。人的神与形体是不能分离的。

精、气、神三者之间是相互资生、相互助长的，它们之间的关系很密切。从中医学讲，人的生命起源是"精"，维持生命的动力是"气"，而生命的体现就是"神"的活动。所以说精充气就足，气足神就旺；精亏气就虚，气虚神也就少。反过来说，神旺说明气足，气足说明精充。中医学评定一个人的健康情况，或是疾病的顺逆，都是从这三方面考虑的。因此，古人称精、气、神为人身"三宝"是有它一定道理的。古人有"精脱者死，气脱者死，失神者死"的说法，以此不难看出"精、气、神"三者是人生命存亡的根本。

综上所述，精气学说作为对物质本原的解释，阐释生理现象和病理过程，尤其是对"气"的研究渗入到中医学体系的各个环节，如《难经·八难》曰："气者，人之根本也"；《素问·举痛论》曰："余知百病生于气也"，阐明了病理变化的相关性，在中医学中指导着临床诊断与治疗中以调气为基本治疗方法并注重整体的功能性调整，是中医学不同于西方科学的重要思维方式，在血管性痴呆、暴脱证、脑神经病等多种疾病的临床治疗上起到了理论指导作用。

七、西医健康观

西医的健康观一直处于变化中。西医学史上有代表性的医学模式主要有以下几种，在不同的医学模式下产生了不同的健康观。

1. 神灵主义医学模式的健康观

在人类社会的早期，由于生产力低下，人们对生、老、病、死等难以被经验所解释的现象感到不可思议，于是将它们归于超自然神力的影响。对健康的维护和疾病的治疗以求神问卜、祈祷和驱邪为主要手段。这是人类早期的疾病观和健康观。这种医学模式，在当今世界的某些落后地区和某些特殊人群中仍有不可忽视的影响力。

2. 自然哲学医学模式的健康观

随着社会生产力的发展和科技水平的提高，人们对健康与疾病的认识逐步深入，神灵主义医学模式逐渐被自然哲学医学模式取代。自然哲学医学模式就是应用自然现象的客观存在和发展规律来认识疾病与健康问题的思维方式，初步具有了辨证意识。

大约 2500 年前，西医之父希波克拉底及其学派深受先哲们的影响，在其《人与自然》一书中提出了"四种体液"学说，认为健康是一种体液的平衡，而疾病是这种平衡的打破，医生的职责是恢复这种平衡关系。

3. 机械论医学模式的健康观

15 世纪以后，随着自然科学技术的进步、实验科学的兴起，为近代实验医学的兴起创造了条件，出现了机械论医学模式。在这种模式下认为人就是一架机器，健康则是机器运行良好的结果，疾病的产生则是机器的运转不灵活。这种模式的健康显然将人体过于简单化，忽视了人体的复杂性和社会性。

4. 生物医学模式的健康观

18 世纪下半叶，随着物理和化学的飞速发展，伴随着城市化的进程，传染病蔓延开来，推动了细菌学研究，形成了疾病的细菌学病因理论。同时，生物学、解剖学、组织学、胚胎学、生物化学、病理学、免疫学、遗传学等一大批生命科学相继形成，推动了整个医学由经验走向科学。"单因单病"和"病在细胞"的生物医学模式逐步主导了西方医学。健康被简单、消极地定义为没有症状和体征，没有生理功能失调。人主要从生物意义上被强调，医学关心的是人躯体的保存和生命的健康，关注的是人的生理价值。医生把患者当作单纯的加工对象和生物学个体，判断一个人健康与否就看他的一个个指标是否在正常范围内，而不能从生物、心理、社会的多视角看待。

5. 现代医学模式的健康观

1977年，美国精神病学医生恩格尔提出了生物-心理-社会医学模式，进而形成了综合考虑生物、心理、社会、环境因素的现代医学模式，认为影响人类健康的因素主要有四类：生物遗传因素、环境因素、行为生活方式因素、医疗卫生服务因素。为此，WHO对健康重新进行了定义："健康是指人在生理、心理和社会关系各方面都处于良好的状态，而不仅是没有疾病"。这一定义将健康的概念拓展为完全的体质健康、精神健康和完美的社会生活状态。这赋予了健康更多的内涵，从心理尺度、医学尺度、社会尺度上构建了一个立体健康模型。

1989年WHO提出了健康的新概念，即除了身体健康、心理健康和社会适应良好外，还应加上道德健康，只有同时具备这四个方面的健康才算是完全健康。这一健康新概念强调遵守社会公共道德，维护人类共同健康，要求生活在社会中的每一个人不仅要为自己的健康承担责任，也要为群体健康承担社会责任。1999年WHO又专门提出了"道德健康观"。因此最新的健康观念由"三维健康"变成"四维健康"，即生理健康、心理健康、道德健康及社会健康。

道德健康指健康者不以损害他人的利益来满足自己的需要，具有辨别真与伪、善与恶、美与丑、荣与辱等是非观念的能力，能按照社会行为的规范准则来约束自己及支配自己的思想和行为。把道德健康纳入健康的大范畴，是有其道理及科学根据的。巴西医学家马丁斯经过10年的研究发现，屡犯贪污受贿罪行的人，有悖于社会道德准则，其胡作非为必然导致紧张、恐惧、内疚等种种心态，食不香、睡不安。这种精神负担，必然引起神经中枢、内分泌系统的功能失调，干扰其各种器官组织的正常生理代谢过程，削弱其免疫系统的防御能力，所以易患癌症、脑出血、心脏病、神经过敏等病症。善良的品性、淡泊的心境是健康的保证，与人相处善良正直、心地坦荡，遇事出于公心，保持平衡、良好的心理状态，能促进人体分泌更多有益的激素、酶类和乙酰胆碱等，这些物质能把血液的流量、神经细胞的兴奋调节到最佳状态，从而增强机体的抗病能力，促进健康长寿。

进入21世纪，随着全球化进程的加速，各国经济得到了快速发展，生活水平迅速提高，人们对健康提出了更高的要求。同时，全球化也带来了一系列严峻的挑战，如人口剧增、环境污染、气候变暖、生态破坏、能源耗竭等，人和环境的矛盾空前剧烈。由此，健康的内涵进一步扩大，人们纷纷提出了生态健康。生态健康（eco-health）指人与环境关系的健康，是社会、经济、自然复合生态系统尺度上的一个功能概念，它从人与其赖以生存的生态系统之间相互影响的角度来定义健康，认为完整的健康不仅包括个体的生理和心理健康，还包括人居物理环境、生物环境和代谢环境的健康，以及产业、城市和区域生态系统的健康。生态健康的观念充分体现了人与环境的和谐统一关系,在注重人对环境的影响及环境对人类健康影响的同时,注重人与环境之间的相互作用,在此基础上建立健康、和谐的人与自然的关系,促进人类社会可持续发展。

八、结论

通过追溯西方健康概念演变史可以发现,西方健康观在不断的转变和修正,在东西方交流与日俱增的情况下,西方对健康的新认识与中医的健康观有明显的趋同之势。然而,尽管西医普遍认可生物-心理-社会医学新模式的合理性和进步性,但传统生物医学模式的势力依然强大,治病常回到老模式上去思考问题,因此,就出现了虽然都认可身心健康、生态健康等,但在健康维护的具体实施过程中,往往不自觉地忽视心理、社会、环境等因素。

中医学的健康观是在中国传统文化中发展起来的,它以独特、全面的视角解释人的生命现象,并将其应用到病因、病机、四诊、辨证、治疗和养生等各个环节,其理论体系与现代西方生物-心理-社会医学模式有很大的相似之处,但在如何保持健康和预防疾病上给出了许多行之有效的方法。

与力图消除病因的西医学不同,中医学的健康观很少关心什么是人体理想化的健康模型,而是更加重视如何达到人体自身及人与自然的和谐统一,强调形体与神志、脏腑与阴阳、人体正气与外界影响等多方面的动态平衡。中医学理论的主要内容,从病因、病机,到诊法、辨证,再到养生防治,以及藏象、经络等各种理论,几乎都是围绕着中医对健康观念的认识而次第展开的。因此,可以说中医的健康观比西医更深刻,更具有指导性,对于疾病的预防和治疗具有深远的意义。

第三章　中医健康技术

《黄帝内经》开篇就记有："昔在黄帝，生而神灵，弱而能言，幼而徇齐，长而敦敏，成而登天。乃问于天师曰：余闻上古之人，春秋皆度百岁，而动作不衰；今时之人，年半百而动作皆衰者，时世异耶?人将失之耶？岐伯对曰：上古之人，其知道者，法于阴阳，和于术数，食饮有节，起居有常，不妄作劳，故能形与神俱，而尽终其天年，度百岁乃去。今时之人不然也，以酒为浆，以妄为常，醉以入房，以欲竭其精，以耗散其真，不知持满，不时御神，务快其心，逆于生乐，起居无节，故半百而衰也。"这段文字就把人的日常生活行为和健康、寿命的关系阐述得十分清晰。

《黄帝内经》提出保障健康的最好的途径就是"虚邪贼风，避之有时，恬惔虚无，真气从之，精神内守，病安从来。"中医学很早就清楚地注意到精神心理对健康与生命的重要意义。《灵枢·天年》记有"血气已和，荣卫已通，五脏已成，神气舍心，魂魄毕具，乃成为人。"人的生成，不仅需要有来自于父母精卵细胞结合而成的形体，同时还需要有"神"。《灵枢·本神》曰："生之来谓之精，两精相搏谓之神。"《素问·六节藏象论》曰："五味入口，藏于肠胃，味有所藏，以养五气，气和而生，津液相成，神乃自生。"

一、中医饮食健康技术

（一）中医饮食健康理论

饮食调理又称膳食调理，作为自然疗法之一，在日常生活和临床应用中越来越显示出明显的优势。中医学从初起时就与饮食结下不解之缘，最早的中医疗法正是膳食疗法。早在 3000 年前，《吕氏春秋·本位》所记载的商汤和伊尹的对话中就论及"阳朴之姜，招摇之桂"，亦即药食同源这一精辟理念。膳食疗法是我们祖先留下来的宝贵文化遗产。

中医重视饮食调养，提出"药食同源"。"食疗不愈，然后命药"。中国传统医学向来注重饮食调养，中医治疗的重要组成部分之一就是药膳食疗。纵观各代医家，均根据患者原来的体质来指导患者用药及饮食，长期的饮食习惯亦影响着体质的形成。根据体质特征选择服食具有不同性味、属性的食物，能调和气血、调整阴阳，使偏颇体质得以纠正，调整功能，达到预防疾病和治疗、辅助治疗疾病的目的。现代医学证明药膳能够调节和稳定人体的内环境，提高机体的免疫力和抗病能力，恢复脏腑的平衡功能。例如，利用中医饮食疗法在治疗高血压、糖尿病、癌症后期的营养调理等疾病中有着积极作用。

食物有"四性五味"，饮食物具有酸、苦、甘、辛、咸五味。《素问·六节藏象论》言："天食人以五气，地食人以五味……五味入口，藏于肠胃，味有所藏，以养五气，气和而生，津液相成，神乃自生。"从饮食中摄取的五味能养五脏之气，人体气机调和，津液化生，形神乃俱。《灵枢·宣明五气》又提出了"五入"即酸入肝、苦入心、甘入脾、辛入肺、咸入肾，说明五味对五脏具有选择性，五味调和，皮肤、肌肉、筋脉、骨骼得以充养，气血顺畅，正气内存则邪不可干。若偏嗜某一味，致五味失调，脏腑功能失衡，就会导致疾病的产生，如《素问·生气通天论》载有"味过于酸，肝气以津，脾气乃绝。味过于甘，心气喘满，色黑，肾气不衡。味过于苦，脾气不濡，胃气乃厚。味过于辛，筋脉沮弛，精神乃央"。在食养时应谨和五味，不可偏嗜，不仅可以营养机体，补益脏腑，如果选用得当，还可以调和气血、调整阴阳，保持机体平衡。选用不当则会导致体质偏颇，疾病发生。

早在 2500 年前《黄帝内经》和孙思邈的《备急千金要方·食疗》中就有精辟的阐述，"五谷为养，五果为助，五畜为益，五菜为充……""食能排邪而安脏腑，悦神爽志，以资充血……"，说明食疗具有扶正与祛邪两个方面的作用。匡调元等证明了常用食物之性味能影响体质的形成，提示体质是可变的，病理性体质可通过食物进行调整。张伟荣等通过实验研究分型后的大鼠在食物调整后体质的差异，发现不同性味的食物对于相应体质的调整是明显的。钱会南对饮食五味特点及对体质的影响进行了深入的探讨。有学者对《本草纲目》中提及的 453 种食物与体质的对应关系进行了系统研究，经由食物养生起源的探讨，从谨和五味、相关配伍和饮食宜忌三方面分析食物对体质的影响，探讨了食物与 10 种体质的对应关系，得出了不同体质的人群应选择食用相应食材的结论，为临床养生防病提供了指导。

饮食有酸、苦、甘、辛、咸五味和寒、热、温、凉四性，人们长期的饮食习惯会形成稳定的功能趋向和体质特征。饮食习惯和相对固定的膳食结构可以通过脾胃运化进而影响脏腑气血阴阳的盛衰偏颇。

1. 四性

饮食养生首先要讲"性"。"性"（或"气"）是指食物有寒、凉、温、热等不同的性质，中医称为"四性"或"四气"。

从历代中医食疗书籍所记载的 300 多种常用食物的分析得出，平性食物居多；温、热性次之；寒、凉性居后。一般来说，各种性质的食物除都具有营养保健功效之外，寒凉性食物属于阴性，有清热、泻火、凉血、解毒等功效；温热性食物属于阳性，有散寒、温经、通络、助阳等功效。

应用食物的四性来泻其有余、补其不足，通过饮食调补协调脏腑之间、整体之间、整体和局部之间的关系，恢复机体阴阳的动态平衡，恢复整体和局部间的平衡，进而达到欲病早治、未病先防的目标，这是应用膳食影响中医体质这一研究趋势发展的最高境界。《素问·上古天真论》曰："上古之人，其知道者，法于阴阳，和于术数，食欲有节，起居有常。不妄作劳，故能形与神俱，而尽终其天年，度百岁乃去。"

（1）寒凉性食物：凡是具有清热泻火、养阴凉血、通便解毒功效，适宜于热性体质和病症或暑热天气的食物，都属于凉性或寒性食物。如果出现发热咽痛、口干口苦、口舌生疮、咳嗽痰黄、心烦失眠、手足心热、急躁易怒、尿黄、便秘等热证表现时可以选择食用此类食物。常见的寒凉性食物有绿豆、赤小豆、蜂蜜、梨、香蕉、柿子、甘蔗、柑橘、西瓜、黄瓜、苦瓜、竹笋、海带、兔肉、鸭肉、蟹、甲鱼、番茄、茭白、荸荠、菱肉、百合、藕、慈姑、魔芋、空心菜、蒲公英、败酱草、鱼腥草、马齿苋、蕨菜、苦菜、荠菜、香椿、莼菜、黑鱼、泥螺、文蛤、蛏子、海蜇、紫菜、田螺、河蚌、蛤蜊、豆豉、桑椹等。

（2）温热性食物：温性或热性与凉性或寒性相反，凡是能够助阳散寒、温经通络，适宜于虚寒性体质和寒性病症或冬季寒冷气候的食物，就属于温性或热性食物。出现畏寒怕风、脘腹冷痛、咳嗽痰白清稀、大便稀溏、小便清长、夜尿频多、手足冰凉等寒性症状者可选用此类食物。常见温热性食物有大枣、荔枝、桃、桂圆、柑橘、橙、木瓜、李子、葡萄、红茶、乌梅、花茶、乌龙茶、红糖、牛肉、羊肉、狗肉、鸡肉、鹿肉、胡桃仁、虾、鹅肉、大葱、大蒜、生姜、辣椒、胡椒、花椒、肉桂、干姜、酒醋、小茴香、蚕豆、香菜、酒、芥菜、洋葱、韭菜、胡萝卜、莲子等。

（3）平和性食物：平性食物的性质介于寒凉和温热性质食物之间，一般适合于体质寒凉、热性病症的人。平性食物食性平和，无明显寒热偏性，具有补益气血、营养保健功效，是我们日常饮食的主要食物。无论何种体质或疾病及健康平和之人均可长期食用这类食物。平和性食物有芝麻、玉米、粳米、小米、小麦面粉、黄豆、大豆、豌豆、扁豆、山芋、山药、红薯、南瓜、葫芦、花生、萝卜、苹果、香菇、猪肉、枇杷、乌龟、鸭蛋、蛇肉等。

食疗、药膳与中药一样，在应用时，应当根据患者自身的身体状况，按照中医辨证用膳。平素较常人畏寒的人可适当选用温热属性的食物；平素身体较弱但无明显畏寒怕热的人可选用属性平和的食物，或寒热温凉食物相互配用，以使其属性趋于平和。

2. 五味

中医学的"五味"是指食物的辛、酸、甘、苦、咸。食物味不同，作用便不相同。日常所食的五谷、五果、五畜、五菜中都有五味所属。

（1）五味食物的功效

1）酸味食物：有敛汗、涩精、收缩小便、止喘、止泻的作用，可用于治疗虚汗出、泄泻、小便频多、滑精、咳嗽经久不止及各种出血病症。

2）苦味食物：有清热、泻火、燥湿、降气、解毒的作用，可用于治疗热证、湿证，譬如胸中烦闷、口渴多饮、烦躁、大便秘结、舌红苔黄，可选用苦瓜、茶叶，但苦味食物不宜多吃，尤其脾胃虚弱者更应谨慎。

3）甘味食物：有补益、和中、缓和痉挛、缓解疼痛的作用，如有头晕、少气懒言、体倦乏力、脉虚无力之气虚证者，可选用牛肉、鸭肉、大枣等甘味食品。如表现为身寒怕冷、蜷卧嗜睡之阳虚证者，可选用羊肉、虾等。

4）辛味食物：能宣散，能行气，通血脉，促进血液循环和新陈代谢，适宜于有外感表证或风寒湿邪者服食，譬如外感风寒感冒者，适宜吃具有辛辣味的生姜、葱白、紫苏等食物，用以宣散外寒。

5）咸味食物：有软坚、散结、泻下、补益阴血的作用，用以治疗痰核、痞块、热结便秘、阴血亏虚等病症，如紫菜、海虾、海蟹、海蜇、龟肉等。

（2）五味食物代表

1）酸味食物：番茄、木瓜、醋、马齿苋、蜂乳、柑橘、橄榄、柠檬、杏、枇杷、橙子、桃、石榴、椰子瓤、荔枝、乌梅、柚、芒果、李子、葡萄等。

2）苦味食物：苦菜、苦瓜、大头菜、香椿、蒲公英、槐花、淡豆豉、酒、荷叶、茶叶、薤白、杏仁、百合、白果、桃仁、李仁、海藻、猪肝等。

3）甘味食物：莲藕、茄子、茭白、白萝卜、丝瓜、洋葱、竹笋、藕节、菠菜、芥菜、黄花菜、白菜、芹菜、冬瓜、冬瓜皮、黄瓜、黑大豆、绿豆、黄豆、蚕豆、薏米、荞麦、粳米、糯米、高粱、玉米、小米、小麦、大麦、黑木耳、蘑菇、白薯、蜂蜜、羊乳、牛奶、甘蔗、柿子、苹果、梨、百合、香蕉、椰子瓤、泥鳅、黄鱼、田螺、虾、羊肉、鸡肉、鹅肉、牛肉等。

4）辛味食物：葱、生姜、香菜、芥菜、白萝卜、洋葱、青蒿、大蒜、大头菜、芹菜、芋头、肉桂、花椒、辣椒、茴香、韭菜、薤白、陈皮、佛手、酒等。

5）咸味食物：盐、大酱、苋菜、大麦、小米、紫菜、海带、海藻、海蜇、海参、蟹、田螺、猪肉、猪心、猪血、猪蹄、猪肾、猪髓、火腿、鸽蛋等。

（3）五味归经：五色五味在古代中医学中是指导中药药物归经的判别方法之一，是依据药物自身的特性，即形、色、气味、禀赋等的不同，进行归经的方法。如味辛、色白入肺经、大肠经；味苦、色赤入心经、小肠经等，都是以药物的色与味作归经依据的；此外还有以药物的质地轻重作为归经的依据，如磁石、代赭石重镇入肝，桑叶、菊花轻浮入肺；还有以形、气归经的例子，如麝香芳香开窍入心经，佩兰芳香醒脾入脾经，连翘像心而入心经清心降火等。以药物特性作为归经方法之一，虽然也存在着药物特性与归经没有必然联系的缺陷，但它对从药物自身角度分析药物归经还是有一定意义的。

（二）西医饮食健康技术

西医饮食健康技术的主要体现是西医营养学。西医学认为蛋白质是生命的基础，没有蛋白质就没有生命；碳水化合物除给机体提供能量外，还参与细胞的多种生命活动，并且是构成机体的重要物质；无机盐是构成机体组织的重要材料，是构成细胞内外液的主要成分，维持机体细胞内外液的渗透压和酸碱平衡；维生素以酶和辅酶的形式参与机体的物质和能量代谢。这些构成机体组织、调节机体代谢和提供能量的营养成分称作营养素。其中人体需要但是又不能自身合成的营养素称作必需营养素，食物的作用就是为机体提供必需营养素，补充这些营养物质的途径就是合理营养。人体必需的营养素有40余种，它们之间相互联系、相互影响，任何一种不足都会影响人体的代谢进而影响人体的健康。现代营养学提出的合理营养是指通过平衡膳食提供给机体种类齐全、数量充足、比例合适的热能和各种营养素，并使之与机体的需要保持平衡。现代营养学强调的平衡是营养素种类和数量的平衡。我国已制定居民膳食营养素参考摄入量，为健康人群推荐了能量和营养素的日摄入量标准，并且将它们转化成具体的食物：粮谷类、蔬菜和水果类、动物性食物、奶类和豆类及纯热能食物，以及每人每天应该摄入的具体数量，形象地排成"中国居民膳食宝塔"，以帮助人们合理安排膳食。

（三）结论

西医营养学比较注重个体，注重治疗个别病症，认为人体所需要的各种营养素主要包括蛋白质、脂肪、糖类、维生素、矿物质、水和纤维素七大类。这几大类营养素分别存在于不同种类的食物中，如粮食类食物主要含有丰富的糖类，蔬菜、水果中含有大量的维生素、矿物质和纤维素，鱼、肉、奶、蛋类则是蛋白质的良好来源。如果一味追求素食，进食谷类、蔬菜类食物，摒弃或限制动物性食品的摄入，久则使蛋白质的供给不足，不能满足机体新陈代谢的需要，可引起低蛋白血症，也影响脂溶性维生素D、维生素E等的吸收，引起一系列症状。而效仿西方的膳食结构模式，大量摄入动物性食品，势必使某些肿瘤如乳腺癌、前列腺癌、结肠癌、直肠癌等的发病率明显升高，也可使动脉硬化、冠心病、糖尿病、痛风等病的发生增多。

中医食疗学比较注重整体，它强调人体内外环境的整体性、系统性，治疗的目的始终着眼于调整机体的阴阳气血，改善整体功能状态，而不仅针对个别病症。要求全面膳食，就是要求在饮食内容上尽可能做到多样化，讲究荤素食、主副食、正餐和零食等之间的合理搭配。中医营养学在全面施膳的时候，还必须考虑个人的体质、季节、地域特点，食物的性味不同。根据人体的体质不同辨证施食，如形体肥胖之人多痰湿，宜多进食清淡化痰类食品；形体消瘦之人多阴虚血亏津少，宜多进食滋阴生津类食品。气虚之人，当用补气药膳；血虚之人，可以使用补血药膳。根据季节不同调整膳食，"春多酸，夏多苦，秋多辛，冬多咸"，春季万物始动、阳气发越，此时要少进食肥腻、辛辣之物，以免助阳外泄，多进食绿色的菜蔬、豆类及豆制品；夏季炎热多雨，宜进食甘寒、清淡、少油的食品，如苦瓜、绿豆、西瓜、鸭肉等；秋季万物收敛、燥气袭人，宜进食滋润性质的食品，如乳类、蛋类等；冬季天寒地冻、万物伏藏，此时最宜进食温热御寒之品，如羊肉、狗肉、干姜等。

随着经济的发展，人们对健康的要求不仅仅是不生病，而是在疾病发生之前保持最佳的健康状态，合理营养作为促进健康的四大基石之一，越来越受到人们的重视。合理营养是保证人体健康的基本条件，不合理的营养会导致疾病或加重病情或影响疾病的治疗。在食物的选择上两个学科体系各有所长，应该做到二者有机结合。每种食物既有其自身的营养价值特点，又有四性五味及归经的属性区别。在饮食安排上，只考虑食物的营养价值来选择食物可能会出现与中医基础理论相悖的情况；只考虑食物的性味归经来辨证，又忽视了人作为一个整体对食物的全面需求。因此，基于共性和个性的辨证关系，合理营养应该是以现代西医营养学为共性，中医食疗学为个性的中西医结合食疗模式。

二、中医睡眠健康技术

（一）中医睡眠健康理论

睡眠占生命周期的1/3，几乎和食物一样至关重要。从中医的角度来看，睡眠就是一种人体阴阳交替的现象，子时和午时都是阴阳交替之时，也是人体经气"合阴"与"合阳"之时。睡好子午觉，有利于人体的阴阳调和。养生睡眠更加注重睡眠质量与有效性，以精神和体力的恢复为标准。古人云："凡睡至适可而止，则神宁气足，大为有益。多睡则身体软弱，志气昏坠。"

古人经过长期的生活实践总结出"日出而作，日落而息"的作息规律，根据天人相应的观点，对四时的起居时间作了相应的论述。如《素问·四气调神大论》曰：春三月"夜卧早起"，夏三月"夜卧早起"，秋三月"早卧早起，与鸡俱兴"，冬三月"早卧晚起，必待日光"。明代谢肇淛撰《五杂俎·事部一》中说："夜读书不可过子时，盖人当是时，诸血归心，一不得睡，则血耗而生病矣。"晋代葛洪在《抱朴子·极言》中也说："寝息失时，伤也。"以上均说明养生需要充分的睡眠，而睡眠必须保证有充足的睡眠时间，同时这也是顾护人体阳气的表现。《灵枢·大惑论》也说："阳气尽则卧，阴气尽则寤。"吴清忠认为人体造血的最佳时段是从天黑到午夜 1 时，而且必须是达到深度睡眠的状态，养生者每周至少保持 24 时以前累计有 8 小时的睡眠。

中医理论认为，人体的生物钟应当顺应大自然的规律。健康的睡眠，不仅有赖于正常的作息规律，而且还要顺应四季变化，适应四季生、长、收、藏的规律。一般来说，春、夏季节适宜晚睡早起，每天需要睡 5～7 小时。秋季适宜早睡早起，每天所需的睡眠时间在 7～8 小时。而冬季则适宜早睡晚起，每天需睡 8～9 小时。

睡眠起卧规律与四时有关系，一天之中起卧亦有规律，即要使睡眠模式符合一日昼夜晨昏的变化。《类修要诀·养生要诀》总结为"春夏宜早起，秋冬任晏眠，晏忌日出后，早忌鸡鸣前"。中医学认为，子午之时，阴阳交接，极盛极衰，体内气血阴阳极不平衡，必欲静卧，以候气复。

中医学认为人是一个有机的整体，睡眠现象的存在无不与人体气血经脉的运行紧密相连，而人身之气血周流出入皆有定时，《针灸大成》有"刚柔相配，阴阳结合，气血循环，时穴开阖"之说。血气应时而至为盛，血气过时而去为衰，逢时而开，过时为阖，泄则乘其盛，即《黄帝内经》所谓刺实者刺其来。补者随其去，即《黄帝内经》所谓刺虚者刺其去，刺其来迎而夺之，刺其去随而济之，按照这个原则取穴，以取得更好的疗效，这就是子午流注法。

1. 子午流注理论

子午流注，是中医学最有特色的理论，早在 2000 多年前的《黄帝内经》中就已提出，历史十分悠久。子午是指时辰，流是流动，注是灌注。子午流注理论，是将一天 24 小时划分为 12 时辰，对应十二地支，与人体十二脏腑的气血运行结合，在一天 12 时辰之中，人体的气血首尾相衔地循环流注，盛衰开阖均有时间节奏、时相特性。人的脏腑在 12 时辰中的兴衰环环相扣，运行有序：

寅时（3～5 时），肺经流注最旺。"肺朝百脉"，肺经是十二经脉气血运行的源头。肝在丑时把血液推陈出新之后，将新鲜血液提供给肺，通过肺送往全身。这时肺功能强健的人，在清晨面色红润，精力充沛，而肺功能不足的人则在寅时反应尤为强烈，或剧咳或哮喘或发热。寅时抽烟，对肺的损伤最大。因此，经常在寅时呼吸新鲜空气，坚持适宜的户外运动，就是对肺经最好的养护。

卯时（5～7 时），大肠经流注最旺。"肺与大肠相表里"，肺将新鲜血液布满全身，紧接着促进大肠经进入兴奋状态，完成对食物中水分与营养的吸收，排出渣滓。卯时是发挥排肠毒、清肺浊、洁净皮肤的最好时机，此时的大肠经堪称肌肤的"清道夫"。因此，在卯时，若养成起床空腹喝水排便，清除体内垃圾毒素的好习惯，是对大肠经穴最好的保养。

辰时（7～9 时），胃经流注最旺。胃经多气多血，像一个营养物质的能量站，是人体能量的源头。经过一夜的休息，辰时的胃经流注最旺盛，人在 7 时进食早餐，既能及时供给身体能量，也最易消化吸收。如果胃火过盛，嘴唇干，重则唇裂或生疮，可以在辰时清胃火；胃寒者适宜在辰时养胃健脾。因此，辰时太阳已升起，关注早餐的质和量、经常循经按摩胃经，可以保证这个后天营养能量站运转正常。

巳时（9～11 时），脾经流注最旺。"脾主运化，主统血"，脾是消化、吸收、排泄的总调度，又是人体血液的统领。"脾开窍于口，其华在唇。"脾的功能好，消化吸收好，血的质量好，嘴唇就是红润的；否则唇白，或唇暗、唇紫。脾虚者巳时健脾，湿盛者巳时利湿。因此，巳时经常保养脾经，可保证体内的营养物质调运合理，供应充足。

午时（11～13 时），心经流注最旺。"心主神明，开窍于舌，其华在面"，心经具有推动血脉运行，养神、养气、养筋，荣肤华面，调理神志，宁心安神的功能。12 时辰中的"子、午"两个时辰，是人体阴阳气血的转换点，半夜子时是阴气最旺盛的时候，同时又是阳气开始的时候；午时阳气最亢盛，午时过后则阴气渐盛，在阴阳交换的时候，宜稍作静养，此时保养心经事半功倍。因此，在午时若能稍睡片刻，对于养心大有好处，也可使下午乃至晚上精力充沛。心率过缓者 11 时补心阳；心率过速者滋心阴。

未时（13～15 时），小肠经流注最旺。小肠分清泌浊，把水液归于膀胱，糟粕送入大肠，精华输送进脾。小肠经在未时对人一天的营养进行调整。未时，阳气开始下降，阴气开始上升，是保养小肠经的最佳时间。此时经常循经按揉，可使二便通调，气机舒畅。饭后两胁胀痛者在此时降肝火、疏肝理气。

申时（15～17 时），膀胱经流注最旺。膀胱经是十二经脉及任督二脉中最长的一条经脉，也是穴位最多的经脉。膀胱贮藏水液和津液，水液排出体外，津液循行于体内。申时，人体体温较高，阴虚体质者尤为突出。若膀胱有热还可致膀胱咳，即咳而遗尿。因此，申时是保养膀胱经的最佳时辰，经常按摩该经上的穴位，可以有效地防治泌尿系统疾患。

酉时（17～19 时），肾经流注最旺。"肾藏生殖之精和五脏六腑之精，肾为先天之根"，经过申时的人体泻火排毒，肾在酉时进入贮藏精华的时辰，肾阳虚者酉时补肾阳最为有效。因此，酉时经常按摩经上的穴位，可以健康长寿并能优生优育。

戌时（19～21 时），心包经流注最旺。"心包为心之外膜，附有脉络，气血通行之道。邪不能容，容之心伤。"心包是心的保护组织，又是气血的通道。心包戌时兴旺可清除心脏周围外邪，使心脏处于完好状态。心发冷者戌时补心阳；心闷热者戌时滋心阴。因此，经常在戌时保养按摩心包经，可以有效地预防心脏疾患。心发冷者戌时补肾阳；心闷热者戌时滋心阴。

亥时（21～23 时），三焦经流注最旺。三焦是六腑中最大的腑，有主持诸气、疏通水道的作用。亥时三焦通百脉。人如果在亥时睡眠，百脉可休养生息，对身体十分有益。亥时百脉皆通，可以用任何一种养护方法。《黄帝内经》云："经脉流行不止，与天同度，与地同纪。"

子时（23～1 时），胆经流注最旺。胆汁需要新陈代谢，人在子时入眠，胆方能完成代谢。"胆有多清，脑有多清。"凡在子时前入睡者，晨醒后头脑清新、气色红润；反之，子时不入睡日久者面色青白，易生肝炎、胆囊炎、结石一类病症，其中一部分人还会因此"胆怯"。子时阴气最盛，是一天中最黑暗的时辰，是人体气血阴阳交替转换的一个临界点。子时的睡眠是养胆的最好方法，俗话说"宁舍一顿饭，不舍子时眠"。因此，子时是保养胆经的最佳时辰。

丑时（1～3 时），肝经流注最旺。"肝藏血"，人的思维和行动要靠肝血的支持，废旧的血液需要淘汰，新鲜的血液需要产生，这种代谢通常在肝经最旺的丑时完成。如果丑时不入睡，肝还在输出能量支持人的思维和行动，就无法完成新陈代谢。"故人卧血归于肝，肝受血而能视，足受血而能步，掌受血而能握，指受血而能摄"，是说人躺下休息时血归于肝脏，若丑时还不睡觉，血液就要继续不停地"运于诸经"，所以，丑时未入睡者，面色青灰，情志倦怠而躁，易生肝病，丑时深睡眠是对肝经最好的保养。

2. 中医子午流注十二时辰养生法

《灵枢·营卫生会》言："……营行脉中，卫行脉外，营周不休，五十而复大会，阴阳相贯，如环无端。"《灵枢·大惑论》曰："卫气不得入于阴，常留于阳。留于阳则阳气满，阳气满则阳跷盛，不得入于阴则阴气虚，故目不瞑矣""卫气留于阴，不得行于阳。留于阴则阴气盛，阴气盛则阴跷盛，不得入于阳，则阳气虚，故目闭也"。营卫二气有规律的运行而使阴阳交替有常，则睡眠节律正常。"卫气出于下焦……昼自足太阳始，行于六阳经，夜下阴合。夜自足太阴始，行于六阴经，复注于肾，昼夜各二十五周"。营卫之气及十二经脉气血盛衰的运行规律为子午流注理论应用于中医干预失眠提供了基础。

子时：胆经当令（23～1时）

子时是指23～1时，胆经当令。"当令"就是当班的意思。生活当中，人们进食晚饭以后，20～21时昏昏欲睡，但一到23时就清醒了，所以现在很多人习惯23时以后开始工作，原因是23时恰恰是阳气开始升发之时，所以，最好在23时之前睡觉，这样才能慢慢地把生机养起来。人的睡眠与人的寿命有很大的关系，睡觉是在养阳气。子时是一天中最黑暗的时候，此时阳气开始升发。胆气升发起来，全身气血才能随之而起。因此，子时睡眠对一天至关重要。

丑时：肝经当令（1～3时）

丑时是指1～3时，肝经当令。这个时候一定要有好的睡眠，否则肝就养不起来。"丑"字就像是手被勒住了，就好比这个时候阳气虽然升发起来，但一定要有所收敛、有所控制，就是说升中要有降。所以要想养好肝血，1～3时要睡好。

寅时：肺经当令（3～5时）

寅时是指3～5时，肺经当令。这个时间是人从静变为动的开始，是转化的过程，需要有一个深度的睡眠。人睡得最深的时候应该是3～5时，这个时候恰恰是人体气血由静转动的过程，是通过深度睡眠来完成的。心脏功能不太好的老人不提倡早锻炼，有心脏病的人一定要晚点起床，而且要慢慢地起，也不主张早锻炼。

卯时：大肠经当令（5～7时）

卯时是指5～7时，大肠经当令。这个时候，天也基本上亮了，天门开了，5时醒是正常的。我们应该正常地排便，把垃圾毒素排出来。这个时候地户开，也就是肛门要开，所以要养成早上排便的习惯。中医学认为肺与大肠相表里，肺气足了才有大便。

午时：心经当令（11～13时）

午时是指11～13时，心经当令。子时和午时是天地气机的转换点，人体也要注重这种天地之气的转换点。对于普通人来说，睡子午觉最为重要。

戌时：心包经当令（19～21时）

戌时是指19～21时，心包经当令。心包是心脏外膜组织，主要是保护心肌正常工作的，人应在这时准备入睡或进入浅睡眠状态。很多人出现心脏病变都可以归纳为心包经的病变。

心包经又主喜乐。所以人体在这个时候应该有些娱乐。

亥时：三焦经当令（21～23时）

亥时是指21～23时，三焦经当令。三焦指连缀五脏六腑的网膜状的区域。三焦要通畅，不通则病。亥时要休息，让生命和身体在休息中得以轮回。

董长勇等治疗丑时（1～3时）失眠患者60例，根据子午流注理论，推算丑时为人体肝经气血流注旺盛之时，而丑时失眠责之肝郁气滞、阴虚血少，并拟疏肝镇静汤（柴胡、白芍、赤芍、当归、炒酸枣仁、远志、夜交藤、合欢皮、甘草）以清肝、疏肝、养肝、安神。左瑞等分时辰论治从子时至寅时失眠，子时阴阳交替易致失眠用柴胡加桂枝龙骨牡蛎汤加减；丑时失眠用乌梅丸攻补兼施；寅时可因阳气升发过早、阴不敛阳致失眠，自拟八味丸加减。同时临床中运用子午流注理论与针灸推拿等技术治疗失眠有着积极的疗效。

（二）睡眠方位、姿势

婴幼儿无论脑还是身体都未成熟，青少年身体还在继续发育，因此需要较多的睡眠时间。老年人由于气血阴阳俱亏，"营气衰少而卫气内伐"，故有"昼不精，夜不瞑"少寐的现象，但由于老人睡眠深度变浅，质量不佳，反而应当增加必要的休息，尤以午睡为重要。另外，睡眠时间多少还与性别有关，通常女性比男性平均睡眠时间长。

一般来说，按临床体质分类，阳盛型、阴虚型睡眠时间较少，而痰湿型、血瘀型睡眠时间相对多；按五行体质分类，凡金型、火型睡眠时间相对少，而水型、土型睡眠时间较多；按体型肥瘦分类，肥人较瘦人睡眠时间多，腠理粗、身常寒的肥人睡眠时间最长，此因"卫气多寡"不同。

（1）睡眠环境：恬淡宁静，安静的环境是帮助入睡的基本条件之一。《老老恒言》说："就寝即灭灯，目不外眩，则神守其舍。"《云笈七签》说："夜寝燃灯，令人心神不安。"因此睡前必须关灯，应将床铺设在室中幽暗角落，并以屏风或隔带与活动范围隔开。卧室应保证白天阳光充足，空气流通，以免潮湿之气、秽浊之气滞留。

（2）睡眠的卧向：所谓卧向，是指睡眠时头足的方向、位置。睡眠的方位与健康紧密相关。古代养生家根据天人相应、五行相生理论，对寝卧方向提出过几种不同的主张。

按四时阴阳定东西。《备急千金要方·道林养性》说："凡人卧，春夏向东，秋冬向西"；《老老恒言》引《保生心鉴》曰："凡卧，春夏首宜向东，秋冬首向西"。《老老恒言》引《记玉藻》曰："寝恒东首，谓顺生气而卧也"。头为诸阳之会，人体之最上方，气血升发所向，而东方震位主春，能够升发万物之气，故头向东卧，可保证清升浊降，头脑清楚。避免北首而卧。《备急千金要方·道林养性》提出"头勿北卧，及墙北亦勿安床"；《老老恒言·安寝》也指出"首勿北卧，谓避地气"。古代养生家在这一点上的认识基本一致，认为北方属水，阴中之阴位，主冬主寒，恐北首而卧阴寒之气直伤人体元阳，损害元神之府。

（3）睡眠姿势：古人云"立如松、坐如钟、卧如弓"。养生家认为行走坐卧皆有要诀，能够做到这一点，则自然不求寿而寿延。睡姿虽有千姿百态，以体位来分，不外乎仰卧、俯卧、侧卧三种。常人宜右侧卧，孕妇宜左侧卧，婴幼儿睡眠时应在大人的帮助下经常变换体位，每隔1～2小时翻一次身。对于老年人仰卧、俯卧、左侧卧均不适宜，以右侧卧最好。在《备急千金要方》中孙思邈还提出"凡人眠勿脚悬踏高处，久成肾水"。头低脚高位置睡觉，易得肾脏疾患。

（4）睡眠禁忌：心神是睡眠的主宰者，神静则寐，神动则醒。大喜、大怒、深思、忧虑则阴阳不和，神不守舍，难以入睡。我国古人把睡眠经验总结为"睡眠十忌"。一忌仰卧，二忌忧虑，三忌睡前恼怒，四忌睡前进食，五忌睡卧言语，六忌睡卧对灯光，七忌睡时张口，八忌夜卧覆首，九忌卧处当风，十忌睡卧对炉火。

（三）西医睡眠健康技术

睡眠是人体所具有的一种规律性的自我保护性抑制，也是人的"睡眠-觉醒"与大自然的昼夜交替规律相适应的体现。希腊神话说："睡眠和死亡是兄弟"，如果从意识消失这一点来说尚属相似，但是，死亡是一切功能的停止，而睡眠时则保持正常的生命功能，由是而论，死亡并非"永远不会醒来的睡眠"。睡眠的意义在于调节人体与环境的昼夜变化，使其协调统一，以保证人体生理和生态活动的相对稳定，提高人体的免疫能力。睡眠涉及人体的生长发育、健康与疾病、夜班工作疲劳、移动人员的时差效应等，亦涉及医学、心理学和文化诸多学科领域。

1. 西医睡眠的定义

睡眠是高等脊椎动物周期性出现的一种自发的和可逆的静息状态，表现为机体对外界刺激的反应性降低和意识的暂时中断。当人们处于睡眠状态中时，可以使大脑和身体得到休息、休整和恢复，适量的睡眠有助于人们日常的工作和学习。科学提高睡眠质量，是人们正常工作、学习、生活的保障。

睡眠是由于身体内部的需要，使感觉活动和运动性活动暂时停止，给予适当刺激就能使其立即觉醒的状态。人们认识了脑电活动后认为，睡眠是由于脑的功能活动引起的动物生理性活动低下，给予适当刺激可使之达到完全清醒的状态。

睡眠是一种主动过程，睡眠是恢复精力所必需的休息，有专门的中枢管理睡眠与觉醒，睡时人脑只是换了一个工作方式，使能量得到贮存，有利于精神和体力的恢复；而适当的睡眠是最好的休息，既是维护健康和体力的基础，也是取得高度生产能力的保证。接受处理内外刺激并做出反应的兴奋度较高的神经细胞因防止没有经过深加工的刺激联结相互干扰，就表现为缓解疲劳。而睡眠质量不高是指屏蔽度不够或睡眠时间不足以充分消化刺激联结的现象。嗜睡则是病态的过多、过久屏蔽。这些都是神经控制不足的表现。在睡眠中由于主动性活动减弱，身体的状态也得到恢复。

睡眠最主要的功能体现在大脑，睡眠状态通过做梦将大脑中的分散的记忆碎片连贯起来、整理在一起。

2. 睡眠生理变化

睡眠往往是一种无意识的愉快状态，通常发生在躺在床上和夜里我们允许自己休息的时候。与觉醒状态相比较，睡眠的时候人与周围的接触停止，自觉意识消失，不再能控制自己说什么或做什么。处在睡眠状态的人肌肉放松，神经反射减弱，体温下降，心跳减慢，血压轻度下降，新陈代谢的速度减慢，胃肠道的蠕动也明显减弱。这时候看上去睡着的人是静止的、被动的，实际不然。如果在一个人睡眠时给他做脑电图，我们会发现，人在睡眠时脑细胞发放的电脉冲并不比觉醒时减弱，证明大脑并未休息。

3. 睡眠方式与时相

睡眠由两个交替出现的不同时相所组成，一个是慢波相，又称非快速眼动睡眠；另一个则是异相睡眠，又称快速眼动睡眠，此时相中出现眼球快速运动，并经常做梦。快速眼动睡眠主要用于恢复体力，非快速眼动睡眠主要用于恢复脑力。

人类睡眠有两种不同的时相状态，它们的生理功能表现与脑电图的变化特点不同，分别称为慢波睡眠与快波睡眠。

（1）慢波睡眠：脑电图呈现同步化慢波的睡眠时相，称为慢波睡眠（slow wave sleep，SWS）或同步化睡眠（synchronized sleep）。在此时相中，表现为意识暂时丧失，视、听、嗅、触等感觉功能减退，骨骼肌反射运动和肌紧张减弱，并伴有一些自主神经功能的改变，如血压下降、心率减慢、瞳孔缩小、体温下降、呼吸减慢、胃液分泌增多等交感活动水平降低，而副交感活动相对增强的现象。此外，进入慢波睡眠后生长激素的分泌较觉醒状态明显增多。因此，慢波睡眠对促进生长、消除疲劳、促进体力恢复有重要意义。

（2）快波睡眠：脑电波呈现去同步快波的睡眠时相，称为快波睡眠（fast wave sleep，FWS）或去同步睡眠（desynchronized sleep）。在此期间，脑电活动为增强的特征，脑电图表现为觉醒状态，但实际上，各种感觉功能进一步减退，以致唤醒阈提高，交感活动进一步降低，骨骼肌反射活动和肌紧张进一步减弱。从行为上来看，快波睡眠比慢波睡眠更深，显然与脑电变化时相不一致，故又称快波睡眠，为异相睡眠（paradoxical sleep，PS）。此外，在此期间还可出现快速的眼球转动，所以又称为快速眼动睡眠（rapid eye movement sleep，REM）。快速眼动睡眠常伴有部分躯体抽动、心率加快、血压上升、呼吸加快而不规则等生理活动的改变，被认为是某些疾病夜间发作的部分原因。快波睡眠期间脑组织的蛋白质合成率最高，因此认为，快波睡眠对促进学习记忆活动、脑力恢复有重要意义。

正常成年人入睡后，首先进入慢波相，通常依次为 1～2～3～4～3～2 等期，历时70～120 分钟不等，即转入异相睡眠，历时 5～15 分钟，这样便结束第一个时相转换，接着又开始慢波相，并转入下一个异相睡眠，如此周而复始地进行下去。整个睡眠过程，一般有 4～6 次转换，慢波相时程逐次缩短，并以第二期为主，而异相时程则逐步延长。以睡眠全时为 100%，则慢波睡眠约占 80%，而异相睡眠约占 20%。将睡眠不同时相和觉醒态按出现先后的时间序列排列，可绘制成睡眠图，它能直观地反映睡眠各时相的动态变化。

4. 睡眠发生机制

目前认为，睡眠是中枢神经系统内发生的主动过程。脑干内存在上行诱导皮层转向睡眠的功能系统，称为脑干网状结构的上行抑制系统（ascending inhibitory system）。研究表明，脑干的睡眠诱导区主要包括中缝核、孤束核、蓝斑及网状结构内侧的一些神经元。睡眠的产生与中枢内某些递质有密切关系，慢波睡眠主要与脑干 5-羟色胺（5-HT）递质系统活动有关；快波睡眠主要与脑干内去甲肾上腺素、5-HT 及乙酰胆碱递质系统的功能有关。此外，近年来还发现若干肽类的内源性睡眠因子也与睡眠有关。

5. 睡眠不足的危害

（1）导致疾病发生：经常睡眠不足，会使人心情忧虑焦急，免疫力降低，由此会导致种种疾病发生，如神经衰弱、感冒、胃肠疾病等。睡眠不足还会引起血中胆固醇含量增高，使得发生心脏病的机会增加；人体的细胞分裂多在睡眠中进行，睡眠不足或睡眠紊乱，会影响细胞的正常分裂，由此有可能产生癌细胞的突变而导致癌症的发生。

（2）影响大脑的创造性思维：人的大脑要思维清晰、反应灵敏，必须有充足的睡眠，如果长期睡眠不足，大脑得不到充分休息，就会影响大脑的创造性思维和处理事务的能力。

（3）影响青少年的生长发育：青少年的生长发育除了遗传、营养、锻炼等因素外，还与生长激素的分泌有一定关系。由于生长激素的分泌与睡眠密切相关，即在人熟睡后有一个大的分泌高峰，随后又有几个小的分泌高峰，而在非睡眠状态，生长激素分泌减少。所以，青少年要想发育好、长得高，睡眠必须充足。

（4）影响皮肤的健康：人的皮肤之所以柔润有光泽，是因为皮下组织的毛细血管提供了充足的营养。睡眠不足会引起皮肤毛细血管循环受阻，使得皮肤的细胞得不到充足的营养，因而影响皮肤的新陈代谢，加速皮肤的老化，使皮肤颜色晦暗、苍白，尤其是眼圈发黑，并促生皱纹。

（5）睡眠不足可引起肥胖：有关研究表明，睡眠不足可以导致人体内消脂蛋白浓度的下降，并引起人体内食欲激素浓度的上升。消脂蛋白是在血液系统中活动的一种物质，具有抑制食欲的功能，能够影响大脑做出是否需要进食的决定；食欲激素是由胃分泌的一种物质，能够引起人的进食欲望。因此，当两种物质出现紊乱时，大脑的决策系统就有可能做出错误的进食决定。

6. 获得优质睡眠的措施

（1）遵守作息时间：保持作息时间与生物钟同步，不论睡得多长或是多短，每日应于同一时间起床。当旅行或工作打破日常生活的规律时，应尽量保持定时进餐和睡眠的习惯，并尽早恢复习惯的日常作息时间。

（2）定时运动：运动可缓解白天所累积的紧张并使得身心放松而增进睡眠。理想的运动时间是下午晚些时候或傍晚，此时体育锻炼可帮助人体从白天的压力调整到晚上的愉快睡眠。

（3）减少兴奋剂摄入：咖啡因使人更难入眠或不能进入深层睡眠并且会增加醒来的次数。喝咖啡应在睡觉前8小时，因为其兴奋作用将在2～4小时后达到顶峰，并将持续几小时。

（4）选择良好的卧具：选择一张既舒适又保健的卧具，能让人体获得良好的睡眠。①床铺：不宜过于柔软，否则会使仰卧的人脊柱呈弧形、侧卧的人脊柱呈侧向弯曲，并使位于腹腔里面的内脏器官因受到挤压而得不到应有的休息。因此，弹性较大的软席梦思床、钢丝床、棕绷床都不是理想的卧具。合适的卧具是垫上一层较厚的软垫或棉絮（8～10cm厚）的木板床，它可以使人的脊柱保持正常的生理状态。另外，床铺应宽大，使人睡卧舒畅；高度要适宜，便于上下；条件允许的话，提倡一人一床，也可同床异被，以利于安心睡眠。

②枕头：首先，应高低适宜。过高的枕头会使颈部前倾，使颈后部肌群、韧带处于紧张状态，乃至压迫动脉妨碍血液循环，影响大脑供血，不利于休息和功能的恢复，长期下去还会使头、颈部的骨骼出现形态上的改变，出现肩酸、头痛等症状。一般以高 8～15cm 为宜，即稍低于从肩膀到同侧颈部的距离。其次，枕头不能太窄，以使头与颈部都能枕于其上、颈部着枕处稍高为佳。再次，枕头的软硬度要适中，不可太软更不可太硬。最后，选用合适的填充物。木棉、羽片、灯芯、米糠、蒲绒等都可以作为枕头的填充物，可酌情选用。
③被单被套：被单选用柔软、舒适的棉布制品为佳，不宜用化纤混纺作被套、被单，以免刺激皮肤影响睡眠。有脚气的人最好穿上干净的袜子睡觉，以防污染被褥引起交叉感染。不可蒙上被子睡觉，以免缺氧而影响睡眠。起床后叠被子时最好把里面朝外，利于被褥吸收的人体汗气的散发，同时开窗通风，以使汗气和有害物质自然溢出。

（5）睡姿要正确：俯卧可保护腹部，但人的头不能长期偏向一边，长期如此容易造成颈部肌肉劳损，导致呼吸不畅。患有心脏病、高血压、脑血栓的人不应选择俯卧。俯卧可养护脊椎，适用于颈椎病患者。仰卧时因重力关系导致舌根下坠，会引起打呼噜，有呼吸道疾病的人应当尽量避免。右侧卧能减轻心脏负担，使较多的血液流经肝脏，但影响肺部运动，不适合肺气肿的患者。

（6）保持良好的生活习惯：良好的生活习惯是优质睡眠的保证，吸烟和饮酒是两大破坏睡眠的坏习惯。睡前泡脚要适时，泡脚时血液循环及心率会加快，时间太长会增加心脏负担，故泡脚时间不宜超过 20 分钟。水温以个人的手背舒适度为宜，水量在踝上三寸位置最佳。有高血压、中风病史的患者，水温不可过高，糖尿病患者水温可稍低一些。

（7）别在太饱或太饿时上床：晚上进食过多迫使消化系统超时工作，人虽感困顿，却极可能彻夜辗转难眠。同样，也别在饥饿时睡觉，此时可进食一些低热量食物，如香蕉或苹果。

（8）建立"睡眠仪式"：入睡前，需抛开一切烦恼，重复一些活动，如读故事书。"睡眠仪式"可依据个人喜好或繁或简，可始于轻轻地舒展身体来松弛肌肉或冲个热水澡，或者听音乐，或者翻看不具有恐怖色彩的图书。但是不管选择哪种方式，请每晚做同一件事，直至其成为你身体夜间休息的暗示。

（四）结论

睡眠在中医学和西医学中都是很重要的健康技术，都进行了大量研究。治疗失眠的西药、中药在理论和临床上存在巨大差异。

失眠在中医经典《难经》中称为"不寐"，在《黄帝内经》中称为"不得卧""目不瞑"。《灵枢·营卫生会》云："营卫之行，不失其常，故昼精而夜冥。"《灵枢·淫邪发梦》云："正邪从外袭内，而未有定舍……而与魂魄飞扬，使人卧不得安而喜梦。"《景岳全书·不寐》云："无邪而不寐者，必营气之不足也。"明代李中梓《医宗必读》提出："不寐之故，大约有五：一曰气虚，一曰阴虚，一曰痰滞，一曰水停，一曰胃不和"。中医学认为其病因病机主要为痰湿、痰火、水饮等扰乱心神，或阴血亏虚不能滋养心神，致心神失养或心神不安，阳不入阴。治疗失眠的总原则是调和阴阳、补虚泻实。一般的辨证分型为饮食积滞、痰湿中阻、肝郁化热、阴虚火旺等。中药的有效率达到 90%以上。

西医失眠症的治疗首先考虑心理治疗，心理治疗的选择包括失眠的认知行为治疗（CBT-I）、多组元行为治疗或短暂的行为疗法（BBT）；其次是药物疗法，现阶段常用的药物为苯二氮䓬类及非苯二氮䓬类，该类药物可以有效减少入睡时间，降低觉醒次数和时间，增长睡眠持续时间，但是其缺点是影响记忆力，引起药物依赖及停药反复。因此，西药类安眠虽然见效快，但副作用较多，易引发头重脚轻、嗜睡等不适，持续使用易导致抗药性、依赖性及戒断不良反应。中药是从根本上调节脏腑阴阳、标本兼治，但起效较慢。所以，中西药联用可以互补长短，大大提高临床疗效。

三、中医运动健康技术

（一）中医运动健康理论

中医学认为借助身体锻炼，通过活动筋骨，疏通经络，调节气息，静心宁神，促使气血运行，气至病所，从而实现强身健体、延年益寿目标。四肢要适当运动，因为脾主四肢，四肢活动能加快脾的运化，使水谷精微得以很好地吸收，进而化生气血，营养全身；如果四肢活动减少，则脾失健运，食欲减退，水谷精微吸收减少，导致气血不足，全身虚弱。

《素问·八正神明论》说："天温日明，则人血淖液而卫气浮，故血易泻，气易行；天寒日阴，则人血凝泣而卫气沉。"说明春夏天气温热，阳气发泄，气血活动趋向于表，运行较为通畅；秋冬气候寒凉，阳气收藏，气血活动趋向于里，运行较为滞涩。因此，中医学提出了"春夏养阳，秋冬养阴"的理论，主张在万物蓬勃生长的春夏季节，人们要顺应阳气发泄的趋势，早些起床到室外活动，漫步于空气清新之处，舒展形体，使阳气更加充盛；而秋冬气候转凉，风气劲疾，阴气收敛，人们又必须注意防寒保暖，适当调整作息时间，以避肃杀之气，使阴精潜藏于内，阳气不致妄泄。

中医学历来重视"动"在养生保健中的重要意义，指出"人若劳于形，有病不能成""一身动则一身强"，并创造了许多行之有效的、具有民族特色的健身运动法，如"五禽戏""八段锦""太极拳""易筋经"等。养生学认为，坚持这些健身运动，可以畅气机、通气血、立关节，从而增强机体的抗病能力。

1. 八段锦

八段锦源于古代导引术，在民间流传已有 800 余年的历史，其间功法、形式和歌诀有较大的嬗变与演化。关于"八段锦"这一名词的最早记载可追溯到东晋葛洪的《神仙传》。八段锦以中医理论为基础，通过"调身""调息""调心"等手段，可以疏通人体经络，调节脏腑功能，改善人们的不良心理状态，保证人体气血畅通，达到强健机体、防病治病、延年益寿的目的。

古人把这套动作比喻为"锦"，因"锦"字是由"金""帛"组成，以表示其精美华贵，体现其动作舒展优美，认为其"祛病健身，效果极好；编排精致，动作完美"；除此之外，"锦"字还可理解为单个导引术式的汇集，如丝锦那样连绵不断，是一套完整的健身方法。

现代的八段锦在内容与名称上均有所改变，此功法分为八段，每段一个动作，故名为"八段锦"，有坐势和立势之分。练习无须器械，不受场地局限，简单易学，节省时间，作用极其显著，适合于男女老少，可使瘦者健壮，肥者减肥。功法特点如下。

（1）柔和缓慢，圆活连贯

柔和，是指习练时动作不僵不拘，轻松自如，舒展大方。

缓慢，是指习练时身体重心平稳，虚实分明，轻飘徐缓。

圆活，是指动作路线带有弧形，不起棱角，不直来直往，符合人体各关节自然弯曲的状态。它是以腰脊为轴带动四肢运动，上下相随，节节贯穿。

连贯，是要求动作的虚实变化和姿势的转换衔接无停顿断续之处。

（2）松紧结合，动静相兼

松，是指习练时肌肉、关节及中枢神经系统、内脏器官放松。在意识的主动支配下，逐步达到呼吸柔和、心静体松，同时松而不懈，保持正确的姿态，并将这种放松程度不断加深。

紧，是指习练中适当用力，且缓慢进行，主要体现在前一动作的结束与下一动作的开始之前。

动，就是在意念的引导下，动作轻灵活泼、节节贯穿、舒适自然。

静，是指在动作的节分处做到沉稳。

（3）神与形合，气寓其中

神，是指人体的精神状态和正常的意识活动，以及在意识支配下的形体表现。"神为形之主，形乃神之宅"。

（4）动作要点

第一段，两手托天理三焦；第二段，左右开弓似射雕；第三段，调理脾胃臂单举；第四段，五劳七伤往后瞧；第五段，摇头摆尾去心火；第六段，两手攀足固肾腰；第七段，攒拳怒目增气力；第八段，背后七颠百病消。

八段锦动作慢而绵缓，讲究调心、调息、调身三调合一；另外有诸多伸展性动作，可以达到"骨正筋柔，气血以流"的目的。

八段锦功法首先要求练习者入静，令其思想集中，配合呼吸，心态和谐，从而达到身心统一、精神内守的境界。但入静并非不动，叩齿、咽津、运气等是内动，双手托天、左右开弓等是外动，最后仍是以静结束。

八段锦要求动作缓、强度小、时间长，每练一个动作，既要配合相应的呼吸方式，又要配合相应部位的放松动作，这样一张一弛，动静结合，从而起到行气活血、疏经通络的目的。人体的气、血、津液等主要通过经络系统输布全身后，才能发挥其营养脏腑组织器官，抵御外邪和保卫机体的作用。五脏有疾当取十原，脏腑的病变也多通过经络得以反映，刺激穴位、疏通经络可治疗脏腑疾病。十二经络的原穴多分布在腕、踝附近，所以在八段锦功法中加强腕、踝的动作，就可以起到刺激原穴以畅通经络的目的。

八段锦每个动作要领都根据经络循行交接规律，体现了"逢练必旋、逢功必绕"的特点，达到疏通经络的目的。通过手臂的旋转与屈伸，不仅可以增加手臂的扭矩，而且可以刺激手三阴、手三阳的经脉，进而起到和畅心（手少阴心经）、肺（手太阴肺经）、肠（手阳明大肠经、手太阳小肠经）等脏腑功能的作用；躯干运动则可以通过刺激任、督二脉和命门穴，以达到强腰固肾的功效；下肢运动可以刺激足三阴、足三阳的经脉，以达到疏肝（足厥阴肝经）、利胆（足少阳胆经）、调理脾胃（足太阴脾经、足阳明胃经）的目的。

2. 太极拳

太极拳是我国著名的传统拳术名，原为技击，后逐渐演变为以健身为主的拳法。传为明代武当山道士张三丰所创。其拳法宗太极阴阳之旨，手法以掤、捋、挤、按、采、挒、肘、靠八势为八卦之式，架势与步法以进步、退步、左顾、右盼、中定五势为五行之式，计 13 式。以绵、软、劲、柔中有刚为行拳要领。清初以来，太极拳在河南温县陈家沟陈姓家族中传习最盛，其后逐渐演变出陈氏、杨氏、吴氏、武氏与孙氏五大太极拳流派，在架式与劲力上各具特点。近数十年来，国家体育总局改编有 24 式简化太极拳、48 式简化太极拳和 88 式太极拳等，具有动作圆活均衡、柔软放松的特点，对防病健身有较好功效，尤其适合于老弱者健身，成为具有广泛群众基础的养生活动之一，并且在世界各地也正在产生越来越大的影响。

（1）太极拳与呼吸养生保健：太极拳讲呼吸，重吐纳，讲究气机修炼。《庄子·刻意》中说："吹呴呼吸，吐故纳新。"庄子（约公元前 369～前 286 年）是战国时期的哲学家，说明早在 2300 年前，有关"吹呴呼吸，吐故纳新"的呼吸运动，与"熊经鸟伸"摹仿禽兽姿态的健身运动，已经成为广大人民群众习练健身功法的基本模式。三国时期，魏国的嵇康《养生论》称："又呼吸吐纳，服食养身，使形神相亲，表里俱济也。"北宋《云笈七签·服气疗病》曰："凡行气，以鼻内气，以口吐气。微而引之，名曰长息。内气有一，吐气有六。内气一者，谓吸也。吐气六者，谓吹、呼、唏、呵、嘘、呬，皆出气也。凡人之息，一呼一吸，无有此数，欲为长息。吐气之法，时寒可吹，温可呼，委曲治病。吹以去热，呼以去风，唏以去烦，呵以下气，嘘以散滞，呬以解极。"吐故纳新，道家养生之术。吐纳法的最大特点是：强化人体内部的组织功能，通过呼吸导引，充分诱发和调动脏腑的潜在能力来抵抗疾病的侵袭，防止随着人的年龄的增长而出现过早衰老。健身气功六字诀具体如下：

1）口吐"嘘"字，保肝护腰。"嘘"字诀对应的脏腑是肝。肝脏在五行中属木。古人有言：木受绳则直。所以直就是木最大的特点。对于属木的肝脏来说，它最喜欢舒畅和愉快，而不喜欢弯曲和抑郁。中医学理论认为，口吐"嘘"字，以音引气，具有泄出肝之浊气、调理肝脏功能的作用。"腰为肾之府"，五行中肾属水，肝属木。从五行生克关系来看，水生木，故掌心向上从腰间向对侧穿出，有助于肾水生肝木，木得水涵而得以条达。身体的左右旋转，使腰部及腹内的组织器官得到锻炼。带脉环腰总束绪经。因此，转动腰部还可使人体的带脉得到疏通与调节，全身气机得以顺利升降。

2）口吐"呵"字，养心降火。"呵"字诀对应的脏腑是心。心脏在五行中属火。心阳热之气，不仅维持其本身的生理功能，而且可以温煦全身。但是，心火过亢又会对人体造成负面影响。所以口吐"呵"字具有泻出心之浊气、调理心脏功能的作用。同时，通过捧掌上升、膝部伸直，配合吸气，使肾水上升，以制心火，养心神；翻掌下插、外拨，两膝微屈，配合呼气，心火下降，以温肾水，达到心肾相交、水火既济，调理心肾功能的作用。两掌的捧、翻、插、拨，肩、肘、腕、指各个关节柔和连续的屈伸旋转运动，以及膝部的屈伸，畅通了上肢及膝关节的经络气血。

3）口吐"呼"字，健脾养胃。"呼"字诀对应的脏腑是脾。脾脏在五行中属土。土有种植和收获农作物的作用，后来将具有生化、承载、受纳作用的事物都归属到五行之土。

脾有运化、升清功能，又是气血生化之本，因此与土之生养、承载特征正相契合。肚脐是人体经络系统奇经八脉中任脉的一个重要穴位，称为神阙。通过两掌与肚脐之间的外展收拢，外导内行，口吐"呼"字，膝部的屈伸，意念一开一阖，使整个腹腔形成较大幅度的舒缩运动，能促进肠胃蠕动，泄出脾胃之浊气，健脾和胃，发动真气的作用。

4）口吐"咽"字，理肩润肺。"咽"字诀对应的脏腑是肺。肺脏在五行中属金。金有收敛、沉降、稳定等特性，肺脏具有呼吸、交换物质、宣发和肃降气机等作用。肺位于胸中，两肘贴于胁肋部，展肩扩胸手掌立于肩前。同时小腹内收，使丹田气上升至胸中，先天、后天二气合于胸中，使呼吸深细匀长，然后口吐"咽"字，两掌前推，膝盖微屈，通过形体运动可泄出肺之浊气，加强肺的宣发肃降，具有锻炼肺的呼吸功能、促进气血在肺内充分融合与气体交换的作用。两肩胛骨中间的部位，平时最不易得到运动。此式肩胛靠拢缩项与拽开肩胛配合，正好运动这一部分。此外，还可刺激颈项、肩背部周围的重要穴位，对肩部、背部的肌肉进行拉伸，锻炼了肩部和背部的灵活性，这样可以有效地防治肩周炎等病症。

5）口吐"吹"字，滋肾养腰。"吹"字诀对应的脏腑是肾。肾脏在五行中属水。老子有言上善若水，水善利万物而不争。故曰"腰者，肾之府"。五脏之中，肾藏精，为生命之源，被称为"先天之本"。肾中精气充盈，才能藏纳肺吸入之清气，帮助肺维持吸气的深度。两臂内旋，两掌向后划弧，以意引气至腰，两手贴于肾脏部位，意守命门，同时意想肾脏解剖结构、肾脏内部血液循环，意识和形体都集中于此，强化了此处的气机，起到了壮腰健肾、强化先天之气的作用。口吐"吹"字，两掌向下沿腰骶、两大腿外侧下滑，导引经络之气下行，意想体内的浊气随之排出体外。身体微下蹲，有利于伸展脊柱，可以使身体重心落在下腹，有利于气沉丹田，同时可刺激脊柱、督脉及阳关等穴，对肾脏、肾上腺、输尿管也有良好的牵拉按摩作用。

6）口吐"嘻"字，调和气脉。"嘻"字诀与少阳三焦之气相应。"三焦"是中医学术语，为六腑（胃、小肠、大肠、心包、膀胱、三焦）之一。三焦有主持诸气、总司全身气机和气化、运行水液的作用。而对于少阳三焦之气对应的"嘻"字诀来说，口吐"嘻"字对于少阳经脉的畅通大有好处，同时，少阳经脉畅通可以减少脏腑器官的病变。这样，还会对全身气机的调和有所帮助。此外，配合"嘻"字诀的上肢动作，对于全身气机的提升和速降也起到了不可取代的作用。尽管这两类动作截然相反，但是它们却为气血的流动展开了一条畅通的大道。这样，全身气血就可以进行有效的调和了。

上述六节吐纳功法，以音引气配合形体，引导全身气机的开阖运动，促进机体形气神的协调统一。通过收气静养按揉脐腹，由炼气转为养气，意守神阙，使元气归根，培补肾之元气，将神气集中于体内，进而使练功者从练功状态恢复到正常的状态。

（2）太极拳与经络养生：太极拳之阴阳，与经络之阴阳，实为相通。经络是动态循环运行的，每个时辰都有一条经络当令，太极拳运动极大符合了这种养生观念。经络也讲阴阳：手三阴与手三阳、足三阴与足三阳。太极拳的运动，掤、捋、挤、按、采、挒、肘、靠，对于阴阳各经，其实都是很好的锻炼。经过全身上下放松，使周身内外达到一致，而后以心、神、意念命令着腰身脊梁即中枢脊柱缓缓行动，使意念气血的运行带动四肢运动。太极拳的这种运动方式被称为"一动无有不动"，就是指在每一个拳架姿势的练习变化中，内有脏腑筋骨，外有肌肤皮肉，再有四肢百骸，相连而为一整体，内外相连，前后相需，无时无刻不在运动。以圆活舒展的动作，全身肌肉有节奏地收缩张弛，使毛细血管发射性扩张，血液流畅并加速血液循环，同时不会增快心率，从而减轻心脏负担。太极拳还通过缓慢、细长、均匀的腹式呼吸，使人体肺部的氧气充足，肠胃得到蠕动锻炼，增强消化和排泄功能，让人体各个系统完美配合运行，所以经常习练太极拳，对心脏病有防治作用。

（3）太极拳运动的结构特点与分析：在构成太极拳健身核心技术的形、气、意等要素中，形是基础，在太极拳中称为身形。形是一切运动的物质基础，即指人体的形态，人体形态结构的中心部位是脊柱。现代体能训练称为"核心柱"，太极拳技术中对脊柱有"尾间中正""含胸拔背""命门后撑"等要求，具体就是用"脊柱曲度的变化"反映躯干部位身形，是太极拳的核心指标。武冬等研究发现，太极拳"形"的核心要素是脊柱的生理弯曲减小，由"S"形变为"C"形，形成近似"中直"的轴形。太极拳运动能够对人体脊柱的曲度和活动度起到很大的锻炼功效，有长期太极拳练习经历的人群，在对脊柱曲度变化的调节和控制能力上要明显优于短时间或无太极拳练习基础的人。受传统"中庸思想"影响和太极拳攻防化劲发力要求，形成了太极拳形的"中直"脊柱形态变化。脊柱生理弯曲改变，使脊柱椎间盘受力均匀，深层肌肉得到锻炼，可以有效缓解和治疗脊柱疼痛等脊柱疾病，有助于健康。姜娟运用三维摄像法、图像解析法和数理统计法，对常年分别从事太极拳和健步走运动的男性老年人常速行走的相关指标进行研究，进而比较太极拳与健步走运动对老年人行走稳定性的影响。结果显示，太极拳组老年人与健步走组老年人在常速行走过程中的步长、步幅、步速、步频、步态周期，以及人体重心在一个步态周期各时相的前后、上下、左右移动的速度方面不存在显著的统计学差异，但太极拳组老年人的髋关节、踝关节活动幅度要明显好于健步走组老年人。得出结论：太极拳运动在老年人行走时摆动腿抬高的幅度、踝关节背屈能力的保持方面好于健步走运动。

很多研究证实"太极拳是社会竞争压力的调节器，是医治现代文明病的灵丹妙药"。太极拳的动作路线"非圆即弧"，太极拳运动以圆而动，圆是技术动作的核心，圆是太极拳的特色。练习者在练拳时将自己融入每个动作中，弧形的运动路线会把心里的消极情绪磨圆。"圆"具有包容性，是理想，是美好，是和合。面对"圆"，人们的心里自然是平静安逸的。所以练习每个动作的过程也是对不良情绪的层层过滤的过程。练后可以使人感到神情轻快，情绪稳定平伏；又因练拳后血气循环加速，使人们大汗淋漓，不仅身体毒素被排出，还可以使消极情绪得到宣泄。

太极拳运动过程中不但可锻炼肌肉，还可配合呼吸运动，促进心、肺、肠、胃等内脏器官的活动。同时，尝试每个动作用意识引导身体运动，精神集中，心境安然。太极拳运动不仅具有一般运动对肌肉的锻炼，又包含调节内脏之道，内外同练，效果明显。另外，太极拳包含中国传统哲学和中医思想，练习者经过对太极拳的学习，可以了解更多中国传统养生之道，将养生运用到现实生活中，太极拳是现代人逐渐改变不良生活方式、转向健康的媒介。

3. 五禽戏

相传"五禽戏"是由东汉名医华佗创编，其在导引术发展的基础上，模仿虎、鹿、熊、猿、鸟五种动物的代表性动作及神态，由此总结而成的一种传统养生功法。"五"是一个约数，并非一个确切的数字；"禽"指禽兽，古代泛指动物；"戏"指歌舞杂技之类的活动，此指特殊的运动方式。由此得名"五禽戏"。

《素问·生气通天论》云："凡阴阳之要，阳密乃固。"通过习练五禽戏，可达到"阴平阳秘"的健康状态。对于阴气偏盛而畏寒者，宜多行虎戏，其生性勇猛，喜摇首摆尾，壮阳化阴，致阳气于外，抵御外邪，并可使周身气血调和，经脉通畅。对于阳气偏衰、阴寒偏盛及情绪低落者，宜多行鹿戏、猿戏，其轻捷灵活，生性好动，动则生阳，以舒展筋骨，助长阳气，以消阴翳，又可调畅情志，开阔心胸，使身心健康，头脑清醒。对于阴阳俱虚者，宜多行熊戏，其有藏阴于内，助阳外化；升阳卫外，内守阴精的功效。对于阴虚寒凝者，宜多行鸟戏，其动作轻翔舒展，有调畅气血、疏通经络、祛风散寒之功效。再者，习练五禽戏时，宜根据不同体质来选择其节奏与力度，以达最好的练习效果。如若气凝身寒，阳气偏衰，则功法主动，做动作时应偏阳刚，以振奋心阳，使心神舒适，精神饱满；若阴不制阳，身热气耗，阳盛太过，则功法主静，做动作宜偏阴柔，使内气充盈而不外泄，抑制兴奋。

根据时间养生观，五禽戏按照五个时节来安排，有利于我们在不同的时节里锻炼。春，农历1～3月，肝气偏旺，是操练鹿戏的最佳时节。鹿肢体灵活、胫骨柔软，对应了肝经循行的特点；夏，农历4～6月，心气偏旺，是操练猿戏的最佳时节，猿猴聪明智慧、富有生气，对应了心经循行的特点；长夏，多指春末秋初，脾气偏旺，是操练熊戏的最佳时节，熊步伐稳健、脾胃强劲，对应了脾经循行的特点；秋，农历7～9月，肺气偏旺，是操练鹤戏的最佳时节，鹤呼吸平稳、皮毛光洁，对应了肺经循行的特点；冬，农历10～12月，肾气偏旺，是操练虎戏的最佳时节，虎腰强力壮、胫骨强劲，对应了肾经循行的特点。从阴阳二气的运动变化来讲，夏季应以静为主，防止阳气耗损；而冬季则主要以动为主，以防阴气旺盛。这恰恰与时间养生观相符。而根据方位阴阳的观点，东南属阳、西北为阴，因此要练功者面东站立练功，以求取得养生的最佳效果。根据一天当中阴阳的变化，注意锻炼的时间，早晨阳气始生，日中最盛，日暮而收，夜半而藏。因此，为了资助阳气，最好早晨在户外空气清新的地方练习五禽戏。

五禽戏的疏通经络可体现在对任督二脉及足部经脉具有疏通作用。如鹿戏，"身体重心后移，左膝伸直，全脚掌着地，右膝屈膝，低头，弓背，收腹"，刺激足少阴、足厥阴等经络。除此之外，其还注重动态运动，如鹿奔中的"搭腕""跳换步"，熊运、猿提中的"提踵"等，均能调节足部经络运行，达到舒筋活络，行气活血的作用。

利用中医运动养生在生活中预防与治疗疾病有着积极的效果，如改善慢性心力衰竭，对糖尿病的干预，以及改善亚健康状态等。同时，运用八段锦、太极拳、五禽戏等具有中医特色的运动疗法预防保健也有着显著的效果。

4. 中国古典舞

中国古典舞是中国古代舞蹈与中国戏曲舞蹈的总括。经过历代艺人的继承和创造，中国古典舞逐步形成为一套有固定程式、独具民族风格、高度规范化的舞蹈形式。其动作、表演、舞姿、舞步、技巧等均已自成体系，达到了很高的艺术水平：具有一套以其形体上的轻重缓急，抑扬顿挫的韵律变化，身眼手法步的紧密配合，拧倾的造型，以及子舞式的亮相，形成了风格鲜明的基本训练手段。

中国古典舞传承并且延续了悠久的古典文明，突显其自身的气韵，表现出较强的吸引力。究其根源就在于中国古典舞以太极八卦为核心，融合了太极气韵，从而具有了古典舞的独特美感。中国古典舞"气韵"与太极"气韵"相通。道家认为阴阳二气相交天地，万物才能生生不息，一切的运动和变化都是由"气"的变化而决定的。中国古典舞以中华武术太极拳为基础吸收多种元素，构建出的中国古典舞气韵都是以气为主导、圆为核心，以"圆、曲、拧、倾"为身法，"提、沉、冲、靠、含、腆、移"为动作元素，才有了如影随形的气韵，使中国古典舞具有生命力和独特的审美特征。

中国古典舞中的"气"是从中国古代四季变更、阴阳变化、日月星辰及万物生息中感受到"气"的变化和存在。而"韵"是一种非静止而且又连绵不断的形态，有一种形断意不断的感觉。"气"是一种阳刚之态的表现，而"韵"却又融化在舞蹈作品中，融化在舞者身体的节奏、美妙的舞姿、高超的技艺及丰富的情感中。所以"气"和"韵"在中国古典舞中是通过不同的形式过程和阶段的有机结合所达到的艺术美学的至高境界。舞蹈中的"气韵"早在先秦时期就有"观其舞，知其德"的说法，它能影响人的精神状态，这种生命之正气的舞蹈律动和形态在展示"韵"的同时又把"气"运用得淋漓尽致，颇有审美价值。中国古典舞中的"气韵"和太极中的"气韵"，"气"除包含节奏中轻重缓急的性质相同，在力道、动作、视觉上也是有共通之处的。意、气、力、形内外和谐统一，达到以意领气、以气发力、以力贯形、以形取意的高度融合和完美结合；同时动作和情感是意与气合、气与力合、力与形合的结合产物，更能使舞蹈动作及其韵律刚劲有力，有如行云流水般流畅洒脱。人们在习练和欣赏中国古典舞独特的艺术舞蹈风格和魅力的风姿流韵的同时可以提高自己的身心健康，陶冶自身的修养和道德情操。

（二）西医运动健康技术

西医运动健康技术包括运动医学、呼吸锻炼及西方舞蹈等方面的技术。

1. 运动医学

运动医学是医学与体育运动相结合的一门边缘科学，是医学的一个学科，研究与体育运动有关的医学问题，运用医学的技术和知识，对运动训练进行监督和指导，防治运动伤病，并研究医疗和预防性体育运动，以达到增强人民体质、保障运动员身体健康和提高运动成绩的目的。其主要包括以下内容。①运动医务监督：研究运动者的健康状况、运动能力及其影响因素，研究和解决运动性疾病的防治、疲劳的消除、运动与环境、运动员选材、运动员自我监督和体育运动竞赛的兴奋剂等问题。②运动损伤恢复：研究运动损伤的发生规律、机制、防治措施和伤后的康复训练等问题。③运动营养学：研究合理利用食物以满足人体需要，以提高运动能力。④医疗体育：研究运用各种体育手段防治伤病，特别是常见病的体育疗法。

采用体育运动进行治疗的方法种类繁多，老少皆宜，故可作为多种疾病尤其是慢性病的辅助疗法。如内科的高血压、冠心病、中风后遗症、头痛、失眠等，骨伤科的颈椎病、肩周炎、腰肌劳损等多种疾病。而且此疗法也是防病健体的重要手段。

各种不同的运动又有不同的锻炼方法和要求。这里介绍一般原则：

（1）选择适当的运动项目：要根据年龄、性别、健康状况、工作特点、兴趣爱好等多方面的具体情况，来科学地选择运动项目。

（2）合理掌握运动量：在锻炼时，要按体质的情况量力而行。运动量过小，对机体的刺激作用不够，不能收到应有的锻炼效果；运动量过大，超过机体的负荷，会引起不良反应而损害健康。一般来说，运动量是从小到大，以机体能够耐受，又能受到锻炼为宜。运动前要做好准备活动，一日之内运动时间不宜超过 2 小时，运动后不宜马上进餐及大量饮水，注意气候的变化、衣物的增减，以免运动后着凉。

（3）采取全面锻炼的方式：要采取多种形式、多种手段，使整个身体都参加活动，使各个脏器都得到锻炼；不要只采用偏重锻炼某一部位或器官的运动方式。

（4）循序渐进，持之以恒：只有坚持长期不间断地运动，人体的功能才能逐渐改善和提高，运动疗法的效果也只有在长期的运动中才能显现出来。此疗法也是对意志和毅力的锻炼。

2. 呼吸锻炼

呼吸锻炼以进行有效的呼吸，增强呼吸肌，特别是膈肌的肌力和耐力为主要原则，以减轻呼吸困难、提高机体活动能力、预防呼吸肌疲劳、防治发生呼吸衰竭及提高患者生活质量为目的。常见的呼吸功能锻炼方法有腹式呼吸、缩唇呼吸和全身呼气体操。进行腹式呼吸时，要心情宁静，颈背部肌肉放松，先练习呼气，把肺内的废气尽可能多地排出，这样练习的次数多了，可以改善人体的缺氧情况。每次腹式呼吸应重复 8~10 次，每天 2~4 次。缩唇呼吸，可增加呼气时的阻力，这种阻力可向内传至支气管，使支气管内保持一定压力，防止支气管及小支气管因为增高的胸膜腔内压过早压瘪，增加肺泡内气体排出，减少肺内残气量，从而可以吸入更多的新鲜空气，缓解缺氧症状。呼吸操是一种腹式呼吸和缩唇呼吸联合应用的全身参与运动的呼吸康复训练方式，可分为卧位呼吸操、立位呼吸操、坐位呼吸操。

呼吸功能训练可以根据不同患者的病理生理学机制，有针对性地拟订和实施呼吸康复训练计划，增强肺通气功能，提高呼吸肌功能，纠正病理性呼吸模式，促进痰液排出，改善肺换气功能，促进血液循环和组织换气，提高日常生活活动能力。

3. 西方舞蹈

西方人对于宇宙和人生的理解有着自己独有的特点，他们普遍认为宇宙是直线前行的，需要遵守一定的秩序和层次。因此，他们的舞蹈，整体具有"开、绷、直、立"的特点，动作收放突兀、直接，节奏感强，追求线性向上感和外开表现力，动作幅度和动作范围较大。

（1）芭蕾舞：是欧洲古典舞蹈的经典之作，其萌发于欧洲的文艺复兴时期，到了 17 世纪后半叶，芭蕾舞开始在文化气息浓郁的法国流行开来，并且不断呈现出职业化的发展趋势。芭蕾舞的经典之作有《天鹅湖》《仙女》《胡桃夹子》等。芭蕾舞是用音乐、舞蹈手法来表演戏剧情节，具有可视性、流动性、审美性的特点。芭蕾舞给人最直观的印象是高高踮起的脚尖和舞者修长的线条之美，它向观众展示着轻盈、高贵的气质，用脚尖站立翩翩起舞的芭蕾舞女演员，给观众一种轻松愉快的艺术享受，芭蕾舞大多表现贵族生活及神话幻想，彰显王子的绅士风度与公主的气质。"开"是芭蕾艺术的精髓。"开"的含义是舞者在表演过程中，应该从肩、胸、胯、膝、踝等部位向外对称打开，芭蕾舞尤其要求舞者的两脚向外成 180°展开。芭蕾舞肢体表现受西方文化思想的影响，有着独特的艺术魅力，优雅的舞姿、轻盈的舞步、连绵不断的旋转给观众留下了深刻的印象，外开和直立的平衡，轻松而自如的舞姿动态，展现出高雅的舞蹈艺术语言。芭蕾舞之美，静时傲然挺立似松柏，稳如泰山，气宇轩昂，动时轻盈流畅似杨柳。芭蕾舞具有极强的观赏性，其优美的舞姿给观众以强烈的视觉震撼，舞者的每一个舞姿都展现出卓尔不凡的美感，带给观众以美的享受。流畅舒缓的音乐、动静结合的舞步，芭蕾舞始终坚持以优美的舞姿展现出生活之美，观众通过欣赏过程感知芭蕾舞的内涵之美，并且结合自己的丰富想象力引起感情上的共鸣。

芭蕾舞诞生于欧洲的贵族阶级，最初是上层贵族间的娱乐活动，由贵族本身进行表演。因此，舞蹈动作本身与西方贵族社交礼仪特点密切相关，重视舞蹈中的举止仪态，对于舞蹈动作有着很多规范性的要求，重视身体姿态的挺拔，表达出一种高傲、优雅的舞蹈气质和审美趣味。

（2）西方现代舞：现代舞（contemporary），最早起源于 20 世纪的西方国家，它的出现推翻了芭蕾舞的训练模式，与芭蕾舞相对立。从舞蹈美学来看表现为自由随意，着重反对芭蕾舞循规蹈矩的训练模式，主张放松、自由、随意、解放肢体的观点，创作符合传统规格的舞蹈动作，更加自由地表达自己的真实情感，注重在舞蹈层面中反映更真实的社会问题。

现代舞来源于西方平民社会，表达一种反传统、反世俗的精神内涵，舞者随性舞蹈，追求内心直接而张扬的情感表达，它没有规范化的动作系统，也不过分重视舞蹈的形式感。因此，舞者需要投入更多的自身情感，以传达出一种强大的精神感染力。

西方舞蹈的整体动作形态是基本统一的，但是不同的舞种之间却传达和反映出不同的舞蹈气质和精神追求。西方舞蹈的这种统一和分歧，与西方舞蹈不同的阶级起源有关，反映出同一种社会形态下两种尖锐对立的阶级差异。

（三）结论

中医学注重养生，西医学注重体育运动，两者存在一定差异。养生与体育的预期目标不同，体育追求的是强健，养生追求的是康健；养生与体育的锻炼理念不同。严格来说，体育讲锻炼，养生讲修炼。养生是从生存角度来定义健康的；从养生文化看来，锻炼恰恰是有损于健康的，因为超强的压力，就像使机器超负荷运转，可能一时间取得超常的效益，但必然对机器的寿命有损害；养生学认为健康主要是内脏的健康，因为内脏出现病变，可能危及生命，而肢体残疾，只要处理得当，对生存无妨。

四、中医音乐健康技术

（一）中医音乐健康理论

五声律是中国古代民族音乐的重要组成部分，五行说对于五声律的起源和发展有着极其重要的影响。五行音乐是中医五行学说与中国传统音乐相结合的产物，其诞生时间最迟不晚于秦代，是古代医家传统智慧的结晶。早在《黄帝内经》中就已经提出"五音疗疾"，即通过五行音乐调节五志，平秘阴阳，调理气血，从而达到改善人体健康状况的目的。中医传统理论认为，五行"木、火、土、金、水"对应"角、徵、宫、商、羽"五音，而"肝、心、脾、肺、肾"五脏衍生"怒、喜、思、悲、恐"五志，从而得知五行、五音与五脏、五志的关联。《史记·乐书》中记载"音乐者，所以动荡血脉、流通精神而和正心也。"说明了音乐对于生理和心理两方面的作用。《灵枢·五音五味》中曾记载"宫、商、角、徵、羽"五种不同的调式对于人类疾病产生的影响，并把五音归属于五行。这些众多古代医学著作和音乐著作中对五行、五音、五脏、五志的论述，形成了中医五行音乐疗法的理论基础。

1. 五声律

五声律是"宫、商、角、徵、羽"这五个音，最早的"宫、商、角、徵、羽"的名称出现在 2600 余年前的春秋时期的《礼记·礼运》中，而在《管子·地员》中出现了采用数学运算方法获得"宫、商、角、徵、羽"五个音的科学办法，采用此方法得到的"宫、商、角、徵、羽"相当于今天简谱中的 1、2、3、5、6，是乐曲中的主音，并表示了一种音阶关系。《左传》中记载，昭公二十五年，子大叔在回答赵简子的询问时说："为九歌、八风、七音、六律，以奉五声。"意思是说，不论什么地区、什么形式的歌曲，也不论是用七音，还是六音，都是以"五声"为主。这也说明了即使在不同的音乐或者不同的音阶形式中，五声都是最重要的音阶（表 3-1）。

表 3-1　五脏、五音与五行的对应关系

脾应宫	肺应商	肝应角	心应徵	肾应羽
do	re	mi	sol	la
1	2	3	5	6
其声漫而缓	其声促以清	其声呼以长	其声雄以明	其声沉以细
土	金	木	火	水

2. 五音与人体五脏的联系

《黄帝内经》在多处提出了五音与人体五脏的对应配属关系。如《素问·金匮真言论》曰："入通于肝……藏精于肝……其音角……入通于心……藏精于心……其音徵……入通于脾……藏精于脾……其音宫……入通于肺……藏精于肺……其音商……入通于肾……藏精于肾……其音羽。"《素问·阴阳应象大论》曰："在脏为肝，在音为角""在脏为心，在音为徵""在脏为脾，在音为宫""在脏为肺，在音为商""在脏为肾，在音为羽"。此外，《灵枢·顺气一日分为四时》《素问·五常政大论》《灵枢·邪客》等也多次提到了五音与五声的关系。

《黄帝内经》认为五脏与人的情志有对应关系，而五音与五脏又有配属关系，因此我们可以推断出五音与人的情志等心理活动也密切相关。"情志"是指"七情"与"五志"，"七情"为喜、怒、忧、思、悲、恐、惊，"五志"为喜、怒、忧、悲、恐。《黄帝内经》总结出"心在志为喜，肝在志为怒，脾在志为思，肺在志为忧，肾在志为恐"，通过"五行生克"规律，可以利用五音对人的情志进行调理。《黄帝内经》认为不但五音与五行、五脏、情志等有对应关系，而且在人体脏腑、五官、五味等方面有生理作用，即不同调式的音乐对脏腑、五官、五味等有相应的影响。通过对《素问·五脏生成》《素问·金匮真言论》《素问·阴阳应象大论》等篇目的总结，可将五音与五行、五脏、六腑、五味、五官、情志、形体的对应关系归纳如下。五音：角、徵、宫、商、羽；五行：木、火、土、金、水；五脏：肝、心、脾、肺、肾；六腑：胆、小肠、胃、大肠、膀胱（三焦）；五味：酸、苦、甘、辛、咸；情绪：怒、喜、思、悲、恐；五官：目、舌、口、鼻、耳；形体：筋、脉、肉、皮毛、骨。

从治疗角度看，角调式音乐能对人的肝、胆、目等施以影响；徵调式音乐能对人的心、小肠、舌等施以影响；宫调式音乐能对人的脾、胃等施以影响；商调式音乐对人的肺、大肠等施以影响；羽调式音乐能对人的肾、膀胱等施以影响。《黄帝内经》正是通过五声调式与五行、五脏的对应配属关系，进而将五声性音乐与人体脏器、情志等联系起来，在阴阳五行学说引领下，构建了中医音乐治疗的基本理论。

3. 五音与五行

在古人看来，音乐是人类感悟天地和谐的一种表现。音乐与天地、日月、星辰、风雨、四季等的相互融合使人们领悟到了天地间的韵律和生命所在。《乐纬》记载："丘吹律定姓，一言得土，曰宫，三言得火，曰徵，五言得水，曰羽，七言得金，曰商，九言得木，曰角。"《吕氏春秋》中将"宫、商、角、徵、羽"五声的下面各自配上了五行，即宫、商、角、徵、羽，土、金、木、火、水。《汉书·律历志》介绍："所谓宫为土声，居中央，与四方、四时相应；角为木声，居东方，时序为春；徵为火声，居南方，时序为夏；商为金声，居西方，时序为秋；羽为水声，居北方，时序为冬。"

天地的阴阳之气汇合交融、滋生万物，五行就产生了，五行在不同的方面表现为五色和五声律，音乐就应运而生了。宋代音乐理论家朱长文说："圣人观五行之象丽于天，五辰之气运于时，五材之形用于世，于是制为宫、商、角、徵、羽，以考其声焉。"这表明五声律是根据五行而来的（表3-2）。

表3-2 纳音五行：六十干支与五行（五音）的对应

宫	土	庚子	庚午	辛未	辛丑	丙辰	丙戌
		丁亥	丁巳	戊寅	戊申	己卯	己酉
徵	火	甲辰	甲戌	乙亥	乙巳	丙寅	丙申
		丁酉	丁卯	戊午	戊子	己未	己丑
羽	水	甲寅	甲申	乙卯	乙酉	丙子	丙午
		丁未	丁丑	壬辰	壬戌	癸巳	癸亥
商	金	甲子	甲午	乙丑	乙未	庚辰	庚戌
		辛巳	辛亥	壬申	壬寅	癸卯	癸酉
角	木	戊辰	戊戌	己巳	己亥	庚寅	庚申
		辛卯	辛酉	壬午	壬子	癸丑	癸未

4. 五音与社会和人们的健康

《礼记·乐记》说："宫为君、商为臣、角为民、徵为事、羽为物，五者不乱，则无怗之音矣……宫乱则荒，其君骄；商乱则陂，其官坏；角乱则忧，其民怨；徵乱则哀，其事勤；羽乱则危，其财匮。五者皆乱，迭相陵，谓之慢，如此则国之灭亡无日矣。"当这五者的关系处于正常状态的时候，整个社会就是正常、平衡和健康的。但是，只要有一者出现问题，整个社会就会出现异常。孔子详细地给我们讲述了这五声出问题的时候国家会怎么样："宫"声乱了，我们就会知道君王过于骄恣忘形了；"商"声乱了，就知道臣子不守臣规堕落了；"角"声乱了，就知道人民的生活愁苦悲愤；"徵"声乱了，则知道人民的劳役繁苦；"羽"声乱了，则知道人民的财物匮乏，如果这五声都乱了那么这个国家快要灭亡了。于是曾遂今认为：音乐具有双向社会特质，第一，通过音乐使人们体察到社会风气，道德情操的健康向上或颓废腐败，这说明音乐反映出某种社会情感和社会心态，也强调说明了音乐是社会的产物；第二，社会风俗的盛衰，社会道德的高下是通过音乐观察出来的，则音乐有可能影响到社会的精神状态。这又表现出音乐在对社会产生作用和影响。

五声律不仅能代表君臣民天下物，而且还有一个对个人来说很重要的功能——修身。中国人自古以来就对"为人处事"特别注重。如何使自己成为一个让别人尊重和信任的人呢，这就需要"修身"。中国古代的艺术大多都有这个功能，五声律自然也不例外。由于音乐可以从根本上使人们内心平静、安于本分，在中国的传统文化中，音乐基本上是每个文化人的必修之术，而音乐的修习，实际上就在于培养自己的情操，提高自身的素养。在中国古代文人必备的修身四课——琴、棋、书、画中，音乐的修养被放到了第一位，这不是偶然的。西汉刘向说："乐之动于内，使人易道而好良；乐之动于外，使人温恭而文雅。"而在很多古典文献中，都介绍了五声律的每个"声"对人们的影响及被人们赋予的内涵和生命。西汉韩婴在《韩诗外传》中说："闻其宫声，使人温良而宽大；闻其商声，使人方廉而好义；闻其角声，使人恻隐而爱仁；闻其徵声，使人乐养而好施；闻其羽声，使人恭敬而好礼。"五声律还和人的五脏相联系，《素问·阴阳应象大论》说："肝在音为角；心在音为徵；脾在音为宫；肺在音为商；肾在音为羽。"

在中医学里，五声律可以对人的健康起很大的作用。由于五行学说既是多元素的，又是动态变化的，而且还能够满足事物相生相克的各种关系，所以它能够表现不管是顺畅还是曲折、不管简单还是复杂的各种事物的变化过程。因此，五声律能够表现出繁复多变的曲调来。"音之数不过五，而五音之变，不可胜听也。"音乐在和五行学说的结合中力求达到人们所向往、所追求的"天人合一"的最高境界。

5. 五音疗法

中医音乐疗法建立在中医理论之上，强调人体形与神的统一和心理与生理的共同作用。通过平衡机体阴阳，调整气机升降，达到维护机体生理和心理的平衡。其作用归纳为平衡阴阳、扶助正气、调畅情志、调和气血、调整心态、颐养神明、健脑益智、延年益寿、养颜美体。在临床中运用音乐疗法预防及治疗疾病有着明显的疗效，如脑瘫、高血压等，同时在预防养生中也有着积极的作用。

五音疗法是应用特定音乐使人的行为、感情及生理功能产生一定变化的医疗技术，使患者通过欣赏音乐，以促进身心康复。早在两千多年前，《乐记》就有关于音乐能增进健康的记载。音乐作为一种医疗手段，在一些疾病的康复医疗中收到了独特的效果。①以金音商调和水音羽调为主的曲目：如《阳春白雪》《梅花三弄》《胡笳十八拍》等，音调清亮而稳定，风格高亢、铿锵有力，作用于"水不制火、心肾不交"，用于改善失眠、容易感冒、尿频、腰酸等症状，金入肺、羽入肾，可镇静安神、滋养肾水以平抑心火。②以木音角调和水音羽调为主的曲目：如《庄周梦蝶》《霸王卸甲》等，风格抒情而美，有大地回春之意，作用于"肝气郁结、肝胆火旺"，用于改善抑郁、易怒、面色暗、性欲低等症状，木入肝，羽入肾，可疏肝解郁、平抑肝火。③以火音徵调和木音角调为主的曲目：旋律热烈欢快、活泼而轻松，代表曲目有《百鸟朝凤》《云山夜雨》等，作用于"肝肾亏虚、阴阳不和"，用于改善心胸憋闷、烦躁、口苦、痛经等症状，火入心、木入肝，可补益肝肾、调节阴阳。④以土音宫调和木音角调为主的曲目：如《十面埋伏》《彩云追月》等，风格悠扬沉静、温厚庄重，作用于"肝脾不调、阴阳失衡"，用于改善腹胀、肥胖、月经量少色淡、内分泌失调等症状，土入脾、木入肝，可疏肝健脾。

按照中医辨证论治思想对五脏病症中的心病用徵音，肝病用角音，脾病用宫音，肺病用商音，肾病用羽音。对情志病中的怒伤肝证选角音，喜伤心证选徵音，思伤脾证选宫音，忧伤肺证选商音，恐伤肾证选羽音。上述病症亦可根据五行生克乘侮规律施乐，如"怒伤肝，悲胜怒"选商调，"喜伤心，恐胜喜"选羽调，"思伤脾，怒胜思"选角调，"忧伤肺，喜胜忧"选徵调，"恐伤肾，思胜恐"选宫调。五音、五脏与子午流注理论结合在一起时，音乐成为最好的疗养师，翩翩而来的乐符可以深入人心，感染、调理情绪，进而改善身体健康。①养心音乐：《紫竹调》。最佳聆听时间：21～23时。心脏病变，常出现失眠、心慌、胸闷等情况，从而导致胸痛、烦躁等表现。属于火的徵音和属于水的羽音配合很独特，补水可以使心火不至于过旺，补火又可使水气不至于过凉，利于心脏的功能运转。养心气最需要的是平和，中医学最讲究睡子午觉，所以一定要在子时之前就让心气平和下来。②养肝音乐：《胡笳十八拍》。最佳聆听时间：19～23时。肝脏病变常出现抑郁、易怒等情绪，而口苦、痛经、舌边部溃疡、眼睛干涩、容易受惊吓则是外在表征。属于金的商音元素稍重，可以克制体内过多的木气，同时曲中婉转地配上了较为合适的属于水的羽音，水又可以很好地滋养木气，使之柔软、顺畅。一天中阴气最重的时间，可以克制旺盛的肝气，以免肝火过多，还可以利用这个时间旺盛的阴气来滋养肝，使之平衡、正常。③养脾音乐：《十面埋伏》。最佳聆听时间：进餐时。长期暴饮暴食、五味过重、思虑过度等都会让脾胃产生不适，腹胀、口唇溃疡、面黄、疲乏都是常见的症状。脾气需要温和，这首曲子中运用了比较频促的徵音和宫音，能够很好地刺激脾胃，使之在乐曲的刺激下有节奏地对食物进行消化、吸收。伴随着进餐，以及餐后1小时内，欣赏此曲，效果比较好。④养肺音乐：《阳春白雪》。最佳聆听时间：15～19时。吸烟、过度疲劳、呼吸道疾病、汽车尾气、饮食不当都是引发肺部疾病的诱因。咽部溃疡疼痛、咳嗽、鼻塞、气喘，都是肺不好的表现。肺气需要滋润，这首曲子曲调高昂，包括属于土的宫音和属于火的徵音，一个助长肺气，一个平衡肺气，再加上属于肺的商音，可以通过音乐把肺从里到外彻底"梳理"一遍。这个时间段夕阳西下，归于西方金气最重的地方，体内的肺气在这个时段是比较旺盛的，随着曲子的旋律，一呼一吸之间，里应外合，事半功倍。⑤养肾音乐：《梅花三弄》。最佳聆听时间：7～11时。经常熬夜、过度劳累、喝酒喝浓茶都会伤肾。肾气需要蕴藏，这首曲子中舒缓合宜的五音搭配，不经意间运用了五行互生的原理，反复的、逐一的将产生的能量源源不断地输送到肾中。一曲听罢，神清气爽，倍感轻松。这个时间段，太阳在逐渐高升，体内的肾气受着外界的感召，此时能用属于金性质的商音和属于水性质的羽音，搭配比较融洽的乐曲来促使肾中精气的隆盛。

因此，五行音乐对脏腑及情志的作用归纳为：角调乐曲，可以疏肝利胆、保肝养目、平和血压、清血质、增强精神、安神、治失眠。徵调乐曲，能调理神志、疏导血脉、平稳血压、疏通小肠、祛毒疗伤。宫调乐曲，有养脾健胃、补肺利肾、泻心火作用。商调乐曲，能帮助扩充肺脏，加大肺活量、养阴保肺、补肾利肝、泻脾胃虚火。羽调乐曲，能保肾藏精、强壮肾功能、疏导下腹泄毒、平衡免疫系统。

同时在音乐疗养的过程中，根据患者的具体情况配合按摩、足浴、熏艾、针灸等治疗方式，不但让患者由单纯的养身变为身心双养，还可以让原先积蓄的情绪得以宣泄、缓压，达到体内阴平阳和、五行和谐、百脉通畅、提高自身免疫力的效果。

（二）西医音乐健康技术

西医音乐治疗是指运用音乐矫正不和谐行为，并促进心理健康、社会适应及动作协调的一种心理治疗方法，广泛应用于医院、学校、机关、私人诊所，可采取个别治疗和团体治疗两种形式，包括音乐欣赏、乐器演奏、参加音乐会、介绍音乐、舞蹈、音乐创作、唱歌等方式。

音乐治疗有两方面的作用：①有影响情绪和行为的心理作用。节奏鲜明的音乐能使人振奋，柔和优美的旋律能使人抑郁忧愁，不同的乐调表达不同的感情。②轻松愉快的乐调可以影响、调节内脏器官功能，与大脑皮质、内分泌、自主神经系统、丘脑下部、边缘系统有密切关系，对听神经起作用而影响肌肉、血液循环及其他脏器活动。乐章的节奏、旋律、速度、谐调分别起镇静、镇痛、降压、兴奋等作用，须坚持自愿原则，了解患者素质，因人而异，循序渐进，可单独听取或配合医疗体操进行。

音乐治疗作为无创性自然疗法，不仅给患者精神上带来愉快感，而且在进行音乐干预的过程中，医护人员全程陪同，使眼底荧光血管造影检查患者得到情感安慰和满足，有利于减轻恶心、呕吐等症状。曾群等报道，音乐疗法能提高肝动脉化疗栓塞患者对疼痛的耐受性，减轻疼痛程度，同时恶心、呕吐等不良反应的发生率也明显降低；研究结果显示，通过音乐疗法，实验组过敏反应、胃肠道反应、神经系统反应发生率与对照组比较明显降低。

音乐可以使人放松，缓解相关的精神紧张情绪，降低患者对疼痛的敏感性，音乐通过抑制心理反馈与疲劳相关的体能联系而延长身体的耐受力，分散其注意力，减少焦虑、帮助放松，从而促进患者身体恢复。同时，音乐刺激能影响人脑某些递质如乙酰胆碱和去甲肾上腺素的释放，从而改善大脑皮质功能，提高垂体内啡肽的浓度，缓解患者疼痛。该研究显示，音乐疗法可以缓解患者术后疼痛，减轻患者主观疼痛感，减少阿片类药物如吗啡的用量。同时，音乐疗法能使患者缓解紧张情绪，降低舒张压、心率。

近年来有许多科学家通过科学研究证实，音乐对人的身心健康有着积极的作用，音乐还有很多奇妙的功能。美国一位医学家曾统计了35名美国已故著名音乐指挥家的年龄，他们的平均寿命为73.4岁，高于美国男子的平均寿命5年。据德国、意大利等国家的调查，经常听音乐的人比不听音乐的人寿命通常要长5～10年。

1972年，波兰政府根据几位病理学家和音乐学家的建议，设立了第一个"音乐治疗研究所"，颇见奇效。英国、美国、日本等国也有医院采用了音乐治疗的方法。例如，每日饭后听 3 次音乐，能治疗神经性胃炎；给高血压患者听抒情音乐，可降低血压；给受了惊吓的人听柔和轻松的乐曲，可以使其安静以至恢复正常。西方人士认为听西方音乐，尤其是古典音乐效果最佳。有的专家指出，舒伯特的音乐能帮助失眠者入睡，巴赫的音乐可减轻消化不良，莫扎特的音乐能减轻风湿性关节炎的疼痛感。也有的说，莫扎特的音乐可以起到消除疲劳、重振精神的作用。

不是所有的音乐对人的身心健康都是有益的。国外有位心理学家曾对 3 个不同的交响乐队的 208 名队员进行了分析。结果发现，以演奏古典乐曲为主的乐队成员，心情大都平稳愉快；以演奏现代乐曲或以演奏现代乐曲为主的成员，70%以上的人患有神经过敏症，60%以上的人急躁，22%以上的人情绪消沉，还有些人经常失眠、头痛、耳痛和腹泻。还有人对一些音乐爱好者做过调查，发现在经常欣赏古典音乐的家庭里，人与人的关系相处和睦；经常欣赏浪漫派音乐的人，性格开朗，思想活跃；而热衷于嘈杂的现代派音乐的家庭里，成员之间经常争吵不休。据说是长期听这种音乐，会使神经系统受到强烈的刺激，甚至破坏心脏和血管系统的正常功能。

（三）结论

中医音乐治疗立足于祖国传统医学和传统音乐文化的音乐治疗，具有民族特色的音乐治疗体系，它和阴阳五行说、中国传统五声性音乐融为一体。发挥音乐的养生保健和治疗功能可依据个人的体质选取不同性质的音乐，如"火"型人宜选"水"性乐来减少浮躁的情绪；"水"型人宜听"火"性乐来增强肾的功能；"木"型人处事优柔寡断，可听"金"性乐以激励自己。西医音乐疗法是通过"恰当的音乐环境"，改善不良情绪和焦虑精神，延长寿命。

五、中医情志/心理健康技术

（一）情志理论

中医的情志是一种内心体验，是在外界刺激因素作用下使五脏精气发生变动而产生具有某种倾向性的态度表现，是通过心神感应，并在多种因素影响下产生的。公认的理论认为，突然、强烈或持久的情志刺激超过了人体本身的正常生理活动范围，使人气机紊乱，脏腑阴阳气血失调，从而导致亚健康乃至疾病的发生。

情志理论始于先秦，《礼记·礼运》有"何谓人情，喜、怒、哀、惧、爱、恶、欲，七者弗学而能""圣人之所以治人七情"的记载，为最早的七种情志活动机制。《黄帝内经》构建了中医情志理论的基本框架，对情志与脏腑的关系、情志致病规律及情志病症的治疗作了系统的论述，成为后世中医情志理论发展的基础。《素问·阴阳应象大论》曰："人有五脏化五气，以生喜怒悲忧恐。"这便是"肝在志为怒，心在志为喜，肺在志为悲，脾在志为思，肾在志为恐"的五脏-五志模式。在病因上，《黄帝内经》指出五志过极是发病的重要原因。正常的心理变化和精神活动是脏腑功能正常的体现，有利于增强脏腑功能，却病延年，若情志过极则杂证丛生。《素问·阴阳应象大论》曰："暴怒伤阴，暴喜伤阳。厥气上行，满脉去形。喜怒不节，寒暑过度，生乃不固。"情志内伤致病具有五行规律的特点，即过怒伤肝，过喜伤心，过思伤脾，过悲伤肺，过恐伤肾。对情志致病的治疗方式首选情志，即以情治情。

七情致病就是通过影响脏腑气机的运行，最终导致气机运行失常，气血痰瘀郁滞，甚或阴阳失衡，精血亏虚而发生疾病，故而情志调畅则气机畅达，脏腑和谐，气血协调，阴阳平衡。所以，"情志养生"即"调畅情志"是保证人体身心健康和维持人体正常生命活动的重要前提，同时也在"治未病"思想中占有重要的地位。

七情学说正是将喜、怒、忧、思、悲、恐、惊七种情志变化与人的脏腑生理之关系揭示了出来，并在"形神合一"的中医身心观指导下，解释和调整人的生理与心理关系。例如，在临床中常见到的不寐、呃逆、梅核气、奔豚气、郁证、中风、癫证、狂证等，都是长期以来中医研究与认识的身心疾病。

1. 形神一体观

历代医家一直以来都主张"善医者，必先医其心，而后医其身"。所以情志养生最重要的就是"养神"。"神"作为人体生命活动的总体表象，体现在意识、精神、思维等方面，情志不畅和过度的情志刺激可以直接伤神，导致疾病的出现。在《黄帝内经》中不仅对中医情志养生方面的认识有着丰富的论述，而且也是最早的从医学角度具体地阐述了"形神一体观"这一重要思想，强调的是"形"与"神"的辨证关系。广义的神，指生命活动外在的总体表现，即生命活动之神。狭义的神，指人体的精神、意识及思维活动，即心理活动之神。"形神一体观"即是形体与狭义之神、广义之神的关系，可归纳为形为神之体，为形神之主，形与神俱，尽终天年。"形神一体观"是中医情志养生所倡导的"形神并调"，调情志养神，取神明则形安。正如《灵枢·本脏》所云："志意者，所以御精神、收魂魄、适寒温、和喜怒者也……志意和则精神专直，魂魄不散，悔怒不起，五脏不受邪矣。"

而从情志失常所导致疾病的角度来看，由神伤导致形伤的病机不外乎气机失调、损伤脏腑和耗伤精血三个方面。所以在身心疾病的治疗方面，"调形以治神"和"调神以治形"便成为中医治疗身心疾病的重要特色之一。临床必须重视"形神并调"的养生观念，不能单纯调神而忘却养形，也不能单纯养形而忘却调神，要做到形神兼备，才能够健康长寿，而尽终天年，度百岁乃去。

中医的"形神合一论"清楚地认识到形与神在疾病的发生过程中互为因果的关系，一方面，躯体生理活动的异常（形的异常）可以导致精神心理的疾病（神的疾病）；另一方面，精神心理的异常（神的异常）可能造成躯体生理病变（形的病变）。

2. 情志疗法

在疾病的治疗和预防方面，中医身心观一直认为"得神者昌，失神者亡"，只要"精神内守，病安从来？"并特别注重"以情胜情"的情志疗法。在"形神相即"的理论基础上，主张"治神"与"治形"并用的"身心并治"。特别是对精神心理疾病和身心疾病。中医学向来主张应用心理疏导等"意疗"的方法来解决。"意疗"，是指不用药物、针灸、手术等治疗手段，而是借助语言、行为及特意安排的场景等来影响患者的心理活动，唤起患者防治疾病的身心积极因素，促进或调整机体的功能活动，从而达到治疗或康复目的的治疗方法。

常用于临床的意疗方法主要有：①顺情从欲法，亦可称为顺意疗法或顺志疗法，是通过满足平凡的意愿、情感和生理需要，来达到祛除心理障碍的一种心理治疗方法。②开导解惑法，亦称为语言疏导法，是医生以语言为主要手段与患者交谈，使之明了与疾病有关的道理，以及自己所能做的努力，主动消除心理障碍的一种心理治疗方法。③情志相胜法，是指医生有意识地运用一种或多种情志刺激，以制约、消除患者的病态情志，从而治疗由情志所引起的某些身心疾病。该疗法是在中医理论指导下，依据由五行相克理论而产生的不同情志之间相互制约关系，以情胜情来治疗情志的方法；情志相胜疗法包括怒胜思疗法、恐胜喜疗法、喜胜忧疗法、忧胜怒疗法、思胜恐疗法、喜胜怒疗法、怒胜喜疗法、恐胜忧（悲）疗法。④移精变气法，也称移情易性法，是运用各种方法转移和分散患者精神意念活动的指向，即通过派遣情思，改变心志，以缓解或消除由情志因素所引起的疾病的一种心理疗法。⑤暗示诱导法，是指医生采用含蓄、间接的方式，对患者的心理状态产生影响，以诱导患者"无形中"接受医生的治疗性意见，或通过语言等方式，剖析本质、真情，以解除患者的疑惑，从而达到治疗由情志因素所引起疾病的目的。

中医学的心理治疗方法中，同样也有具有特色的行为疗法。由于中医学把各种心理疾病和躯体症状看成是异常行为，认为可以通过学习来调整和改造，以建立新的健康行为。因而在长期的临床实践中逐渐形成了中医学的行为疗法，主要有习以平惊法、矫正疗法、捕捉幻物法、行为诱导法、行为满足法、歌吟疗法、舞蹈疗法等。此外，还有气功疗法、音乐疗法、课业疗法等。其中气功是一种将调心、调息、调身融为一体的身心锻炼技能；将其作为心理疗法之一，主要是取其调心的内容，即运用其调控意识状态的技能、技巧以治疗精神疾患，并使其调息、调身的内容服务于调心的目的；其调控意识状态的技能、技巧主要包括意守、观想和入静。

在中医学的形神交互、整体合一观念的影响下，应用针、药等多种方法调节情绪、安神定志，治疗心理障碍和身心疾病也是临床常用的有效手段。

目前，对于情志疗法，王米渠等分析了《名医类案》中 196 例七情致病病案，发现心理治疗主要采用情志相胜治疗与两极情绪治疗。闫少校等对 122 例中医心理治疗医案进行分析发现，情志相胜法在心理治疗中使用最为频繁，其次为暗示解惑法、激情疗法、劝说开导法、顺情从欲法、行为诱导法。柳青对有过度恐惧情绪的 12 例学生患者仅用思胜恐法治疗取得了满意疗效。情志相胜疗法除了广泛运用于情志疾病外，亦多用于非情志疾病，尤其是心脑血管疾病的治疗、调护和预防。叶励新等发现情志相胜疗法可改善脑卒中偏瘫患者的焦虑状态，减轻患者抑郁情绪，提高其接受康复治疗的主动性和积极性，从而改善机体功能，减轻残疾程度。将情志相胜理论用于自我调控养生，情志相胜可发挥人类特有的心神（自觉意识）的"主观能动作用"，端正观念，树立豁达的心性，提高心理应激能力。

3. 中医情志疗法案例

心平气和是生命本能。中国古代情志法主要是用五行相克理论来表述情绪之间相互制约关系的经典提法，其基本原理是脏腑情志论和五行相克论的结合，将人体归纳为五个体系并按五行配五脏、五志，然后利用情志之间相互制约的关系来进行治疗的心理疗法，即运用一种情志纠正相应所胜的另一种失常情志。因此，它在心理治疗方法上独具特性。

五行相克理论认为，五行之间存在着一种相互制约的相胜关系，即金胜木，木胜土，土胜水，水胜火，火胜金。《黄帝内经》具体论述了情志相胜心理疗法的基本程序：喜伤心，恐胜喜；怒伤肝，悲胜怒；思伤脾，怒胜思；忧伤肺，喜胜忧；恐伤肾，思胜恐。具体利用五行相克理论治病的案例如下：

（1）喜伤心，恐胜喜。喜为心志，喜甚伤心气，可致喜笑不止或疯癫之症。治之以"祸起仓卒之言"或其他方法使之产生恐惧心理，抑其过喜而病愈。清代《冷卢医话》中记载一江南书生因金榜题名考中状元，在京城过喜而发狂，大笑不止。名医徐洄溪就诊，佯称其病不可治，告之逾十日将亡，并吩咐他速回家，路过镇江时再找一位姓何的医生，或许能起死回生。书生一吓，果然病愈。但又因此郁郁寡欢往回走。至镇江，何医生就把徐洄溪早已送来的书信给书生看，并解释其中的缘由，经开释，病痊愈。

（2）怒伤肝，悲胜怒。怒为肝的情志表达，但过怒因肝阳上亢，肝失疏泄而表现出肢体拘急，握持失常，高声呼叫等症状。治之以"恻怆苦楚之言"诱使患者产生悲伤的情绪，有效地抑制过怒的病态心理。《景岳全书》中记载：燕姬因怒而厥，张景岳诊后便声言其危，假称要用灸法才能治好。燕姬知道灸法不仅会引起疼痛，而且会损毁面容或身体其他部位的皮肤。于是，继而转悲，悲则气消，将胸中的郁怒之气排解。这样就克制了愤怒的情绪，消除了愤怒引起的疾病。

（3）思伤脾，怒胜思。正常的思虑为生理心理现象。但"过思则气结"，可使人神情怠倦，胸膈满闷，食纳不旺等脾气郁滞，运化失常。治之以"污辱斯罔之言"激患者盛怒以冲破郁思，使患者重新改变心理状态达到治疗的目的。《续名医类案》中记载一女性因思亡母过度，诸病缠身，百药不治。韩世良借此女平时信巫，便离间母女关系，假托母死因女命相克，母在阴司要报克命之仇，生为母女，死为仇敌。女闻后大怒，并骂："我因母病，母反害我，何以思之！"遂不思，病果愈。

（4）忧伤肺，喜胜忧。悲忧皆为肺志，太过则使人肺气耗散而见咳喘短气、意志消沉等症状，还可由肺累及心脾致神呆痴癫、脘腹痞块疼痛、食少而呕等，治之可设法使患者欢快喜悦而病愈。《儒门事亲》中记载一患者因闻父死于贼，过度悲伤忧郁，心中结块痛不可忍。张子和便学巫婆的样子又唱又跳又开玩笑，"以谑浪亵押之言娱之"，使患者畅怀大笑，一二日后心下块皆散，不药而愈。由此可见，我国古代情志相胜疗法对器质性病变也有很好的疗效。

（5）恐伤肾，思胜恐。过度或突然的惊恐会使人肾气不固，气陷于下，惶惶不安，提心吊胆，神气涣散，二便失禁，意志不定等，可以用各种方法引导患者对有关事物进行思考，以制约患者过度恐惧，或由恐惧引起的躯体障碍。其实这就是一种认知疗法，通过树立正确的认知来治疗心理疾患。《续名医类案》中卢不远治疗一恐死症就是首先用语言开导，然后带他学习一种"参究法"，即参禅，和患者一起研究生命之源，深究生死，对其进行深入的思考，使患者对生死不再恐惧从而病愈。

情志疗法在中国古代治疗心理疾病方面的确显示出了巨大的功效。在史料记载中有许多的案例：①激怒疗法：传说战国时代的齐闵王患了忧郁症，请宋国名医文挚来诊治。文挚详细诊断后对太子说："齐王的病只有用激怒的方法来理疗才能治好，如果我激怒了齐王，他肯定要把我杀死的。"太子听了恳求道："只要能治好父王的病，我和母后一定保证你的生命安全。"文挚推辞不过，只得应允。当即与齐王约好看病的时间，结果第一次文挚没有来，又约第二次，第二次没来又约第三次。第三次同样失约，齐王见文挚恭请不到，连续三次失约，非常恼怒，痛骂不止。过了几天文挚突然来了，连礼也不见，鞋也不脱，就上到齐王的床铺上问疾看病，并用粗话、野话激怒齐王，齐王实在忍耐不住了，便起身大骂文挚，一怒一骂，郁闷一泻，齐王的忧郁症也好了。文挚根据中医情志治病的"怒胜思"的原则，采用激怒患者的治疗手段治好了齐王的忧郁症，给中国医案史上留下了一个心理疗法的典型范例。②逗笑疗法：清代有一位巡按大人，患有精神抑郁症，终日愁眉不展，闷闷不乐，几经治疗，终不见效，病情却一天天严重。经人举荐，一位老中医前往诊治。老中医望闻问切后，对巡按大人说："你得的是月经不调症，调养调养就好了。"巡按大人听了捧腹大笑，觉得这是个糊涂医生怎么连男女都分不清。自后，每想起此事，仍不禁暗自发笑，久而久之，抑郁症竟好了。一年之后，老中医又与巡按大人相遇，这才对他说："君昔日所患之病是'郁则气结'，并无良药，但如果心情愉快，笑口常开，气则疏结通达，便能不治而愈。你的病就是在一次次开怀欢笑中不药而治的。"巡按大人这才恍然大悟，连忙道谢。③痛苦疗法：明朝有个农家子弟叫李大谏，自幼勤奋好学，头一年考上了秀才，第二年乡试，又中了举人，第三年会试，又进士及第，喜讯连年不断传来，务农的父亲高兴得连嘴都"挂"到耳朵上了，逢人便夸，每夸必笑，每笑便大笑不止，久而久之，不能自主，成了狂笑病，请了许多医生诊治，都没有效果。李大谏不得已便请某御医治疗。御医思考良久，才对李大谏说："病可以治，不过有失敬之处，还请多加原谅。"李大谏说："谨尊医命，不敢有违。"御医随即派人到李大谏的家乡报丧，给他父亲说："你的儿子因患急病，不幸去世了。"李大谏的父亲听到噩耗后，顿时哭得死去活来，由于悲痛过度，狂笑的症状也就止住了。不久，御医又派人告诉李大谏的父亲说："你儿子死后，幸遇太医妙手回春，起死回生被救活了。"李大谏的父亲听了又止住了悲痛。就这样，历时10年之久的狂笑病竟然好了。从心理医学来讲，此谓相反疗法。④怡悦疗法：传说古代名医张子和善治疑难怪病，在群众中享有崇高威信。一天，一个名叫项关令的人来求诊，说他夫人得了一种怪病，只知道腹中饥饿，却不想饮食饭菜，整天大喊大叫，怒骂无常，吃了许多药，都无济于事。张子和听后，认为此病服药难以奏效，告诉患者家属，找来两名妇女，装扮成演戏的丑角，故作姿态，扭扭捏捏地做出许多滑稽动作，果然令患者心情愉悦。患者一高兴，病就减轻了。接着，张子和又叫患者家属请来两位食欲旺盛的妇女，在患者面前狼吞虎咽地吃东西，患者看着看着，也跟着不知不觉地吃起来。就这样，利用怡悦引导之法，使患者心情逐渐平和稳定，最后达到不药而愈。⑤羞耻疗法：羞耻是人的本能，中医学利用人的这一本能，治疗一些疑难怪症，都收到了神奇的意外效果。传说有一民间女子，因打哈欠，两手上举再也不能下来，药物治疗皆无效果。名医俞用右利用女子害羞的心理，假装要解开这位女子的腰带，扬言要为她做针灸治疗，女子被这突如其来的手势动作惊怒了，不自觉地急忙用双手掩护下身，急则生变，双手顺势自然下垂复原。这是中医学采取的"围魏救赵"的心理疗法，收到了立竿见影的效果。

（二）西医心理健康技术

西医心理健康技术主要体现在其心理学和行为医学的发展。西医心理健康是指正常的精神、活动和心理素质。这些受遗传和环境的双重影响，尤其是幼年时期的原生家庭的教养方式，对心理健康的发展影响甚大。心理健康突出在社交、生产、生活上能与其他人保持较好的沟通或配合，能良好地处理生活中发生的各种情况。心理健康有广义和狭义之分：

狭义的心理健康主要是指无心理障碍等心理问题的状态；广义的心理健康还包括心理调节能力、发展心理效能能力。主要代表人物有加斯纳——催眠、冥想技术最早创始人；神经病学之父沙可——弗洛伊德的老师，现代神经病学的奠基人，主要贡献是对脑神经回路的雏形进行最早描绘；麦斯麦提出动物磁性说；弗洛伊德提出性本能和破坏性本能理论；赖希，提出生命能理论；荣格提出宇宙能和"情结"的概念，把人格分为内倾和外倾两种，意识、个人无意识和集体无意识三层；波尔斯提出完形和存在主义，聚焦在三个部分：个人自我负责、活在当下、完成未尽事宜；马斯洛提出超个人心理学等。

行为医学就是从医学的角度来研究人类行为的学科。行为医学关注的重点是那些与人的健康关系密切的行为研究，从而指导人们树立健康行为，矫正异常行为，改变不合理的生活方式和不良习惯。第二次世界大战后，许多国家工业化、城市化、生活节奏加快、生活方式改变、人口平均寿命增加，威胁人类生命与消耗医药资源最大的几种疾病已经不是自然疫源所致的传染病或营养不良、寄生虫病等，而是与社会心理因素、人类生活方式、人类自身行为密切相关的疾病，如心脑血管病、肿瘤、意外事故、抑郁症等。这些疾病都不与生物学致病因素直接相关，而与精神应激、过劳、生活方式或行为方式不良（如进食过多特别是高脂高盐饮食、体力活动过少或过多、吸烟、酗酒）有关。

现代医学模式即生物-心理-社会医学模式，从医学整体论出发，分析了自然、社会、生理、心理诸因素对健康的综合作用，但其核心是强调社会因素的决定性作用，认为人只要处于自然、社会、生理、心理的平衡状态并互相协调运动，便是健康，否则即为疾病。现代医学模式是对生物医学模式的更正与补充，它不仅重视生物个体本身，更重视影响个体和群体健康的社会、心理和精神状态，从医学角度出发，全方位地探讨生物因素、心理因素、社会因素对人体健康、疾病的影响。生物、心理、社会三因素相互作用、相互影响、高度统一，任何一方出现问题都会牵涉另外两方面，如躯体疾病可以引发心理问题，而心理问题引发的适应不良可导致社会功能障碍，社会因素如人际关系紧张、矛盾冲突、压力等又可以导致心理疾病出现，如紧张、焦虑、抑郁、困惑、烦恼等。长期的心理矛盾又是身心疾病产生的原因。所以应从生物、心理、社会三方面着手，全面地对疾病进行诊断、治疗、预防、康复和护理。

（三）结论

现代西方心理学是一个有着一定规模、对人类生活的各个领域都产生深远影响的学科，以人的大脑的具体结构为生理基础论述了人在社会中的各种行为、性格等人的后天功能，对人们的各种行为意识均有科学的描述，对人类心理健康有很大的指导作用。

中医情志/心理学认为人体本身是一个有机整体，并且人与自然、社会是一个统一体，"身心合一"或"形神合一"是中医学对心理与生理、精神与躯体间关系的最准确、最完整、最精辟的概括。它很早就以人为中心，以自然环境与社会环境为背景，用系统的整体性原则、联系性原则对生命、健康、疾病等重大医学问题作了广泛的讨论。因此，中医学在讨论生命、健康、疾病等重大医学问题时，不仅着眼于人体自身，而且重视自然环境和社会环境对人体的各种影响。在防治疾病的过程中，要求医者既要顺应自然法则，因时因地制宜，又要注意调整患者因社会因素导致的精神情志异常，提高其适应社会的能力。中医情志/心理学与西方的现代心理学根植于不同的文化土壤中，产生的理论渊源也不相同。中医心理疗法符合中国人的文化背景和社会历史特点，更能够满足中国人的心理治疗需要，治疗的阻抗较低，大多能够取得让患者较满意的疗效。

中医学、西医学都有很完善的心理医疗理论体系，但是治疗思路不一样：中医学是从宏观、功效的角度考虑，西医学是从微观、实证的角度考虑，是两套完全不同的概念。中医学"治未病"的能力更强，由于患病的轻重程度不一样，因此，治疗的首要任务也不一样，通常采用"急则治其标，缓则治其本"的原则。西医学更注重疾病发生后的治疗，而中医学不仅仅是治疗疾病还注重疾病发生前的预防，因此，中医学更加注重身心的养生保健。

中医学强调整体论，西医学则强调还原论，中西医结合可以利用现代科学的知识、技术、方法来整理研究中医的理、法、方、药，取两种不同体系学术的优点与精华，将两种医学融汇或整合，形成一个更完善的医疗体系。提高临床疗效，既需要继续完善中医心理学的理论体系，同时也需要适应社会发展的需要，不断地从多层次、多角度、多形式等方面去研究中医心理治疗学，并结合中国传统文化的精髓，积极吸收西方心理学、精神治疗学中有利于中医心理学发展的部分，从而发挥中医特色，拓展中医理论与实践，为中西医结合治疗心理疾患做贡献。

六、中医起居健康技术

（一）中医起居健康理论

在中医学"治未病"中，起居养生是最基础的内容，涉及人们日常生活的方方面面。做好起居养生是健康的前提条件。早在《素问·上古天真论》中记载："上古之人……饮食有节，起居有常，不妄作劳，故能形与神俱，而尽终其天年，度百岁乃去。今时之人不然也……逆于生乐，起居无节，故半百而衰也。"这告诫我们应该遵守常态，尊重自然发展的规律，对于过于妄之的患者，更应该适当调整，做到饮食有节、起居有常，在有序的生活规律中康复。《伤寒论》中在顺应病情的护理、生活起居的寒热适中护理、病后护理、病情反复发作调护等方面奠定了生活起居护理基础。唐代医家王焘曾指出："凡虚劳之病，坐卧居处，不宜伤冷，亦不得过热"，总结了面对虚劳患者在生活起居方面如何护理的经验，对现代临床护理有很高的实用性价值。

1. 顺应四时调阴阳，四时气候护理

起居应适应四时气候变化，要遵循"春夏养阳，秋冬养阴"的原则。春夏之季由寒转暖，由暖转热，宇宙万物充满新生繁茂景象，是人体阳气生长之时，此季应该增加室外活动的时间，以调养阳气，使阳气更加充沛，凡有耗伤阳气及阻碍阴气的情况皆应避免。因此，在春夏季护理中，要保护患者体内阳气不过分消耗。对慢性阳虚的患者，除在春季用食物或药物补阳气以外，还要防止风邪侵袭；夏季不贪凉夜露，避免损害阳气，在酷暑炎热之白昼，当阴居避暑热，以免出汗多伤卫阳，可适当饮用生津止渴降温饮料，此时尽量做到体内阳气无过多损耗，若有所贮备，则到秋冬就能抵御寒邪侵扰，这样不但有益于患者康复，亦可预防秋冬发生腹泻、咳喘等症。

秋冬之季气候由热转凉而寒，万物都趋于收藏状态，人们应防寒保暖，使阴精藏于内，阳气不致外泄。所以在秋冬时节，要保持患者机体阴津藏而不外泄。对慢性阴虚精亏患者，借此季节以食或药来填补阴精，使阴精积蓄，才能预防春夏阳亢之时对阴精的耗散，应以平调为宜；肾精亏损、肾阳虚的患者，则应温补阳气，此时以食或药温补为宜。所以在冬季，风和日暖之际，鼓励患者常晒太阳取暖，以补体阳，在此季节应适当早卧晚起，在严寒之际不宜外出，以防"冬伤于寒，春必温病"之证出现。

2. 环境适宜避外邪

外邪即我们所称的"六淫"。"六淫"是风、寒、暑、湿、燥、火六种外感病邪的统称。风、寒、暑、湿、燥、火原本是自然界中六种不同的气候变化，在正常情况下，称为"六气"，一般不会导致人体发病，只有当四季气候变化异常，加上人体正气不足，抵抗力下降时，"六气"才能成为致病因素。中医学将反常的"六气"称为"六淫"。六淫是导致人体发病的因素，所以又称为"六邪"。"六淫"致病多与季节气候、居处环境有关。所以，养生应主动掌握四时气候的变化规律，做到春防风、夏防暑、长夏防湿、秋防燥、冬防寒。

3. 起居有常宜动静

人体的患病过程，即是正邪相搏的过程，若正盛邪衰，则疾病逐渐痊愈；若邪盛正衰，则疾病继续发展。在护理过程中应注意生活起居要有规律，不可过劳，要保持充足的睡眠；亦不可过逸，要做到起居有常，动静结合才能有利于疾病的痊愈。我国历代医学十分重视生活起居养生，积累了极其丰富的经验，如夏季天气炎热，昼长夜短，应适当延长午休时间；冬季天气寒冷，昼短夜长，应早睡晚起。每日患者睡眠时间不宜过长，否则会使人精神倦怠，气血瘀滞；若睡眠时间不足亦耗伤阴血，故有"服药千朝，不如独眠一宿"之说。特别是以昼作夜，阴阳颠倒，更耗精血。所以要养成良好的生活起居习惯，保证作息时间规律，按时起卧，以保证充足的睡眠。

《素问·生气通天论》说："起居如惊，神气乃浮。"清代名医张隐庵说："起居有常，养其神也，不妄作劳，养其精也。夫神气去，形独居，人乃死。能调养其神气，故能与形俱存，而尽终其天年。"这说明起居有常是调养神气的重要法则。神气在人体中具有重要作用，它是对人体生命活动的总概括。人们若能起居有常，合理作息，就能保养神气，使人体精力充沛，生命力旺盛，面色红润光泽，目光炯炯，神采奕奕。《黄帝内经》告诫人们，如果"起居无节"，便将"半百而衰也"。

孙思邈《备急千金要方》中说："养性之道，常欲小劳，但莫大疲及强所不能堪耳。"古人主张劳逸"中和"，有常有节。劳动本来是人类的"第一需要"，但劳伤过度则可内伤脏腑，成为致病原因。《庄子·刻意》说："形劳而不休则弊，精用而不已则劳，劳则竭。"劳役过度，精竭形弊是导致内伤虚损的重要原因。如《素问·宣明五气》说："五劳所伤，久视伤血，久卧伤气，久坐伤肉，久立伤骨，久行伤筋。"过度劳倦与内伤密切相关。叶天士医案记载：过度劳形奔走、驰骑习武，可致百脉震动，劳伤失血，或血络瘀痹，诸疾丛集。人到老年，气血渐衰，尤当注意劳逸适度，慎防劳伤。

4. 衣服着装

穿衣的原则既要顺应四时阴阳变化，又要舒适得体。夏季气候炎热，制作服装的基本原则是降温、通风透气，以利于体热和汗水的散发。《老老恒言·衣》说："夏虽极热时，必着葛布短半臂，以护其胸背。"即人们在夏季至少穿着背心、短袖衫之类，尤其是对体弱者和老年人更为重要；冬季气候寒冷，服装要防寒保温，宜选择织物厚、透气性小和保温性良好的深色材料。《老老恒言·衣》曰："惟长短宽窄，期于适体。"衣着款式合体才会既增添美感，又使人感觉舒适，从而起到养生保健的效果。

增减衣服注意宜忌。由于四季气候的变化各有一定的特点，所以脱着衣服时必须不失四时之节。《老老恒言·燕居》说："春冰未泮，下体宁过于暖，上体无妨略减，所以养阳之生气。"春季阴寒未尽，阳气渐生，早春宜减衣不减裤，以助阳气的升发。夏季尽管阳热炽盛，适当地脱着衣服，仍是避凉热的最佳方法。秋季气候转凉，亦要注意加衣，但要避免一次加衣过多。俗有"春捂秋冻"之说，即春季宁稍暖，秋季可稍凉。冬季"宜寒极方加棉衣，以渐加厚，不得一顿便多，唯无寒而已"（《摄生消息论》）。

衣服要随天气变化及时增减，切不可急穿急脱、忽冷忽热。《摄生消息论·春季摄生消息论》说："春季天气寒暖不一，不可顿去棉衣。老人气弱骨疏体怯，风冷易伤腠理，备夹衣，遇暖易之。一重渐减一重，不可暴去。"《老老恒言·燕居》亦说："绵衣不可顿加，少暖又须暂脱。"古人认识到穿衣不宜过暖过寒，否则反倒容易受邪致病。因为衣服过暖或过寒，机体缺乏耐受风寒的能力，而使抗邪防病之力减弱。至于老人和身体虚弱的人，由于对寒热的耐受性较差，所以又当尽量注意慎重脱衣，以免风寒暑湿之侵，小心调摄。《彭祖摄生养性论》说："先寒而后衣，先热而后解"，说明衣服的脱着应根据天气变化及时更换。此外，出汗之后，穿脱衣服尤宜注意如下二者。一者，大汗之时忌当风脱衣，如《备急千金要方·道林养性》说："凡大汗勿偏脱衣，喜得偏风半身不遂。"这是因为大汗之时，人体腠理发泄，汗孔开放，骤然脱衣，易受风寒之邪侵袭而致病。二者，汗湿之衣勿得久穿，如《备急千金要方·道林养性》说："湿衣及汗衣皆不可久着，令人发疮及风瘙"；《老老恒言·防疾》亦说："汗止又须即易"。因为汗后湿衣不易干，伤害人体阳气。汗后腠理虚，汗湿滞留肌肤，易产生风寒湿之类的病邪。

（二）西医起居健康技术

1. 西医起居作息

现代医学证实人的生命活动都遵循着一定周期或节律而展开。如人的情绪、体力、智力等也都有一定的时间规律，体力、情绪和智力的节律周期分别为 23 天、28 天和 33 天，每个周期又分为旺盛和衰退两个阶段。人的体温总是 2～6 时最低，14～20 时最高。脉搏和呼吸是清晨最慢，白天较快。血压也是白天高，夜间低。

规律的生活作息能使大脑皮质在机体内的调节活动形成有节律的条件反射系统，这是健康长寿的必要条件。培养规律的生活习惯的最好措施是主动地安排合理的生活作息制度，做到每日定时睡眠、定时起床、定时用餐、定时工作学习、定时锻炼身体、定时排大便、定期洗澡等，把生活安排得井井有条，使人们生机勃勃，精神饱满地工作、学习。这样，对人体健康长寿大有益处。

现代医学研究认为，合理的劳动对心血管、内分泌、神经、精神、运动、肌肉等各个系统都有好处。适当休息也是生理的需要，是消除疲劳、恢复体力和精力、调节身心必不可缺的方法。现代实验证明，疲劳能降低生物的抗病能力，易于受到病菌的侵袭。有研究给疲劳和未疲劳的猴子同时注射等量病菌，结果发现疲劳的猴子被感染得病，另一方却安然无恙，这说明合理休息是增强机体免疫能力的重要手段。

根据生物进化理论，用则进废则退。现代研究证明，一个人经常合理地用脑，不但不会加速衰老，反而有防止脑老化的功能。实验证明，在相同年龄组的人群中，能够经常性合理用脑的人脑萎缩少，空洞体积小。因而得出结论，经常性合理用脑，可以预防衰老，增加智力，尤其是能够预防老年痴呆。

2. 衣服着装

服装的主要功用就在于御寒防暑，保护机体免受外界理化因素的刺激和生物因素的侵袭。现代研究认为，人体和衣服之间存在着一定的空隙，被称为衣服内气候。衣服内气候的正常范围是：温度（32±1）℃，风速（0.25±0.15）m/s。适当的衣服内气候，可使人的体温调节中枢处于正常状态，维护温热感，有利于提高工作效率和恢复体力。若衣服内气候失常，则体温调节中枢处于紧张状态，甚至可影响到机体其他系统的功能，造成疾病。衣着适宜，可使人体与外在环境之间进行正常的热量交换，从而维持衣服内气候的相对稳定，达到保健的目的。

制装的原则既要符合四季变化，又要舒适得体。

（1）符合四季变化：选择衣料，应根据不同季节各有所异。在我国四季分明，制装应符合季节变化的特点。春秋季节气候温和，多种纺织品均可选作衣料，由于春季多风，秋季偏燥，故制装时选择透气性和吸湿性适中的衣料为宜。化学纤维纺织品的透气和吸湿性能都低于棉织品，而高于丝织品，最适宜作春秋季节的衣料，并且具有耐磨、挺括、色泽鲜艳的优点。有些化纤品对人体还有一定的医疗作用，如用氯纶纤维为原料制成的衣服，其导电性能差，穿在身上与皮肤摩擦，会产生并蓄积相当量的静电，此静电对人体的关节可起到轻度的、类似电疗的作用。不过由于化学纤维在生产过程中，掺入了一些其他物质，有时会对皮肤产生一些不良刺激，如果注意做到勤换衣服，则可避免这种现象。

（2）舒适得体：人们应当做到"量体裁衣"。保障衣着有利于气血运行和正常发育，尤其是在青少年时期，生长发育比较旺盛，不可片面追求线条美和造型，衣着和服饰不应过紧过瘦。现代研究认为，若衣着压力超过 $30g/cm^2$，人体就有一种压迫感，穿着就会不舒适。如果年轻女性长期束胸及乳罩过紧，则会影响胸廓发育，降低肺活量，束腰过紧，可致肋缘凹陷、胸廓变形、腹腔脏器移位，有损健康；相反，衣着过于肥大、襟袖过长，则不利于保暖，也不便于活动，对于老人、儿童及某些专业人员还是不安全因素，容易造成外伤和事故。

（三）结论

起居有常是中国古代养生学的重要范畴，是强身延年的重要途径。其具体内容主要包括作息有时、活动有节、劳逸适度及顺应天时等环节。中医学认为，起居有常要求顺应四时之阴阳，人生活在自然界中，与大自然息息相关，人的起居只有顺应四时之阴阳变化，才能身体健康。有规律的周期性变化是宇宙间的普遍现象，从天体运行到人体生命活动，都有内在规律。现代西方医学也已证实，人的生命活动都遵循着一定周期或节律而展开，当人体生理时钟被搅乱时，人体器官、细胞难以按照原有的节律活动，生理功能当然逐步下降，健康势必受到影响。当今社会竞争激烈，工作、学习压力增大，生活节奏加快，生活方式多样，与生活起居不良相关的疾病多发，严重影响人们的身心健康。中西医学从各自理论出发对起居作息及衣服着装进行研究，形成了较为一致的看法。因此，做好起居养生，未病先防以治未病，显得尤为迫切、更加重要。

七、中医环境健康技术

（一）中医环境健康理论

环境养生的思想理论是在古代朴素的辩证法思想的指导下形成的，注重环境养生的实践活动早在远古时期已有萌芽，然而直至春秋战国时期医学经典著作《黄帝内经》的成书，环境养生的思想理论才被真正载入医学体系中，在后世历代医学家及养生家的代表著作中都可见散在的环境养生学说的论述。《庄子·齐物论》中就有记载，西周时人们已经认识到气候异常可导致疾病流行，居湿地会发生腰疾。《吕氏春秋》中提到"轻水所，多秃与瘿人""饮食居处适，则九窍百节千脉皆通利矣"，并且还强调要"避燥湿"，房间大小要适度。再如《左传》中所论"谓雨湿之气，感而为泄。故梅雨时，尤宜远湿""土厚水深，居之不疾"，表明这个时候的人们已经注意到不良的环境能使人致病，而良好的自然环境可以防治疾病。祖国医学的奠基之作《黄帝内经》可谓是最早记载有环境与人体健康相关关系并作了详细论述的著作，提出"天人相应"的环境养生观。

对人们居住环境和建筑设计的研究主要体现在中国的风水学中。早在东汉初年，班固在其所著的《堪舆金匮》中就对风水学有所研究。唐太宗时有关风水学的研究总结归纳成《堪舆经》流传下来。随着风水学的传承与发展，现代风水学逐渐融入了更多科学的理念，在当今社会中依然为人们广泛信仰。有关家居风水的研究在设计与装修中得到广泛关注，主要体现在两个方面：①外在环境对房屋的影响；②室内住宅与人的生活。研究的内容随着室内住宅造型的改变不断发生变化，但是从风水学原理来看，住宅应与人体气场和谐统一是不变的。在风水学中，还讲究接财添丁，迎吉避凶。由于风水是在日常的生活中逐渐演化来的，它以空间合理布置作为依据，同时还考虑到了居住者的安全及心理需求变化等。

1. 室外环境

风水学中选择"吉地"建房，是指利用一些工具如罗盘或尺子，根据五行与八卦学说的理论指导来选址，而五行与八卦源于《周易》中关于风水学的主要观点。五行与八卦学说对选址的规律根据五行相生与相克来进行：分别是木生火，火生土，土生金，金生水，水生木。五行相克的规律是木克土，土克水，水克火，火克金，金克木。八卦，即乾、坤、震、巽、坎、離、艮、兑。九宫，即在八卦之宫外再加上中央宫，合称九宫，代表九个方位。住宅方位即是利用八卦九宫的阴阳调和来确定的。古人根据"气乘风则散、界水则止"

的原理，得出"河右为吉，河左为凶"的结论，后来演变为建城选址的准则之一。对于住宅设计，得出了下面一种约定俗成的选址模式：左有河、右有路、前有池、后有山。

因此，养生学家首先主张"择地而居"，良好居住环境的选择有利于机体的身心健康。理想的居住环境首先会选择依山傍水的地势，这种住宅不但可以为人们带来山、水本身的优势，增强环境的美感、丰富水资源，还能形成一个小的气候回圈带，因为在冬季，山体及山上的树木作为天然屏障，可遮挡猛烈的风沙，减缓寒冷的气流，夏季山上茂密的树林，可减少阳光的强烈辐射，降低气温，调节炎热气候，绿树成荫，鸟语花香，可增添生活情趣，并且临水使日常生活用水方便，又可潮润空气，减少污染。

其次应选择坐北朝南的坐向建房子。我国处于北半球，大多数时间太阳位置偏南，选择房子坐北朝南有利于室温调节和室内采光。因为冬季太阳的位置靠南，阳光斜射可以直接进入房间内，保证室内有一定的光照时间，并可避免冬季呼啸北风直接进入室内，有利于提高室内的温度；夏季太阳的光线与南墙形成的角度较小，房子的墙面和窗子所接受的辐射热量较少，有利于降低室内的温度，并且有利于夏季南风进入室内，使空气流通。

再次应绿化环境。满目葱翠的环境不仅有益于人体新陈代谢，对心理起调节、镇静作用，还可净化空气、减弱噪声、减轻污染，改善气候，消灭病菌，保护人类健康。在没有办法依山傍水的情况下，就应该设置一些人造假山、植树、绿化公园、设置喷泉等，可使居住环境空气清新，风景宜人。

最后要搞好居住环境卫生，减少污染。清洁、整齐、卫生、舒适的居住环境，可以预防和减少疾病，促进健康和长寿。另外，还要重视居室的通风、采光、保暖，强调阴阳适中。

2. 室内环境

居室结构对居室面积的要求是宽敞适中，符合卫生学的要求。居室进深是指开设窗户的外墙内表面至对面墙壁内表面的距离。进深不宜超过从地面到窗上缘的一倍，以便于布置室内家具为宜。

居室内微小气候是指室内由于围护结构墙、屋顶、地板、门窗等的屏障作用，形成的与外界大气候略有差异的室内气候。室内微小气候良好主要包括适宜的气温和湿度、气流畅通、热辐射等。

室内要注意采光，房间内接受适宜的太阳光照有益身体健康。居室通风，外廊式住宅一侧为房间，另一侧为开放式走廊的外廊，除能起到阳台和遮阳作用外，较容易形成穿堂风，适合于炎热地区。人们应该养成定时通风的好习惯，注意定时开窗，使得室内污浊的空气排出室外，室外的新鲜空气进入室内。

养几盆花草可以丰富人们的业余生活，陶冶人们的情操，还能美化室内环境。客厅一般是一家的中心，是财位，可摆上茂盛的植物，如发财树、铁树、万年青这种易养活的四季常青植物；还可在电视机旁摆上一盆文竹，文竹在夜间能清除很多有害物质，散发的芳香能护肝养肝，同时竹子代表平安，也象征良师益友；在卧室内部的窗台上或者阳台上放置盆景，能够将外面的阳气和蓬勃的生机引入室内，使生活和谐光明；还可在进门的对角线财位上放置盆景，可选择易于养殖的圆叶植物，从而使整个房间绿意盎然，增加家庭的生气和财运。

（二）西方环境健康技术

现代科技和经济的飞速发展，促使人们对生活和居住环境的质量提出了更高的要求。人们已不满足于基本的居住要求，而是越来越迫切追求舒适而健康的人居环境。因此，健康居住建筑应运而生。健康的居住环境，能够减少建筑对地球资源和环境的负荷与影响，使人造建筑景观环境与自然环境相互协调，融为一体，创造出既适合居住，又保护自然的最佳社会生活空间，实现人文、社会和环境、效益的有机统一。

1. 健康居住环境

健康居住环境是指在楼宇结构功能设置、户型和建筑整体布局、室内外生态环境、自然绿化景观、建筑与装饰材料、个人与小区生活卫生和人群的精神风貌等一系列方面，都具有积极向上、安全卫生、舒适实用的功能。它的核心是人、环境和建筑；其目标是全面提高人居环境品质，满足居住环境的健康性、自然性、环保性、亲和性和行动性。发展健康住宅要合理选择住宅基地；住宅设计上，要满足安全性、舒适性要求，要便于交往，增加绿化面积；健康住宅建设上，要尽可能保护和利用自然条件，扩大人与自然的关系，增加立体绿化和植物立体配置，发展阳台、屋顶绿化，保持人与自然的高接触性。不仅在居住区的选址和规划上，而且在居住区的水环境、绿地与景观、公共卫生、体育健身上要保证符合健康卫生的前提。

2. 住房选择

住房的挑选对健康有很大的影响。人们每天大约有 14 小时是在家里度过的。国外很多相关方面的研究表明，不仅住房占有形式、住房结构、住房的室内状况等直接影响着居民的健康，而且住房周围的环境、社区卫生服务状况及社区治安等都与居民的身体和精神健康密切相关。

（1）住房的建筑、装饰材料：不同建筑材料的放射水平不同，从而导致室内的 γ 辐射剂量不同。其中，硅酸盐砌块、粉煤灰砖、花岗岩等建筑材料的放射水平较高，使用这些建筑材料的室内的 γ 辐射的有效剂量当量偏高，影响居民健康。因此，装修引起的室内空气污染严重影响居民的健康。

（2）室内的通风换气：使用液化气热水器引起室内空气 CO 污染，引发接触者血液中碳氧血红蛋白（COHb）升高。住房面积小、室内空气流通差等会引发儿童氟斑牙。封闭阳台对人体，特别是对儿童极为不利。

（3）选择健康住宅：在选择住宅时，不仅需关注与住宅相关联的物理量值，诸如温度、湿度、通风、换气、噪声、采光和空气质量等，而且还需主观性心理因素值，诸如平面空间布局、私密保护、视野景观、感官色彩、材料选择等，应回归自然，预防和避免因住宅引发的疾病，营造健康环境。

3. 植物栽种对健康的影响

植物可以通过光合作用吸收二氧化碳，释放氧气，因此室内养花有益于人的呼吸。另外，有些植物还具有吸收灰尘、驱赶蚊虫、防治疾病等特殊功效。室内绿化装饰是将盆栽园艺与建筑装饰艺术结合起来，集科学性与艺术为一体。室内建筑空间融入自然景色可满足人们精神消费的需要。家居环境是人们日常休息的主要环境，有了绿化植物的装点，在结束了一天的工作或学习后回到家中，仿佛置身于大自然的怀抱中，可以起到舒缓压力的作用。

但如果植物选择不当也会对健康带来不利影响。有些植物如状元红和五色梅（俗称头晕花）等会散发有毒气息，经常接触对人体不利；能产生异味的花卉松柏类植物，如玉丁香、指骨木会放出较浓的松香油味，引起人们食欲下降、恶心等，特别对一些老年支气管炎和哮喘患者有一定的刺激；耗氧性花草丁香、夜来香等在夜间停止光合作用时，也会消耗大量氧气，排放大量废气，对人体产生不利的影响。

（三）结论

中国传统居住环境和房屋设计选择体现在中国特有的风水学，它与《周易》的阴阳八卦理论相结合，具有独特的环境选择和房屋设计视角。但是随着近代西方科学技术进入中国，人们逐渐吸收、接受西方的生活环境和房屋建设思想，中国的风水学逐渐缩小了使用的范围，取而代之的是现代西方健康和可持续发展的绿色环保人居环境理念。除此之外，现代健康生活环境还包括社会环境建设思想，具体包括：①改善社会、政治因素的影响，主要表现在国家政权所制定和实施的方针、政策、法律、法令对医学卫生保健事业的作用方面，如各国通过环保立法，利用新科学技术，对环境的污染与破坏进行防控；建立健全的医疗卫生组织系统，培养医学人才，发表医学研究成果；保持国家政局稳定，使国民安居乐业，创造和谐、稳定、公平、正义、民主的社会生活环境。②改善社会经济因素影响：提高生产力水平，利用先进科学技术，改善劳动条件，丰富人们的物质文化生活，良好营养状况，从而提高国民平均期望寿命。

第四章 中医健康状态辨识

中医健康状态的概念早在《黄帝内经》里已有相关的记载。人的健康不仅要与自然相统一，即"天人合一"，同时还要"阴阳自和""形与神俱"，这才是健康的内在本质。根据"阴平阳秘，精神乃治；阴阳离决，精气乃绝"的记载，可以把中医健康状态理解为一个阴阳平衡的动态平衡状态。钱学森在谈到中医理论对创建系统学的启发时也曾说："中医研究属复杂巨系统。人体是一个开放性的和有意识的复杂巨系统。"

一、中医学对人体构造的认识

从人体构造角度看，中医解剖知识有关于脾、肺、肾、肝、心、胃、小肠、大肠、胆、膀胱、脑、髓、子宫的毗邻关系和形态结构的描述。中医学的身体观认为，人的化生育长遵循着万物生灭变化的阴阳之道，身体的结构和功能是以五行为系统图式，两大系统（天地人的大宇宙和自我身心的小宇宙）之间、两大系统内部以气为沟通、交流的通道和媒介。

（一）中医学关于人体结构的理论

1.《黄帝内经》中对于人体结构的描述

中医学最早及最重要的经典《黄帝内经》描述的人体结构有两种，一种是肉眼能见的、物质形态结构，即显态结构，如书中屡屡提到的"五体、五官、荣华、九窍、四肢百骸"及肉眼可见的内脏等，这是古人通过对人体解剖获得的认识。在《灵枢·经水》中有这样的文字："若夫八尺之士，皮肉在此，外可度量切循而得之，其死可解剖而视之。"

《黄帝内经》重点分析、阐述的形态结构，即人体的隐态结构的重要组成部分是"脏腑""经络""精气神"等。这些结构只知存在于人体内并确实在发挥着功能，但并不知其呈何种形态，如经脉。《灵枢·经脉》曰："经脉十二者，伏行分肉之间，深而不见。"它是中华历史上全面揭示中医人体结构潜态系统的首创之作。

2. 中医学的阴阳理论对人体结构属性的描述

体现出中华民族辩证思维的特殊精神的阴阳学说认为：世界是物质性的整体，宇宙间一切事物不仅其内部存在着阴阳的对立统一，而且其发生、发展和变化都是阴阳二气对立统一的结果。阴阳学说也用来说明人体的组织结构、生理功能、病理变化，并指导临床诊断和治疗。阴阳学说对人体的部位、脏腑、经络、形气等的阴阳属性，都作了具体划分。

就人体部位来说，人体的上半身为阳，下半身属阴；体表属阳，体内属阴；体表的背部属阳，腹部属阴；四肢外侧为阳，内侧为阴。

按脏腑功能特点分，心、肺、脾、肝、肾五脏为阴，胆、胃、大肠、小肠、膀胱、三焦六腑为阳。五脏之中，心、肺为阳，肝、脾、肾为阴；心、肺之中，心为阳，肺为阴；肝、脾、肾之间，肝为阳，脾、肾为阴。而且每一脏之中又有阴阳之分，如心有心阴、心阳，肾有肾阴、肾阳，胃有胃阴、胃阳等。

在经络之中，也分阴阳。经属阴，络属阳，而经之中有阴经与阳经，络之中又有阴络与阳络。就十二经脉而言，有手三阳经与手三阴经之分、足三阳经与足三阴经之别。

在血与气之间，血为阴，气为阳。在气之中，营气在内为阴，卫气在外为阳等。

总之，人体上下、内外、表里、前后各组织结构之间，以及每一组织结构自身各部分之间的复杂关系，无不包含着阴阳的对立统一。

3. 藏象

中医藏象内涵五行，运用五行的生命哲学观、整体观、运动观、象数观、信息观，不仅把脏腑分属五行，而且从功能、象数、信息等方面，用立体、五元视角将人的五体、五官、五神、五液、五脉、五色、五声、五味等分属五行，构成以五脏为中心的五大系统。这五大系统与天、地之运气对接，构建了人与自然相应，息息相关的生命共同体。

（二）具体部位介绍

1. 五脏六腑

脏腑是人体五脏（心、肺、脾、肝、肾）、六腑（胆、胃、大肠、小肠、膀胱、三焦）和奇恒之府（脑、髓、骨、脉、胆、女子胞）的总称。其主要是人体内视之可见、触之可及的实体脏器，它是在古代的历史条件下，运用解剖学的方法，实际观察、测量而来的。根据生理功能特点，将脏腑分为五脏、六腑和奇恒之府三类。

（1）五脏：心、肺、脾、肝、肾。从形象来看，五脏属于实体性器官；从功能来看，五脏主"藏精气"，即生化和贮藏气血、津液、精气等精微物质，主持复杂的生命活动。所以说"所谓五脏者，藏精气而不泻也，故满而不能实"（《素问·五脏别论》）。满，指精气盈满；实，指水谷充实。满而不能实，是说五脏贮藏的都是精气，而不是水谷或废料。

心、肺、脾、肝、肾中有三项天人相应的类比：一是天地四时五行对人的五脏，其中四时加长夏为五时，以与五行五脏对应；二是天地生长收藏对人的五气，其中生长收藏是四时之气，在《黄帝内经》中又加长夏"化"为五时之气，而五气即五脏之气，可以理解为五脏的功能特性，与五时之气相应；三是四时有寒、暑、燥、湿、风之气象变化临加于万物，人则有喜、怒、悲、忧、恐神情变化展示生命活动，如此就建立了以生、长、化、收、藏为核心内涵的《黄帝内经》五脏概念。

（2）六腑：胆、胃、大肠、小肠、膀胱、三焦。"腑"通府，有府库之意。从形象来看，六腑属于管腔性器官；从功能来看，六腑主"传化物"，即受纳和腐熟水谷，传化和排泄糟粕，主要对饮食物起消化、吸收、输送、排泄的作用。所以说"六腑者，传化物而不藏，故实而不能满也"（《素问·五脏别论》）。六腑传导、消化饮食物，经常充盈水谷，而不贮藏精气。因传化不藏，故虽有积实而不能充满。但应指出，所谓五脏主藏精气，六腑传化糟粕,仅是相对地指出脏和腑各有所主而已。实际上,五脏中亦有浊气,六腑中亦有精气,脏中的浊气,由腑输泻而出,腑中的精气,输于脏而藏之。

(3)奇恒之府:脑、髓、骨、脉、胆、女子胞。奇者异也,恒者常也。奇恒之府,形多中空,与腑相近,内藏精气,又类于脏,似脏非脏,似腑非腑,故称之为"奇恒之府"。所以说"脑、髓、骨、脉、胆、女子胞,此六者,地气之所生也,皆藏于阴而象于地,故藏而不泻,名曰奇恒之府"(《素问·五脏别论》)。

藏象学说的内容主要为脏腑、形体和官窍等。其中,以脏腑,特别是五脏为重点。五脏是生命活动的中心,六腑和奇恒之府均隶属于五脏。因此,五脏理论是藏象学说中最重要的内容。

2. 经络

经络学说是研究人体经络系统的组成、循行分布、生理功能、病理变化,以及与脏腑、气血等相互关系的中医学理论,是中医学理论体系的重要组成部分,也是针灸及推拿学的理论核心。

经络纵横交贯,遍布全身,将人体内外、脏腑、肢节、官窍联结成为一个有机的整体,在人体的生命活动中,具有十分重要的生理功能。

经络包括十二经脉、奇经八脉、十二经别、十五络脉、十二经筋、十二皮部等。经络系统的主干是十二经脉,而十二经别是十二经脉在胸、腹及头的内行支脉。十五络脉作为十二经脉的外行支脉,是指人体十二经脉加上躯干前的任脉、躯干后的督脉各自别出的一络和躯干侧的脾之大络,共十五条,循行于四肢部及躯干前、后、侧三部。奇经八脉是具有特殊分布和作用的经脉。此外,经络的外部筋肉也受经络支配分为十二经筋;按照经络的分布将皮部也分为十二皮部。属于经脉方面的,以十二经脉为主,属于络脉方面的,以十五络脉为主,它们纵横交贯、遍布全身,将人体内外、脏腑、肢节连成一个有机的整体。正如《灵枢·海论》所言:"内属于腑脏,外络于枝节"。

十二经脉是经络系统的主体,故称为"正经"(表4-1)。其循行走向为手三阴经从胸走手,手三阳经从手走头,足三阳经从头走足,足三阴经从足走腹(胸)。手足三阴、三阳十二经脉,通过经别和别络相互沟通,组成六对"表里相合"关系,即"足太阳与少阴为表里,少阳与厥阴为表里,阳明与太阴为表里,是足之阴阳也。手太阳与少阴为表里,少阳与心主(手厥阴心包经)为表里,阳明与太阴为表里,是手之阴阳也。"

表 4-1　十二经脉

部位	方位	内侧	外侧
手	前	太阴肺经	阳明大肠经
	中	厥阴心包经	少阳三焦经
	后	少阴心经	太阳小肠经
足	前	太阴脾经	阳明胃经
	中	厥阴肝经	少阳胆经
	后	少阴肾经	太阳膀胱经

互为表里的两经,分别循行于四肢内外侧的相对位置,并在四肢末端交接;又分别络

属于互为表里的脏腑，从而构成了脏腑阴阳表里相合关系。十二经脉的表里关系，不仅由于相互表里的两经的衔接而加强了联系，而且由于相互络属于同一脏腑，互为表里的一脏一腑在生理功能上互相配合，在病理上可相互影响。

构成经络系统和维持经络功能活动的最基本物质，称为经气。经气运行于经脉之中，故又称脉气。经气是人体真气的一部分，为一种生命物质，在其运行、输布过程中，表现为经脉的运动功能和整体的生命功能。气无形而血有质，气为阳，血为阴，一阴一阳，两相维系，气非血不和，血非气不运。所以，人之一身皆气血之所循行。运行于经脉之气，实际上包括了气及由气化生的血、精、津液等所有生命活动所必需的营养物质，概言之为气血而已。故称经脉是运行气血的通路。

《灵枢·经脉》曾经指出："经脉者，所以能决死生，处百病，调虚实，不可不通。"这里概括说明了经络系统在生理、病理和防治疾病方面的重要性，又可理解为经络系统有以下几方面的功能：

（1）联系作用：人体是由五脏六腑、四肢百骸、五官九窍、皮肉脉筋骨等组成的，它们虽各有不同的生理功能，但又共同进行着有机的整体活动，使机体内外、上下保持协调统一，构成一个有机的整体。这种有机配合，相互联系，主要是依靠经络的沟通、联络作用实现的。由于十二经脉及其分支的纵横交错，入里出表，通上达下，相互络属于脏腑，奇经八脉联系沟通十二正经，十二经筋、十二皮部联络筋脉皮肉，从而使人体的各个脏腑组织器官有机地联系起来，构成了一个表里、上下彼此之间紧密联系、协调共济的统一体。所以说"夫十二经脉者，内属于脏腑，外络于肢节"（《灵枢·海论》）。

（2）感应作用：经络不仅有运行气血营养物质的功能，而且还有传导信息的作用。所以，经络也是人体各组成部分之间的信息传导网。当肌表受到某种刺激时，刺激量就沿着经脉传于体内有关脏腑，使该脏腑的功能发生变化，从而达到疏通气血和调整脏腑功能的目的。脏腑功能活动的变化也可通过经络反映于体表。经络循行四通八达而至机体每一个局部，从而使每一局部成为整体的缩影。针刺中的"得气"和"行气"现象，就是经络传导感应作用的表现。

（3）濡养作用：人体各个组织器官，均需气血濡养，才能维持正常的生理活动。而气血通过经络循环贯注通达全身，发挥其营养脏腑组织器官、抗御外邪保卫机体的作用。所以说"经脉者，所以行血气而营阴阳，濡筋骨，利关节者也"（《灵枢·本脏》）。

（4）调节作用：经络能运行气血和协调阴阳，使人体功能活动保持相对的平衡。当人体发生疾病时，出现气血不和及阴阳偏盛偏衰的证候，可运用针灸等治法以激发经络的调节作用，以"泻其有余，补其不足，阴阳平复"（《灵枢·刺节真邪》）。实验证明，针刺有关经络的穴位，对各脏腑有调节作用，即原来亢进的可使之抑制，原来抑制的可使之兴奋。

经络学说是在阴阳五行学说指导下形成的，与藏象、气血津液等学说互为补充，独到而深刻地阐明了人体的生理活动和病理变化规律，对临床诊断疾病、拟定治则、处方遣药，特别是针灸、推拿及气功等，具有重要的指导作用。故有"学医不知经络，开口动手便错"之说。

3. 穴位

穴位，学名腧穴，主要指人体经络线特殊的点区部位，可以通过针灸或者推拿、点按、艾灸刺激相应的经络点治疗疾病。部分穴位（如阿是穴）并不在经络上，但对其刺激亦可产生疗效。穴位是中国文化和中医学特有的名词，多为神经末梢和血管较多的地方，也称为穴、穴道。

《黄帝内经》中称之为腧（俞、输、气穴）。《类经·人之四海》中载："输、腧、俞，本经皆通用。"因此，腧穴又有输穴、俞穴之称，也有称穴位、穴道或孔道的，俞有输注的含义，穴有空隙的意思，是人体脏腑经络气血输注出入的处所。《灵枢·九针十二原》称之为"神气之所游行出入也，非皮肉筋骨也"，说明腧穴并不是孤立于体表的点，而是与深部组织器官有密切联系、相互疏通的特殊部位：从内通向外，反映病痛；从外通向内，接受刺激，防治疾病。在治疗上，相互表里的两经的腧穴经常交叉。

《黄帝内经》就已指出，"气穴所发，各有处名"，并记载了 160 个穴位名称。晋代皇甫谧编纂了我国现存针灸专科的开山名作《针灸甲乙经》，一一论述了人体 340 个穴位的名称、别名、位置和主治。后人不断完善对穴位的认知，如今共发现 720 个人体穴位，其中医用 402 个，包括 108 个要害穴位，有活穴和死穴之分，不致死的穴为 72 个，致死的为 36 个。

在传统针灸学中，腧穴功能分类有两个基本维度，一是归经，二是特定穴。归经的基础是同一经脉腧穴具有共性特征。特定穴则是从另一角度对穴位的非特异性效应进行概括，在空间分布上比较靠近，如合穴基本分布在肘膝关节附近，原穴基本分布在腕踝关节附近。现在一般将穴位分为四类：

（1）经穴：又称十四经穴，是十二经脉和任脉、督脉循行路线上的腧穴，是全身腧穴的主要部分。

（2）经外奇穴：凡未归属于十四经脉、定位明确、有特定疗效的腧穴，称为奇穴。

（3）阿是穴：是病证在体表上的反应点，无固定部位，往往随病而起，病愈即失。

（4）耳穴：是病证在耳廓上的反应点，其分布呈倒置胎儿状。

各腧穴虽经分类，但它们之间又有联系。不少奇穴位于十四经脉上，以后又归属于经穴；不少阿是穴经过反复实践，确定其部位和主治作用，加以命名者，又成为奇穴。因此，腧穴的分类在历史发展过程中并不是绝对的，它们相互补充，不断发展，形成腧穴的体系。

4. 筋骨与四肢

筋，不仅指经络"筋"（筋膜、筋络、筋腱），也包括皮肉、脉等组织，其内容可概括为现代解剖学中的肌肉、韧带、筋膜、软骨综合。筋肉与骨相互配合，能够连接四肢关节，支配肢体屈伸、收缩活动，还能滋养肌肉、濡养形体。

骨，是奇恒之府，具有正、刚的特性，可以维持整体形态，保卫内部组织，是构成整个人体结构的基础。"骨为干"，筋两端起止以骨为点。《素问·脉要精微论》曰："骨者，髓之府，不能久立，行则振掉，骨将惫矣"，指出骨骼是人体立身的根本，藏精纳髓，刚正强直，其生长、发育与肾气充盈息息相关，损伤骨骼可继传于肾，肾气虚衰可损伤骨骼。

四肢指人体两上肢和两下肢的合称，包括：①上肢前臂、上臂、手；②下肢、大腿、小腿、足、半月板。

四肢活动依靠水谷精微所化生的清阳之气，故《素问·阳明脉解》云："四支者诸阳之本也，阳盛则四支盛，实则能登高也。"脾气健运，水谷精气充盛，阳气壮旺，四肢得到温养则强劲有力；反之，如果脾气虚弱，失其健运，清阳不升，营养缺乏，则肌肉痿软，四肢倦怠。故《素问·太阴阳明论》云："脾病而四支不用何也？……今脾病不能为胃行其津液，四支不得禀水谷气，气日以衰，脉道不利，筋骨肌肉，皆无气以生，故不用焉。"因此医家认为四肢诸阳之本，又为太阴脾所主，四肢的强弱体现脾气的盛衰。

5. 精、气、血、津液、神

中国传统的有体有用、体用如一的思维模式把精、气、血、津液理解为实体，其作用、功能及属性是辩证统一的。精、气、血、津液是构成人体和维持人体生命活动的物质基础。

精、气、血、津液、神在人体生命活动中占有极其重要的位置。《灵枢·本脏》说："人之血气精神者，所以奉生而周于性命者也。"精、气、血、津液是人体脏腑经络、形体官窍进行生理活动的物质基础，是构成人体和维持人体生命活动的基本物质。

（1）精：中医学精理论认为，人的形体和精神活动的物质基础是精，可见是受到古代哲学精理论的影响。狭义人体精微物质之精的涵义是指藏于脏腑等组织器官中的液态精华物质，是构成人体和维持人体生命活动的最基本物质。人的形体和精神活动的物质基础是指人体内部所有的精华物质，如先天之精，后天之精，生殖之精，以及气、血、津液、髓及水谷之精等统称为精（精气）。如《素问·金匮真言论》说："夫精者，身之本也。"

（2）气：是中医学的核心概念，在形成中医理论体系、指导中医临床实践、促进中医学术现代化等方面居于核心地位并起主导作用。气是人体内活力很强、运行不息的极精微物质，是构成人体和维持人体生命活动的基本物质之一。气运行不息，推动和调控着人体内的新陈代谢，维系着人体的生命进程。气的运动停止，意味着生命的终止。

（3）血：血循行于脉中，是构成人体和维持人体生命活动的基本物质。《素问·五脏生成》说："肝受血而能视，足受血而能步，掌受血而能握，指受血而能摄。"血可以滋润人体肌肤，润泽毛发，为全身各脏腑组织器官的功能活动提供能量，热量随血行传遍全身，人得之而神志清明，反应灵敏。血作为气的载体，载气在人体内运行。另外，胎儿在母体内的生长发育、脏腑组织器官的新陈代谢、食物的消化吸收等，亦有赖于血的运载作用。

（4）津液：是机体一切水液的总称，包括各组织器官内的细胞内液、组织液、淋巴液、血液，还包括人体的一些分泌物，如汗液、尿液、泪液等。无论是器官组织内的液体，还是排泄物的液体，它们都有一个共同的特点，那就是来源于饮食物，然后由脾胃化生而成。人们的消化功能正常，摄入充足的水饮类食物，再通过脾胃、大小肠等脏腑的功能活动从而化生成津液。

（5）神："神者，气血所生"。神本于形而生，依附于形而存，神是形的功能活动体现，"形具神生""形质神用""神能御其形"。神为生命的主宰，宜清静内守，不宜躁动妄耗，守神以全形。"心主神明"，神明则形安，养身首重养心。重在调养人的精神，保持良好的心态可减少多种疾病的发生。

6. 五官与七窍

中医学所指的五官是耳、目、鼻、唇、舌。《黄帝内经》云："肝主目……心主舌……脾主口……肺主鼻……肾主耳""鼻者，肺之官也；目者，肝之官也；口唇者，脾之官也；舌者，心之官也；耳者，肾之官也"。此理论流传至今。

中医学中，将"窍"定义为体内诸脏腑与外界相联系的通道，"窍"多被认为是五脏气血阴阳盛衰表现于表的外候。诸窍的功能在于它是体内外物质、气机、信息出入的枢纽，通过正常的开阖调控脏腑。"七窍"一词首见于《黄帝内经》，意指眼、耳、口、鼻等窍之外显器官，属"官窍""脑窍"范畴。根据不同理论体系，对七窍理论又各有发挥。如黄晶认为七窍隶属于某些器官，作为功能单位来说是属于这些器官内部与液态物质代谢密切相关的由水宗、液道、孔窍构成的组织。王全年等根据同源演化理论，认为头部作为相对独立的器官演化单元，以演化出七个与外界相联系的"孔窍"。这些论述赋予"七窍"理论以新的内涵。

（1）脏窍相通："脏窍相通"一说源于《灵枢·脉度》"五脏常内阅于上七窍也……五脏不和，则七窍不通"。于小菊等亦执脏窍复杂关联性一论，认为内脏是一个整体，人体官窍的联系不是单一的，而是通过生克制化巧妙的协作运行而发挥正常功能。

（2）经窍相通：经络与五官七窍生理和病理关系密切。《灵枢·邪气脏腑病形》曰："十二经脉，三百六十五络，其血气皆上于面而走空窍，其精阳气上走于目而为睛，其别气走于耳而为听，其宗气上出于鼻而为臭，其浊气出于胃，走唇舌而为味。"这是经窍相通的理论基础。杨继洲云："头为诸阳之会，百脉之宗"，说明经络与头面、官窍有着极为密切而广泛的联系。这种联系以正经为主，由经别、奇经、别络、经筋予以加强。因此，头面官窍成为全身经气汇聚的主要部位和与脏腑联系极为密切的外华器官。

（3）气窍相通：是天人相应的具体表现，也是运气变化在人体局部的体现，如"阳明司天，其化为燥"，则秋燥之气异乎寻常，就容易导致这一时节鼻槁等燥病多发。

（4）脑窍相通：七窍感知均由脑主司，五官七窍之生理作用是脑功能向外之表现。脑和五官七窍在经络循行、生理病理上相互联系，脑病及五官，五官七窍的异常表现也常提示脑部病变。《医学原始》云："人之一身五脏藏于身内，止为生长之具，五官居于身上，为知觉之具，耳目口鼻聚于首，最显最高，便于接物。耳目口鼻之所导入，最近于脑，必以脑先受其象，而觉之，而寄之，而剖之，而存之也。"仝小林等认为从解剖学、生理学方面而言，头面七窍与顶焦脑系密切相关。

7. 体质

所谓体质，是指人的先天禀赋（含遗传）和后天生活相融合而形成的身心整体素质，体现于人的形态、结构、功能、心性、伦理和适应环境（自然和社会）的能力等方面。在人生的胎儿、童年、青少年、成年、中老年等阶段，它是相对稳定的，但又具有动态可调性。

中医体质学说以中医理论为基础，旨在研究人类各种体质特征，以及生理、病理特点，并以此分析疾病的反应状态、病变性质及发展趋势，从而对疾病的研究提供指导。中医体质辨识即以人的体质为认知对象，从体质状态及不同体质分类的特性把握其健康与疾病的整体要素与个体差异，制定防治原则，选择相应的治疗、预防、养生方法，从而进行"因人制宜"的干预。

中华中医药学会制定的《中医体质分类与判定标准》将中医体质分为9种基本类型（平和质、气虚质、阳虚质、阴虚质、痰湿质、湿热质、血瘀质、气郁质、特禀质），并描述了各类型的特征，制定了相应的判定标准。

（1）平和质

形体特征：匀称健壮。

常见表现：面色、肤色润泽，头发稠密有光泽，目光有神，鼻色明润，嗅觉、味觉正常，不易疲劳，精力充沛，耐受寒热，睡眠、食欲良好。

心理特征：性格随和开朗。

发病倾向：属正常体质，平素患病较少。

环境适应能力：对自然环境和社会环境适应能力较强。

（2）气虚质

形体特征：形体胖瘦均有，肌肉软弱。

常见表现：元气不足，以疲乏、气短、自汗等气虚表现为主要特征。同样的活动量，气虚质的人容易气喘吁吁；平时喜欢安静，不爱说话，讲话声音低弱；容易出虚汗，经常感到乏力，面色萎黄，食欲不振。

心理特征：性格内向或偏软弱，情绪不稳定，胆小，不喜欢冒险。

发病倾向：体质虚弱，易患感冒；或发病后因抗病力弱难以痊愈；易患内脏下垂、眼睑或肢体浮肿、黄褐斑等。

环境适应能力：寒热耐受力差，尤其不耐风寒，不耐劳累。

（3）阳虚质

形体特征：多白胖，肌肉不壮。

常见表现：平时手脚发凉，腹部、腰部或膝部怕冷，衣服比别人穿得多，冬天耐受不了寒冷，夏天耐受不了空调冷气；喜欢安静和进食热烫饮食，吃（喝）凉的东西总会感到不舒服；容易大便稀溏，小便色清量多；精神不振，睡眠偏多。

心理特征：性格多沉静、内向。

发病倾向：发病多为寒证，易患痰饮、肿胀、泄泻、阳痿。

环境适应能力：不耐受寒邪；易感湿邪。

（4）阴虚质

形体特征：多瘦长。

常见表现：经常感觉身体、脸上发热，皮肤偏干燥，易生皱纹，经常感到手脚心发热，口干咽燥、眼睛干涩、鼻干唇燥，面颊潮红或偏红，喜冷饮而不解渴，容易失眠，经常大便干结、便秘，尿黄短少等。

心理特征：性情急躁，外向好动，活泼。

发病倾向：平时易有阴亏燥热的病变，或病后易出现阴亏症状。

环境适应能力：平素耐受冬季而耐受不了夏天的暑热，不能适应热、燥的气候。

（5）痰湿质

形体特征：肥胖，腹部肥满松软。

常见表现：面部皮肤油脂多，出汗多而黏腻，手足心潮湿多汗，常感到肢体沉重，身体困倦、不轻松，胸闷，面色淡黄而暗、常有油腻感，眼胞微浮，嘴里常有黏腻或甜的感觉，平素痰多，舌苔偏厚腻。

心理特征：性格温和，处事稳重，为人谦恭、和善、达观，多善于忍耐。

发病倾向：易患糖尿病、脑卒中、冠心病等。

环境适应能力：对梅雨季节及潮湿环境适应能力较差。

（6）湿热质

形体特征：偏胖。

常见表现：面部和鼻尖总是油光发亮，易生痤疮、粉刺、疮疖、酒糟鼻。常感到口干、口苦、口臭或嘴里有异味。易出现心烦困倦、眼睛红赤。经常大便黏滞不爽，小便有发热感，尿短少而色如浓茶。女性常带下色黄，男性阴囊总是潮湿多汗。

心理特征：急躁易怒。

发病倾向：易患疮疖、黄疸等。

环境适应能力：对湿环境或气温偏高，尤其夏末秋初，湿热交替的气候较难适应。

（7）血瘀质

形体特征：瘦人居多。

常见表现：面色晦暗，口唇暗淡或紫。皮肤比较粗糙，容易出现皮肤瘀青、瘀斑或者有色素沉着；眼眶有些黑，就是常说的"熊猫眼"，鼻子部分也有黑影；舌质暗或有瘀斑，舌下静脉瘀紫；刷牙时牙龈容易出血。

心理特征：易烦躁、性情急躁、健忘。

发病倾向：易患中风、胸痹、疼痛等病症。

环境适应能力：不能耐受风邪、寒邪，常在多风的天气、冬天得病。

（8）气郁质

形体特征：瘦者为多。

常见表现：常多愁善感、感情脆弱，容易感到害怕或者受到惊吓，常感到胸胁胀痛，常有胸闷的感觉，常无缘无故地叹气，易心慌、心悸，喉部经常有堵塞感或异物感，易失眠。

心理特征：性格内向不稳定，忧郁脆弱，敏感多疑。

发病倾向：易患失眠、郁症、惊恐等病症。

环境适应能力：对精神刺激适应能力较差，不喜欢阴雨天气。

（9）特禀质

形体特征：有畸形或先天生理缺陷。

常见表现：常见有遗传性疾病、胎传性疾病及过敏体质等特殊情形。

心理特征：因禀质特异的情况而不同。

发病倾向：易出现过敏性疾病；其他特禀质易发生血友病等遗传性疾病，易出现先天愚型及中医学所称的"五迟""五软""解颅"等；易发生"胎热""胎痫""胎肥""胎弱"等胎传疾病。

环境适应能力：适应能力差，如过敏性体质对过敏季节的适应能力差，易引发宿疾。

二、中医学对人体生命的认识

《黄帝内经》中提到的"出入废，则神机化灭，升降息，则气立孤危。故非出入，则无以生长壮老已；非升降，则无以生长化收藏，是以升降出入无器不有。故器者，生化之宇，器散则分之，生化息矣""故能形与神俱而尽终其天年，度百岁乃去"，都是中医学对人体生命认识的描述，简单概括就是只有形和神在一起，贯穿气的升降出入才可以称为生命。

（一）气为生命之本原

元气是构成天地万物最基本的物质和最原始的胚基。故生命的本原，必然是气并由气所构成；而人为万物之精灵，故构成人体的物质，也必然是气中之精粹者。中医学将气分为自然之气、生理之气、病邪之气、药物之气等。在人体中的气，其生成源于先天父母之精、后天水谷之精及存在于自然界之清气，通过脏腑生理功能的综合而形成，对于人体的生命活动具有推动、温煦、防御、固摄、气化等作用。故人禀气而生，含气而长，气存则活，气尽则终。

（二）人本乎阴阳而生

古代哲学家认为，精气（或称元气）是构成宇宙万物的共同本原。由于精气自身的运动，产生了属性相反的阴阳二气。天地阴阳二气氤氲交感，相荡合和而化生为万物。早在三千年前，《易经》已经指明了生命的起源，即"一阴一阳之谓道"；又曰："阴阳合德。而刚柔有体。"故人类生命的产生，也是宇宙中阴阳二气在运动中相互作用的结果。生命来自原始生命的逐步进化，禀受于先天父母生殖之精结合而衍生出来的后代。由于阴阳对立统一为宇宙万物存在的基本规律，而阴阳合和交感则是人体生命形成的根本原因。所以人的一切生理或功能都无不具有阴阳的内涵。

（三）生、长、壮、老、已为生命的全过程

人与天地共一体，万物衡动循周期。人体的生命随着不同的年龄层次进行不断的演变。由于人的生命规律是一个由生到死的过程，故脏腑的气血阴阳也是自盛而衰地变化着。一般来说，人体气血充足，生命力就长盛；气血虚弱，生命力就早衰。故人体生命力的强弱与寿数的长短，在于人体元气的盛衰存亡。

1. 生

早在两千多年前，《黄帝内经》就从哲学的角度说明了生命的起源，即生命源自天地阴阳之气的交感合和，源自自然，是物质的。《素问·宝命全形论》中指出："夫人生于地，悬命于天，天地合气，命之曰人。"同时，该篇还指出了生命的可贵："天复地载，万物悉备，莫贵于人"。至于人体生命"生"的具体过程，则在《灵枢·决气》与《灵枢·经脉》中有详细的阐释："两神相搏，合而成形，常先身生，是谓精。"生命的孕育始于男女交媾，阴阳精气结合。

2. 长

关于生命的发展，《黄帝内经》也有精辟的论述，《素问·上古天真论》中论述了男女生命成长的规律："女子七岁肾气盛，齿更发长；二七而天癸至，任脉通，太冲脉盛，月事以时下，故有子；三七肾气平均，故真牙生而长极……丈夫八岁肾气实，发长齿更；二八肾气盛，天癸至，精气溢泻，阴阳和，故能有子；三八肾气平均，筋骨劲强，故真牙生而长极……"而《灵枢·天年》则以 10 年为单位，强调了人在成长过程中不同年龄阶段的特点："人生十岁，五脏始定，血气已通，其气在下，故好走。二十岁，血气始盛，肌肉方长，故好趋。"《黄帝内经》反映了物质发展、变化的观点：生命处于不断的发展变化过程中，而在发展的不同阶段又体现了生命不同时期的具体特点。

3. 壮

"壮"指的是人生的鼎盛时期，人体的生命活动与精神状态达到高度和谐的状态，同时，人体与外界环境也处于动态和谐之中。男女由于性别的差异，达到这一状态的年龄段也稍有差异，《素问·上古天真论》指出："（女子）四七筋骨坚，发长极，身体盛壮……（丈夫）四八筋骨隆盛，肌肉满壮……"也就是说，人壮年的到来，大约在30岁，所以《灵枢·天年》说："三十岁，五脏大定，肌肉坚固，血脉盛满，故好步。"事实上，生命"壮"的阶段可以被看作是"生"与"老"的中间环节，既是"生生之气"经过量变的积累，达到了生长曲线的波峰，实现了质的飞跃，又是人体走向衰老的开始，另一轮量变的开端。

4. 老

《黄帝内经》认为"老"是生命的自然环节，主要是身体各项功能水平的下降，同样，《素问·上古天真论》与《灵枢·天年》对此进行了详细的论述："（女子）五七阳明脉衰，面始焦，发始堕；六七三阳脉衰于上，面皆焦，发始白；七七任脉虚，太冲脉衰少，天癸竭，地道不通，故形坏而无子也……（丈夫）五八肾气衰，发堕齿槁；六八阳气衰竭于上，面焦，发鬓颁白；七八肝气衰，筋不能动；天癸竭，精少，肾脏衰，形体皆极，则齿发去""四十岁，五脏六腑十二经脉，皆大盛以平定，腠理始疏，荣货颓落，发颁斑白，平盛不摇，故好坐。五十岁，肝气始衰，肝叶始薄，胆汁始减，目始不明。六十岁，心气始衰，苦忧悲，血气懈惰，故好卧。七十岁，脾气虚，皮肤枯。八十岁，肺气衰，魄离，故言善误。九十岁，肾气焦，四脏经脉空虚"。《黄帝内经》对生命"老"的基本规律的描述既注重时间节点，同时又对各个时间阶段人体五脏的不同特点进行了概括，并总结出起主导作用的因素，即肾中精气："肾者主水，受五脏六腑之精而藏之，故五脏盛，乃能泻；今五脏皆衰，筋骨解堕，天癸尽矣，故发鬓白，身体重，行步不正，而无子耳。"

5. 已

《黄帝内经》将"已"分为两种基本形式，一种是自然死亡形态，即"尽终天年"，《灵枢·天年》中说："百岁，五脏皆虚，神气皆去，形骸独居而终矣。"人到了百岁，脏气衰竭，自然而亡，"度百岁乃去"，正是生命规律的自然表现。而另外一种，则是因各种疾病导致的死亡，至于其中原因，《灵枢·天年》也做出了具体的阐释："其不能终寿而死者"，是由于"其五脏皆不坚，使道不长，空外以张，喘息暴疾，又卑基墙薄，脉少血，其肉不石，数中风寒，血气虚，脉不通，真邪相攻，乱而相引，故中寿而尽也。"同时，对于"已"的机制，《素问·生气通天论》的解释为"阴阳离决，精气乃绝"。

（四）形神离决则生命终止

中医学认为，形为神之舍，神为形之主。形神合一者生，形神分离者死。纵观人的一生，无不由于精成形，形生血，血生气，气生精，精化神。精神足，人自灵；精神竭，命垂危。在人类的整个生命过程中，由于神为生命活动的最高主持者，故神在人体中所占的主导地位，自始至终都是不可逆的。而神一旦与形分离，就像信息脱离具有能量的载体一样，既无所依附而随意飘散，也无法返归原来的自我。这就是阴阳互根之理，即共存于同一个统一体中的阴阳双方，如果失去了任何一方，这个统一体就不复存在。

（五）七情六淫与健康

七情是我们常讲的在日常生活中人们经常发生的喜、怒、忧、思、悲、恐、惊七种心理情绪，是人体生理和心理活动对外界环境刺激的不同反应，属人人皆有的情绪体验，一般不会诱发疾病。但若受到长期的精神刺激和剧烈的精神创伤，这种异常的精神活动就可能引起体内阴阳失调，气血不和，经络阻塞，脏腑功能紊乱，从而诱发各种疾病，成为疾病发生的内在条件，这时的七情称为"内伤七情"。《素问·阴阳应象大论》说："人有五脏化五气，以生喜怒悲忧恐""肝在志为怒，心在志为喜，脾在志为思，肺在志为忧，肾在志为恐"。暴怒伤肝，过喜伤心，思虑伤脾，悲忧伤肺，惊恐伤肾。当怒则怒，当悲则悲，怒而不过，悲而不消沉，有利于情绪的宣泄和病情好转乃至痊愈。

风、寒、暑、湿、燥、火六种自然气候现象，是万物生、长、化、收、藏和人类赖以生存的必要条件，对于人体是无害的，称为"六气"。人类长期生活在六气交互更替的环境中，对其产生了一定的适应能力，一般不会致病，但在自然界气候异常变化，超过了人体的适应能力，或人体的正气不足，抵抗力下降，不能适应气候变化时则成为病因。此时，伤人致病的六气便称为"六淫"。由于六淫是致病邪气，所以又称其为"六邪"。自然界气候变化的异常与否是相对的。这种相对性表现在两个方面：一是与该地区常年同期气候变化相比，或太过，或不及，或非其时而有其气，此时六气则变为六淫而侵入发病。二是气候变化作为致病条件，主要是与人体正气的强弱及调节适应能力而言，若气候剧变，正气充盛者则可自我调节而不病，正气虚弱之人则可发病；气候正常，个体正气不足，仍可发病，这时对于患者而言，六气即成为致病邪气，所致病症也属"六淫致病"范畴。在日常生活中，我们需要注意调摄精神，保持心情舒畅、精神愉快，调理饮食起居，锻炼身体，适应自然规律，气候变化时及时调节冷暖，做到"虚邪贼风，避之有时""避其毒气"及适当的药物预防等，人体就会正气充足，抗病能力强，健康少病，延年益寿。

三、西医学的人体构造

（一）西医学对人体构造的认识

人体结构的基本单位是细胞，细胞之间存在着非细胞结构的物质，称为细胞间质。

1. 细胞结构

细胞结构可分为三部分：细胞膜、细胞质和细胞核。细胞膜主要由蛋白质、脂类和糖类构成，有保护细胞、维持细胞内部稳定性、控制细胞内外物质交换的作用。细胞质是细胞新陈代谢的中心，主要由水、蛋白质、核糖核酸、酶、电解质等组成。细胞质中还悬浮有各种细胞器。主要的细胞器有线粒体、内质网、溶酶体、中心体等。细胞核由核膜围成，其内有核仁和染色质。染色质含有核酸和蛋白质。核酸是控制生物遗传的物质。

2. 四大组织

（1）上皮组织：是由密集排列的上皮细胞和极少量细胞间质构成的动物的基本组织。一般彼此相联成膜片状，被覆在机体体表，或衬于机体内中空器官的腔面，以及体腔腔面。依功能和结构的特点可将上皮组织分为被覆上皮、腺上皮、感觉上皮三类。其中被覆上皮为一般泛称的上皮组织，分布最广。

（2）神经组织：由神经元和神经胶质细胞构成，具有高度的感应性和传导性。神经元由细胞体、树突和轴突构成。树突较短，像树枝一样发出分支，其功能是将冲动传向细胞体；轴突较长，末端为神经末梢，其功能是将冲动由胞体向外传出。

（3）肌细胞：有收缩的功能。肌组织按形态和功能可分为骨骼肌、平滑肌和心肌三类。

（4）结缔组织：由细胞、细胞间质和纤维构成。其特点是细胞分布松散，细胞间质较多。结缔组织主要包括疏松结缔组织、致密结缔组织、脂肪组织、软骨、骨、血液和淋巴等。它们分别具有支持、联结、营养、防卫、修复等功能。

3. 九大系统

九大系统包括消化系统、神经系统、运动系统、内分泌系统、泌尿系统、生殖系统、循环系统、呼吸系统、免疫系统。

4. 化学组成

水占人体重量的 65%。一个体重 70kg 的成年人，脱水后只剩 25kg，其中碳水化合物 3kg，脂肪 7kg，蛋白质 12kg，矿盐 3kg。

（二）西医学对人体生命的认识

1. 西医生命观

西方医学对生命的认识从最早古希腊希波克拉底以原子论为指导观察生命到 16～19 世纪自然科学成就带来的对生命疾病的认识，经历了西医学认识史上飞跃性的发展。医学生物学研究认为，生命是核酸和蛋白质相互作用的系统。生命是物质，而且是高度组织的物质，是物质的最高级形式，但生命不仅仅是物质，生命是物质、能量和信息统一的整体。蛋白质是生命功能的执行者，DNA 和 RNA 则是遗传信息的载体。任何个体的生命都是父母遗传信息的载体。任何个体的生命都是由父母遗传给他的 DNA 开始的；DNA 由四种碱基的不同序列组成的密码确定白纸的氨基酸序列，从而控制蛋白质合成；蛋白质又反作用于核酸，破译遗传密码，调节 DNA 信息的表达。现代西医学用"DNA-RNA-蛋白质"表达为生命的中心法则。

2. 西医生命认识的特点

首先，西医学是从人体的内部结构认识生命的。其认为生命现象必须可以还原为内部的客观物质结构，而且人们能通过一套既定的理性工具对它们加以科学的论证，呈现出带有还原论思维的医学生命解读。从最早的原子论生命观到 20 世纪分子水平的生命科学研究，西医学的生命认识改变了古代思维中的宏大整体观，而沿着机体、器官、细胞、分子、基因等层次逐步深入和精密化。无论是 16 世纪维萨里的解剖学、17 世纪哈维的血液循环说、18 世纪莫干尼的器官病理学，还是 19 世纪巴斯德和科赫的病因细菌学，以及魏尔啸的细胞病理学都是沿着还原论的思维模式进行的医学解剖分析和实证实验研究。其次，与中医学发展的连续性不同的是，西方医学对生命的认识的历史脉络总是超越式的。科学技术的发展为这种超越式医学发展提供了动力。西方甚至有朝医学思想和医学技术方向探索医学历史沿革的固定研究模式。无论是虎克发明的显微镜对于西医生命基本物质认识的影响，还是桑·多利欧创制改进体温计、脉搏计为医学开启医学实验之门，都足以说明西医学生命认识历史进程中的这一特点。

四、结论

从中医学人体构造角度看，中医学对于人体构造的认识在一定方面与西医学有相同之处。六腑的生理功能和病理变化与现代免疫有着密切的关系。中医学关于生命起源的阐释体现了朴素唯物主义的基本观点：生命是物质的、源于自然的，又是自然界生命的最高形式；生命"长"的规律与辩证法的基本观点相契合，指事物由简单到复杂、由低级到高级的变化趋势；生命"壮"的阶段可以被看作是"生"与"老"的中间环节，既是"生生之气"经过量变的积累，达到了生长曲线的波峰，实现了质的飞跃，又是人体走向衰老的开始，另一轮量变的开端。这体现了唯物辩证法的基本规律之一——质量互变规律。疾病就是机体与环境和机体自身对立统一的关系遭到破坏。中医学认为机体内外环境是统一的整体，局部病变和整体联系是辨证统一的关系，有学者提出中医学的医学模式是"时-空-心理-社会-生物医学模式"，包括解剖、病理等基础医学，疾病诊断、治疗、预防等临床医学，以及预防医学、医学心理学等。

西医学的生命认识改变了古代思维中的宏大整体观，而沿着机体、器官、细胞、分子、基因等层次逐步深入和精密化阐释生命，具体直观，易于被接受。由于中西医理论体系的不同，两者之间关于人体认知领域依然存在相当程度的差异。随着西医学的日渐盛行，中医学关于人体构造的认识及人体生命的概念抽象，一定程度上不易被人们理解和接受。但是中医宏观系统医学思想理论和辨证论治方法论在理论和方法维度上比。受欧洲人（西方人）影响所形成的西医微观生理机械思想理论和直观对症论治的方法论要高得多。中医学应当充分利用其整体观、联系论的思维特点，同时开放其内部理论，发挥其现代意义。

第五章 中医健康干预技术与措施

一、中医影响健康因素的辨识

战国时代名医医和提出六气学说，即"阴、阳、风、雨、晦、明"。《黄帝内经》对病邪进行了阴阳分类，如《素问·调经论》言："夫邪之生也，或生于阴，或生于阳；其生于阳者，得之风雨寒暑；其生于阴者，得之饮食居处，阴阳喜怒。"《金匮要略·脏腑经络先后病脉证》中有言："千般疢难，不越三条：一者，经络受邪，入脏腑，为内所因也；二者，四肢九窍，血脉相传，壅塞不通，为外皮肤所中也；三者，房室、金刃、虫兽所伤。以此详之，病由都尽。"南宋陈无择著《三因极一病证方论》，将复杂的病因分成三类，即外感六淫为外因，七情内伤为内因，其他如饮食、房室、劳倦、金刃、虫兽等为不内外因，陈氏病因理论成为中医病因学说中的"三因学说"。现阶段对病因的分类，基本上采用此类分法，分为外感病因、内伤病因、病理产物性病因、其他病因、先天病因五类。

（一）外感病因

1. 六淫

六淫为外感病因之一。当自然界气候异常变化，或人体抗病能力下降时，风、寒、暑、湿、燥、火成为六淫邪气而伤害人体，导致外感病的产生。

六淫，即风、寒、暑、湿、燥、火（热）六种外感病邪的统称。在正常情况下，风、寒、暑、湿、燥、火是自然界六种不同的气候变化，是万物生、长、化、收、藏和人类赖以生存的必要条件，称为"六气"。人类长期生活在六气交互更替的环境中，对其产生了一定的适应能力，一般不会致病。但在自然界气候变化异常，超过了人体的适应能力，或人体的正气不足，抗病能力下降，不能适应自然界气候变化时，六气则成为致病因素。

（1）六淫致病的共同特点

1）外感性：六淫致病其侵犯途径多从肌表、口鼻而入，或两者同时受邪。

2）季节性：六淫致病常具有明显的季节性。

3）地域性：六淫致病与生活、工作的区域环境密切相关。

4）相兼性：六淫邪气既可单独伤人致病，又可两种以上同时侵犯人体而为病。

（2）六淫致病的原因分类及其特点

1）风邪：凡致病具有善动不居、轻扬开泄等特点的外邪，称为风邪。风邪的性质和致病特点如下：

A. 风为阳邪,轻扬开泄,易袭阳位:风邪具有轻扬、发散、透泄、向上、向外的特性,故为阳邪。

B. 风性善行而数变。"善行",指风性善动不居,游移不定,故其致病具有病位游移、行无定处的特征。

C. 风性主动:"主动",指风邪致病具有动摇不定的特征。

D. 风为百病之长:长者,始也、首也。风为百病之长,一是指风邪常兼他邪合而伤人,为外邪致病的先导。

2)寒邪:凡致病具有寒冷、凝结、收引等特点的外邪,称为寒邪。寒邪的性质和致病特点如下:

A. 寒为阴邪,易伤阳气:寒为阴气盛的表现,故称为阴邪。寒邪伤人后,机体的阳气奋起抵抗。

B. 寒性凝滞,主痛:凝滞,即凝结阻滞。寒性凝滞,指寒邪伤人,易使气血津液凝结、经脉阻滞。

C. 寒性收引:收引,即收缩牵引。《素问·举痛论》说:"寒则气收。"寒性收引,指寒邪侵袭人体,可使气机收敛,腠理、经络、筋脉收缩而挛急。

3)暑邪:凡致病具有炎热、升散兼湿特性的外邪,发病于夏至之后,立秋以前,称为暑邪。暑邪的性质和致病特点如下:

A. 暑为阳邪,其性炎热:暑为盛夏火热之气所化,火热属阳,故暑邪为阳邪。

B. 暑性升散,易扰心神,伤津耗气:升,即升发、向上。暑为阳邪,其性升发,故易上扰心神,或侵犯头目,出现心胸烦闷不宁、头昏、目眩、面赤等。

C. 暑多挟湿:暑季气候炎热,且常多雨而潮湿,热蒸湿动,水气弥漫,故暑邪致病,多挟湿邪为患。

4)湿邪:凡致病具有重浊、黏滞、趋下特性的外邪,称为湿邪。湿邪的性质和致病特点如下:

A. 湿为阴邪,易伤阳气,易阻气机:湿与水同类,故属阴邪。阴邪侵入,机体阳气与之抗争,故湿邪侵袭,易伤阳气。

B. 湿性重浊:重,即沉重、附着。湿邪致病,常出现以沉重感及附着难移为特征的临床表现,如头身困重、四肢酸楚沉重并且附着难移等。

C. 湿性黏滞:黏,即黏腻不爽;滞,即停滞。湿邪致病,其黏腻停滞的特性主要表现在两个方面:一是症状的黏滑性;二是病程的缠绵性。

D. 湿性趋下,易袭阴位:湿邪类水属阴而有趋下之势,故湿邪为病,多易伤及人体下部。

5)燥邪:凡致病具有干燥、收敛等特性的外邪,称为燥邪。燥邪的性质和致病特点如下:

A. 燥性干涩,易伤津液:燥邪为干涩之病邪,侵犯人体,最易损伤津液,出现各种干燥、涩滞的症状。

B. 燥易伤肺:肺为娇脏,喜润而恶燥。

6)火(热)邪:凡致病具有炎热、升腾等特性的外邪,称为火(热)之邪。火(热)之邪的性质和致病特点如下:

A. 火(热)为阳邪,其性炎上:火(热)之性燔灼、升腾,故为阳邪。

B.火（热）易扰神：火（热）与心相通应，故火（热）之邪入于营血，尤易影响心神，轻者心神不宁而心烦、失眠；重者可扰乱心神，出现狂躁不安，或神昏、谵语等症。

C.火（热）易伤津耗气：火（热）之邪伤人，热淫于内，一方面迫津外泄，使气随津泄而致津亏气耗；另一方面则直接消灼煎熬津液，耗伤人体的阴气。

D.火（热）易生风动血：生风，指火热之邪侵犯人体，燔灼津液，劫伤肝阴，筋脉失养失润，易引起"热极生风"的病症。

E.火邪易生疮痈：火邪入于血分，可聚于局部，腐蚀血肉，发为痈肿疮疡。

2. 疠气

疠气是一类具有强烈传染性和致病性的外感病邪的统称。当自然环境急剧变化之时，疠气易于产生和流行，其伤人则发为疫疠。疠气可通过空气传播，多从口鼻侵犯人体而致病，也可由饮食污染、蚊虫叮咬、虫兽咬伤、皮肤接触、性接触、血液传播等途径感染而发病。

（1）疠气的性质和致病特点：①传染性强，易于流行；②发病急骤，病情危笃；③一气一病，症状相似。

（2）影响疠气产生的因素：主要有气候因素、环境因素、预防措施不当和社会因素等。①气候因素：自然气候的反常变化，如久旱、酷热、洪涝、湿雾瘴气等；②环境因素：环境卫生不良，如水源、空气污染等，食物污染、饮食不当也会导致疫疠的产生；③预防措施不当：由于疠气具有强烈的传染性，人之触者可发病，若预防隔离不好，也往往造成疫疠的发生或流行；④社会因素：对疫疠的产生和流行有一定的影响，如战乱、社会动荡不安，或工作环境恶劣，或生活极度贫困等。

（二）内伤病因

内伤病因是指由于人的情志、饮食、劳逸等异常，导致气血津液失调、脏腑功能失常的致病因素。内伤病因在邪气来源、侵入途径、致病特点等方面均与外感病因有明显差别，包括七情内伤、饮食失宜、劳逸失度等。

1. 七情内伤

七情，指喜、怒、忧、思、悲、恐、惊七种正常的情志活动，一般情况下不会导致疾病。如果人的情志异常强烈持久，偏激过甚，超越了人体的生理和心理适应能力，或人体正气虚弱，脏腑精气虚衰，对情志刺激的调节适应能力低下，七情就会导致疾病发生或成为疾病发生的诱因，称为"七情内伤"。

（1）七情内伤的致病特点

1）直接伤及内脏：①影响心神：心藏神，为五脏六腑之大主，心神是生命的主宰，故七情过激伤人发病，首先作用于心神，产生异常的情志反应和精神状态。②损伤相应之脏：七情与五脏生理密切相关，是脏腑精气功能活动的外在表现。③易伤心、肝、脾：心藏神而为五脏六腑之大主，因此各种情志活动的产生，都是在心神的统帅下，各脏腑精气阴阳协调作用的结果。④易损潜病之脏腑：潜病指病变已经存在但尚且无明显临床表现的病症。

2）影响脏腑气机：脏腑之气的运动变化，在情志活动和生命活动中发挥着重要作用。情志致病首伤心神，随之影响脏腑气机，导致脏腑气机升降失常而出现相应的临床表现。

3）多发为情志病：情志病，病名首见于明代张介宾的《类经》，系指发病与情志刺激有关，具有异常情志表现的病症。

（2）七情变化的影响：七情变化对人体健康具有两方面的影响：①有利于疾病康复；②加重病情。

2. 饮食失宜

饮食是人类赖以生存和维持健康的基本条件，是人体生命活动所需精微物质的重要来源。但饮食要有一定的节制，避免因饮食失宜而内伤脾胃，影响健康。

（1）过饥：指摄食不足，如饥而不得食，或节食过度，或因脾胃功能虚弱而纳少，或因七情内伤而不思饮食，或不能按时饮食等。

（2）过饱：指饮食过量超过脾胃的承受能力，如暴饮暴食，或中气虚弱而强食，以致脾胃难于消化转输而引起疾病。

（3）饮食不洁：指饮用不洁净，或陈腐变质，甚至有毒的食物而导致疾病的产生。饮食不节导致的病变以肠胃病为主。

（4）饮食偏嗜：指特别喜好某种性味的食物，或长期偏嗜某些食物而导致某些疾病的产生。

3. 劳逸失度

劳逸结合、动静相兼是保障人体健康的重要条件。如果劳逸失度，或长时间过于劳累，或过于安逸，都不利于健康，可导致脏腑经络及精气血津液失常而引起疾病。

（1）过劳：即过度劳累，也称劳倦所伤，包括劳力过度、劳神过度和房劳过度三种。

1）劳力过度：又称"形劳"，劳力过度致病特点主要表现在两个方面：一是过度劳力而耗气，损伤内脏的精气，导致脏气虚少，功能减退；二是过度劳力而致形体损伤，即劳伤筋骨。

2）劳神过度：又称"心劳"，指长期用脑过度，思虑劳神而积劳成疾。

3）房劳过度：又称"肾劳"，指房事太过，或手淫恶习，或妇女早孕多育等，耗伤肾精、肾气而致病。

（2）过逸：即过度安逸。人体每天需要适当的运动，阳气才得以振奋，气血才能流通，通过动以养形，静以养神，从而达到动静结合，阴平阳秘。

（三）病理产物性病因

1. 痰饮

痰饮是人体水液代谢障碍所形成的病理产物，属继发性病因，较稠浊者称为痰，较清稀者称为饮。痰可分为有形之痰和无形之痰：有形之痰，指视之可见，闻之有声，或触之有形之痰；无形之痰，指只见其征象，不见其形质之痰。

痰饮的形成，多因外感六淫，或内伤七情，或饮食失宜等，导致脏腑功能失调，气化不利，水液代谢障碍，水液停聚。由于肺、脾、肾、肝及三焦等对水液代谢均具有重要作用，故痰饮的形成多与肺、脾、肾、肝及三焦的功能失常密切相关。痰饮的致病特点如下：

（1）阻滞气血运行：痰饮为实邪，可随气流行全身，或停滞于经脉，或留滞于脏腑，阻滞气机，妨碍气血运行。

（2）影响水液代谢：痰饮本作为水液代谢失常产生的病理产物，一旦形成之后，可作为一种继发性致病因素反过来作用于人体，进一步影响肺、脾、肾、三焦等脏腑的功能活动，影响水液代谢。

（3）易于蒙蔽心神：痰饮为浊物实邪，而心神性清净，故痰浊为病，随气上逆，尤易蒙蔽清窍，扰乱心神，使心神活动出现异常；或者痰浊上犯，与风、火相和，蒙蔽心窍，扰乱神明。

（4）致病广泛，变幻多端：痰饮随气流行，内而五脏六腑，外而四肢百骸、肌肤腠理，无所不到，可停滞而引发多种疾病，因而其致病异常广泛。

2. 瘀血

瘀血是体内血液停积而形成的病理产物，属继发性病因，包括体内瘀积的离经之血，以及因血液运行不畅，停滞于经脉或脏腑组织内的血液。

（1）瘀血的形成原因

1）血出致瘀：各种外伤，如跌仆损伤、金刃所伤、手术创伤等，致使脉管破损而出血成为离经之血；或因脾不统血、肝不藏血等原因而致出血，以及妇女经行不畅、流产等，如果所出之血未能排出体外或及时消散，留积于体内则成瘀血。

2）气滞致瘀：气行则血行，气滞则血瘀，故若情志郁结，气机不畅，或痰饮等积滞体内，阻遏脉络，都会造成血液运行不畅，形成瘀血。

3）因虚致瘀：气虚则运血无力，阳虚则脉道失于温通，阴虚则脉道失于柔润，皆可引起血液运行涩滞。因此，气血阴阳失调，可导致血液在体内某些部位停积而成瘀血。

4）血寒致瘀：血得热则行，遇寒则凝。若外感寒邪，入于血脉，或阴寒内盛，血脉挛缩，则血液凝涩而运行不畅，导致血液在体内某些部位瘀积不散，形成瘀血。

5）血热致瘀：外感火热邪气，或体内阳盛化火，入舍于血，血热互结，煎灼血中津液，使血液黏稠而运行不畅；或因热灼脉络，迫血妄行导致出血，以致血液瘀滞于体内局部不散而形成瘀血。

6）津亏致瘀：津液是血液的组成成分，故在剧烈吐泻、烧伤等津液大量丢失时，由于津液亏虚，血液黏稠，运行涩滞，亦可导致瘀血。

7）痰饮致瘀：痰饮亦为病理产物性病因。痰饮停滞，阻滞气机，妨碍血行，则导致痰瘀互结。

（2）瘀血的致病特点

1）易于阻滞气机：血为气母，血能载气养气，故而瘀血一旦形成，必然影响和加重气机郁滞，所谓"血瘀必兼气滞"；又因气为血帅，气机郁滞，又可引起局部或全身的血液运行不畅，因而导致血瘀气滞、气滞血瘀的恶性循环。

2）影响血脉运行：瘀血为血液运行失常的病理产物，瘀血形成之后，无论瘀滞于脉内、脉外，均可影响心、肝、脉等脏腑组织的功能。

3）影响新血的形成：瘀血乃病理性产物，已失去对机体的正常濡养、滋润作用。瘀血阻滞体内，日久不散，就会严重影响气血运行，导致脏腑失于濡养，功能失常，势必影响新血形成。

4）病位固定，病症繁多：瘀血一旦停滞于某脏腑组织，多难于及时消散，故其致病又具有病位相对固定的特征。而且，瘀血阻滞的部位不同，形成的原因各异，兼邪不同，其病理表现也就不同。

3. 结石

结石指在体内某些部位形成并停滞为病的沙石样病理产物或结块。

（1）结石的形成

1）饮食不当：饮食偏甜，喜食肥甘厚味，影响脾胃运化，蕴生湿热，内结于胆，久则可形成胆结石。

2）情志内伤：若情志不遂，肝气郁结，疏泄失职，可导致胆气不利，胆汁淤积，排泄受阻，日久也可形成胆结石。

3）服药不当：长期过量服某些药物，致使脏腑功能失调，或药物代谢产物沉积于局部，是形成肾或膀胱结石的原因之一。

4）体质差异：由于先天禀赋及后天因素引起的体质差异，导致对某些物质的代谢异常，从而易于在体内形成结石。

（2）结石的致病特点：结石致病，由于致病因素、形成部位不同，临床表现差异很大。

1）多发于肝、胆、肾、膀胱等脏腑：肝主疏泄，关系着胆汁的生成和排泄；肾气的蒸腾气化，影响尿液的生成和排泄，故肝肾功能失调易生成结石；胆、膀胱等管腔性器官，结石易于停留，故结石为病，以肝胆结石、肾膀胱结石最为常见。

2）病程较长，病情轻重不一：结石多为湿热内蕴，日渐煎熬而成，故大多数结石的形成过程缓慢。由于结石的大小不等，停留部位不一，故临床表现差异很大。

3）阻滞气机，损伤脉络：结石为有形实邪，停留体内，势必阻滞气机，影响气血津液运行，引起局部胀痛、水液停聚等。

（四）其他病因

（1）外伤：指跌仆、利器等外力撞击，以及虫兽咬伤、烫伤、烧伤、冻伤等导致皮肤、肌肉、筋骨和内脏受损。

1）外力损伤：指因机械暴力引起的创伤，包括跌仆、坠落、撞击、压轧、负重、努责、金刃等所伤。

2）烧烫伤：主要是火毒为患，包括火焰、沸水、热油、蒸汽、雷电等灼伤形体。

3）冻伤：是低温所造成的全身或局部的损伤。冻伤的程度与温度和受冻时间、部位等直接相关，温度越低，受冻时间越长，冻伤程度越重。

4）虫兽所伤：主要指猛兽、毒蛇、疯狗及其他家畜、动物咬伤。

（2）诸虫：指寄生虫，人体常见的寄生虫有蛔虫、蛲虫、绦虫、钩虫、血吸虫等。

1）蛔虫：又称"长虫"，致病比较普遍，尤其在儿童更为常见，多由饮食不洁，摄入被蛔虫感染的食物而感染。

2）蛲虫：主要通过手指、食物污染而感染，寄生于肠道。

3）绦虫：又称"白虫""寸白虫"，多因食用被污染的生鲜或未熟的猪肉、牛肉而得。

4）钩虫：又称"伏虫"，常由手足皮肤黏膜接触被钩虫感染的粪土而感染，初见局部皮肤痒痛、红肿等，俗称"粪毒"。

5）血吸虫：古代文献称"蛊"或"水蛊"，多因皮肤接触有血吸虫幼虫的疫水而感染。

（3）毒邪：简称"毒"，泛指一切强烈、严重损伤机体结构和功能的致病因素。

1）毒邪的形成：①外来之毒：来源于自然界，多为天时不正之气所感，或起居接触，或外伤感染等侵入人体所致。其形成与时令、气候、环境有关，具有外感性特点。②内生之毒：来源于饮食失宜、七情内伤、痰饮瘀血、治疗不当等；或脏腑功能失调，毒邪瘀积所致，具有内生病邪和病理产物性病因的特点。

2）毒邪的致病特点：①毒性暴戾，损脏伤形：毒邪致病，多发病较急，转变较快，扰及神明，病势危重，可见壮热、恶寒、神昏、谵语、烦躁、呕吐、泄泻、出血、紫癜、黄疸等，甚至死亡。②致病广泛，复杂多变：毒邪致病，常兼挟其他病邪，侵犯部位广泛，外至形体、经络、官窍，内至脏腑，涉及多脏腑、多部位发病，导致多种疾病发生。③顽固难愈，症状秽浊：毒邪蕴积，易成痼疾，反复发作，病程较长；迁延日久，则病多缠绵，难以治愈。④传染流行，病状特异：某些毒邪致病具有强烈的传染性，尤其在气候变化异常或环境恶劣的条件下，易于流行。

（4）药邪：指因药物炮制，或使用不当而引起发病的一类致病因素。

1）药邪的形成：①用药过量：药物用量过大，特别是一些有毒药物的用量过大，易于中毒。②炮制不当：某些含有毒性成分的药物经过适当的炮制可减轻毒性。③配伍不当：部分药物配伍使用时会产生毒性或使毒性增加。④用法不当：某些药物在使用上有着特殊要求和禁忌。

2）药邪的致病特点：①中毒：误服或过量服用有毒药物易致中毒，且其中毒症状与药物的成分、用量有关。②加重病情，变生他疾：药物使用不当，非助邪即伤正，不仅可使原有的病情加重，还可引起新的病变。

（5）医过：也称"医源性致病因素"，指由于医护人员的过失，而导致病情加重或变生他疾的一类致病因素。

1）医过的形成：①言行不当：医生说话不注意场合，或语言粗鲁，态度生硬，会对患者产生不良影响。②处方草率：诊治时漫不经心，"相对斯须，便处汤药；按寸不及尺，握手不及足……"等草率马虎行为，包括处方用字，故意用别名、僻名，字迹潦草等，均可产生不利影响。③诊治失误：医生诊察有失，辨证失准，以致用药失误，或操作手法不当，是重要的医源性致病因素。

2）医过的致病特点：①易致患者情志波动：医生言行不当或诊治草率，极易引起患者的不信任，甚至情志波动，或拒绝治疗，或导致气血紊乱而使病情加重。②加重病情，变生他疾：医生言行不当，处方草率，或是诊治失误，均可贻误治疗，加重病情，甚至变生他疾。

（五）先天病因

先天病因，是指个体出生时受于父母的病因，包括父母的遗传性病因和母体在胎儿孕育期及分娩异常所形成的病因。先天病因一般分为胎弱、胎毒两个方面。

（1）胎弱：也称胎怯，指胎儿禀受父母的精血不足或异常，以致畸形，或发育障碍。胎弱为病，主要包括两类情况：①各类遗传性疾病：多因于父母之精本有异常，如先天畸形等。②先天禀赋虚弱：多因于受孕妊娠之时，父母身体虚弱，或疾病缠身；或饮食不调、七情内伤、劳逸过度，以致精血不充，胎元失养等所致。

（2）胎毒：有广义和狭义之分。广义胎毒，指妊娠早期，其母感受邪气或误用药物、误食伤胎之物，导致遗毒于胎，出生后渐见于某些疾病。狭义胎毒，指某些传染病，在胎儿期由亲代传给子代。

（六）西医影响健康因素的辨识

西医学从人体结构出发认识人的生理功能和疾病改变，认为各个系统、器官、组织、细胞不同，所以有不同的生理变化和病理过程，通过维护结构来维护健康。

体质健康的衡量受多方面因素的影响，地区不同、年龄段不同都会引起一定范围内的波动，西医方面强调健康由数据来说明，即各项检查指标正常，或者大致在正常范围内，以及各部分功能运行正确就是体质健康。衡量身体健康的基本标准就是西医认为的是否有病，体质健康是西医关注的重点问题之一。

世界卫生组织把人体精神健康的标准概括为"三良好"，即良好的个性人格、良好的处事能力、良好的人际关系。完美的健康状态在某种程度上可以归于精神健康或者是生理健康。

（1）身体健康的影响因素：遗传是决定身体健康的根本因素。此外，良好的自然环境是人身体健康的保证，不良的环境和自然灾害直接威胁着人类身体健康。

（2）生理健康的影响因素：营养均衡的饮食、有规律的生活有助于保持人体新陈代谢水平、提高机体免疫力。多项研究发现，不良生活习惯会增加冠心病的发病危险。自然极端天气或气候事件严重影响着人们的生理健康，许多传染性疾病或者病毒细菌性疾病都与气候变化有关。

（3）心理健康的影响因素：自然环境变化会影响许多人的情绪，社会依附感强的人，不仅拥有良好的应对周围不良环境的能力，并且能在强大的心理压力下有效阻止创伤后的应激障碍。有研究表明，强迫症状与城镇化、国民收入、居民存款、财政支出呈显著负相关，即社会现实和个体心理结构之间存在着某种对应关系。此外，人文环境如宗教信仰、审美观念、价值取向、民族精神等也影响着人的心理健康。

（七）结论

中医病因学以整体观念为指导思想，将人与自然环境和社会环境、人体内部各种组织结构、脏腑经络的生理功能、临床实践的经验总结等结合起来，用普遍联系和发展变化的观点，辩证地探求环境、外邪、精神、体质等在发病过程中的作用，从而构建中医病因学理论。

西医学则更多的是从生理、化学、生物等方面去解释影响健康的因素，单独地去看待每一个病症，而不去考虑各个病症之间的内在联系。例如，中医学认为感冒是由风邪、寒邪、湿邪等引起的，而西医学认为感冒是由细菌入侵人体，人体免疫功能下降引起的。

二、中医损害健康途径辨识

疾病的发生途径分为病由外入、病由内生、外伤致病。

（一）病由外入

病由外入主要是指病邪由外侵袭机体。其侵袭途径有由皮毛而经络入脏腑，或由口鼻而入及"染易"等方面。

（1）病邪由皮毛而侵袭机体：《素问·调经论》所论："风雨之伤人也，先客于皮肤，传入于孙脉，孙脉满则传入于络脉""络脉满则注于经脉，经脉满则入舍于脏腑也"。伤寒病的"六经传变"，即是由表入里，由皮毛而经络入脏腑而发病，并以太阳、阳明、少阳、太阴、少阴、厥阴顺序进行传变。

（2）病邪由口鼻而入：即温热病的发病途径，如叶天士《温热论》所谓"温邪上受，首先犯肺"之类，包括现代临床常见的多种呼吸道或消化道传染病的传染途径在内。

（3）"染易"发病：即病邪传染互易于人，说明传染之邪为病，与伤于风寒之邪为病不同，其最大的区别就是可以相互传染，甚至造成流行。"染易"发病，一般可归纳为空气相染、饮食相染及接触相染等途径。

（二）病由内生

病由内生主要是指七情、饮食失宜、劳逸失度、病理产物等因素作用于机体，导致机体对周围环境的适应能力低下，从而使脏腑、组织、阴阳、气血的功能发生失调、紊乱或减退，因而导致病由内生。如《灵枢·口问》说："阴阳喜怒，饮食居处，大惊卒恐，则血气分离，阴阳破败，经络厥绝，脉道不通，阴阳相逆，卫气稽留，经脉虚空，血气不次，乃失其常。"

（三）外伤致病

外伤致病主要是指跌仆、刀枪、虫兽伤等意外损伤，可使机体皮肉、经络破损，气血亏耗，同样亦可以导致脏腑、组织、阴阳、气血功能紊乱而发病。

（四）西医损害健康途径辨识

1. 微量元素异常与营养不良、营养过剩

地壳表面元素分布的不均匀性造成一方水土养一方人；食品精加工造成有益元素大量损失；加工烹调不得法减少了有益元素；挑食、偏食和食物搭配不当使体内元素平衡失调，如大量摄入植酸盐使体内缺锌、缺铁等；不同年龄胃肠道对不同价态或状态的微量元素吸收利用率不同，生物态元素吸收利用率最高。

经济贫困、地域、风俗、家庭和个人的饮食习惯都会导致营养不良。一方面，食物摄入不足导致儿童发育迟缓，蛋白质摄入不足导致"大头婴"，铁摄入不足导致贫血，维生素C摄入不足导致"坏血病（维生素C缺乏病）"，维生素A摄入不足导致"夜盲症"，维

生素 B_1 摄入不足导致"脚气病"。另一方面，人们从食物中摄入的热量、营养素超过了身体所需，运动少，会导致超重和肥胖，从而患上高血压、血脂异常、糖尿病等慢性病。营养过剩的人群同样存在"营养不足"的问题，比如营养不平衡导致缺乏维生素及人体必需的矿物质。缺锌会造成食欲减退、异食癖、机体免疫功能下降、视力下降、生长发育迟缓、口腔溃疡反复发作等；缺铁可引起缺铁性贫血、注意力不集中、记忆力减退、免疫功能低下、易感冒等；儿童缺钙会引起小儿佝偻病、骨骼畸形、抽筋、生长迟缓、牙齿发育不良等；铜元素缺乏，会增加骨折的危险性，甚至诱导神经变性疾病；镁元素缺乏会引起厌食、恶心、呕吐、嗜睡等；儿童体内铅含量较高时，可致心理行为改变，常见的有模拟学习困难、空间综合能力下降、运动失调、多动、易冲动、注意力下降、攻击性增加和智力低下。

2. 免疫系统失调

免疫系统失调是引发疾病的途径之一，主要表现在以下三个方面：

（1）补体系统紊乱：补体是机体免疫调控网络的重要环节，不仅参与抗感染免疫，还具有调节炎症反应、处理自身抗原、调控免疫相关基因表达等多重作用，同时参与免疫调理、凋亡调控和自噬调节等，在维持机体免疫自稳方面发挥重要作用。

（2）先天性免疫系统紊乱：细胞因子泛指一些由机体免疫细胞或非免疫细胞产生的具有生物活性的小分子多肽类糖蛋白，与造血功能、炎症和免疫应答反应密切相关，每种细胞因子可由多种细胞产生。细胞因子既是免疫系统的信息传递介质，又是与神经、内分泌等其他非免疫系统联系的物质。无论 B 细胞还是 T 细胞都受到诸多细胞因子的影响。

（3）获得性免疫系统紊乱：自身免疫病患者由于自身抗原或与自身抗原有交叉反应的抗原的刺激、抑制性 T 细胞功能减退、辅助性 T 细胞功能增强、B 细胞耐受缺陷及 B 细胞激活剂的影响等，均可导致 B 细胞的数量增加及功能亢进，产生大量自身抗体而致病。这些自身抗体的出现，既是抗体免疫功能紊乱的结果，又是产生病变的原因。T 淋巴细胞是免疫应答中起核心作用的免疫细胞，具有细胞免疫和免疫调节功能，在自身免疫病中 T 淋巴细胞数量及功能均有异常。

（五）结论

对于损害健康的途径，中医学认为是由于各种病邪入侵，人体内多了不属于本体的气等。西医学则认为是由于人体的不健康行为使人体的各个系统不能正常运行。例如，感染某类传染病时，中医学认为是病邪入侵，要引导邪气疏散；西医学认为是影响了人体的免疫系统的正常运行。

三、中医学对人体失衡状态的分类

中医学最大的特点就是把人体看成一个动态平衡的系统来研究。由于中医学受东方传统思维方式的影响，它研究人体的疾病现象是从构成人体的微观物质运动所体现的宏观整体状态入手的。人体是一个复杂巨系统，从中医学的角度看，阴阳平衡态，就是人体的最佳健康状态；当处于失衡状态时，人体系统内物质的运动有快慢（或左右）的偏离，也有系统内元素的增多或减少，这些都要影响系统的稳定性。系统失稳，对于人而言就是生病状态；中医学认为是阴阳失衡，体现为阴证或阳证。中医的阴阳，是人体内物质运动状态或物质的多少相对于最佳自稳态的左右偏离，偏快（或物质增多）是阳，偏慢（或物质减少）是阴，超阈值的偏离则构成阴证、阳证。

（一）中医人体失衡状态分类

中医称人体失衡状态为病机。"病机"一词最早见于《素问·至真要大论》，指出医者临证时要"谨守病机，各司其属"，其总结归纳了十九条病机。随着中医学的发展，中医"病机"从概念内涵到结构框架都发生了一定的变化。近年来中医病机学得到较大发展，病机理论得到丰富，如病机层次说等，孙广仁将病机分为六个层级，依次为基本病机、系统病机、类病病机、疾病病机、证候病机、症状病机。基本病机是指机体对致病因素侵袭所致最基本的反应，是病机变化的基本规律，主要包括邪正盛衰、阴阳失调、精气血津液的病理变化。

（1）邪正盛衰：是指在发病过程中，机体抗病能力与致病邪气相互斗争而产生的盛衰变化。邪气泛指一切致病因素，是致病的重要条件。正气，是一身之气相对邪气而言，指人体内具有抗病、祛邪等作用的物质。正气不足是疾病发生的内在因素。周霞等认为邪正盛衰变化贯穿于疾病全过程，邪正双方力量对比的变化决定着疾病的发生、病机的变化、病程的急缓、病症的虚实及预后转归。李世通等创新性地从邪盛不通则痛、正虚不荣则痛、邪正消长变化三方面展开对邪正盛衰的论述，来探讨在中医心理病机中的运用，为中医心理临床发展提供了新思路。

（2）阴阳失调：是阴阳之间失去平衡协调的简称，在疾病发生发展过程中，由于致病因素的影响，导致机体阴阳双方失去平衡协调，而出现阴阳偏盛、偏衰、互损、格拒等一系列病理变化。

（3）精气血失常：精气血是构成人体的基本物质，也是人体各种生理功能活动的物质基础。精气血失常包括精气血的不足及其各自生理功能的异常、精气血互根互用关系失常。若人体精气血失常，必然影响人体各种生理功能，导致疾病的发生。

（4）津液代谢失常：津液代谢是津液不断生成、输布和排泄的过程。津液的正常代谢是维持人体津液生成、输布和排泄相对恒定的基本条件。

（二）西医平衡与失衡状态辨识

西医是在物理学、化学、生物学、解剖学基础上发展出来的一门全新的医学体系。从西医的角度看，平衡状态就是人体的各种理化指标均处于最佳的状态；失衡状态，即系统失衡，表现于西医就是理化指标的异常（偏高或者偏低）。西医失衡状态中关于平衡状态的一个重要观点就是酸碱平衡，而酸碱平衡是人体内环境稳定的一个重要因素。一般来说，人体内的酸碱度在一定程度上保持平衡，一旦打破了这个平衡，人体就会出现酸中毒或者碱中毒，称为"酸碱平衡失调"，严重的酸中毒或者碱中毒有导致死亡的危险。

（三）结论

中医根据自己特有的阴阳平衡理论，将人体的失衡状态分为邪正盛衰、阴阳失调、精气血津液的失常；而西医则把人体的生化指标不处于正常值和酸碱失衡作为有病的失衡状态。由于西医生理化学指标易得易懂,在判定人体是否处于正常健康状态方面的应用更加广泛。

四、中医对人体失衡状态的技术干预

中医对人体失衡状态的技术干预,包括体质干预措施、中医适宜技术和二十四节气健康干预措施,其中中医适宜技术包括针法类、灸法类、按摩疗法、中医外治疗法、中医内服法五大类。

（一）体质干预措施

中医以调整阴阳、扶正祛邪等思想,从整体的角度出发,运用综合调理的方法,消除异常、失调的病理状态,并使之恢复正常的、协调的生理状态,通过调整阴阳,达到提高机体的抗病力及健康恢复能力的目的。中医学把机能阴阳和谐视作健康的标志,而破坏人体阴阳的动态平衡状态是引起疾病的原因。阴阳失调是中医学对疾病发生及其发展变化的高度概括。"调整阴阳"补其不足,泄其有余,最终达到"阴平阳秘"就是治疗疾病的基本原则。中医学根据这一原则,结合中医健康技术,有针对性地对九种体质提出了健康干预措施:

1. 平和质

（1）精神调养:保持乐观、开朗情绪,积极进取,节制偏激的情感,及时消除生活中不利事件对负面情绪的影响。

（2）生活起居调养:起居应有规律,不要过度劳累。饭后宜缓行百步,不宜食后即睡。作息应有规律,劳逸结合,保持充足的睡眠时间。

（3）体育锻炼:根据年龄和性别,参加适度的运动。

（4）饮食调养:饮食应有节制,不宜过饥或过饱,不要常食过冷过热或不干净的食物。粗细饮食要合理搭配,多食五谷杂粮、蔬菜、瓜果,少食用过于油腻及辛辣之品。不要吸烟、酗酒。

（5）药物调理:一般不提倡使用药物。

2. 阴虚质

（1）精神调养:阴虚质之人平素性情急躁,常常心烦易怒,是阴虚火旺、火扰神明之故,应遵循《黄帝内经》"恬惔虚无""精神内守"之养神大法。平时宜克制情绪,遇事要冷静,正确对待顺境和逆境。

（2）生活起居调养:起居应有规律,居住环境宜安静,睡前不要饮茶、锻炼和玩游戏。应早睡早起,保持一定的午休时间。避免熬夜、剧烈运动和高温酷暑下工作。戒烟酒。

（3）体育锻炼:不宜过激活动,只适合做中小强度、间歇性的身体锻炼,可选择太极拳、太极剑、气功等动静结合的传统健身项目。锻炼时要控制出汗量,及时补充水分。皮肤干燥甚者,可多游泳。不宜桑拿。

（4）饮食调养:原则是保阴潜阳,宜食芝麻、糯米、蜂蜜、乳品、甘蔗、蔬菜、水果、豆腐、鱼类等清淡食物，可多食瘦猪肉、鸭肉、龟、鳖、绿豆、冬瓜、赤小豆、海蜇、百合等甘凉滋润之品，少食羊肉、狗肉、韭菜、辣椒、葱、葵花籽等性温燥烈之品。

（5）药物调理：可选用滋阴清热、滋养肝肾之品。如五味子、麦冬、天冬、玉竹、龟甲诸药，均有滋阴清热的作用，可因证情选用。可酌情服用六味地黄丸、杞菊地黄丸等。

3. 阳虚质

（1）精神调养：阳气不足之人常出现情绪不佳，如肝阳虚善恐、心阳虚善悲，平时宜多与人交谈、沟通。对待生活中不顺心的事，要从正反面分析，及时消除情绪中的消极因素。平时可多听一些激扬、高亢、豪迈的音乐，以调动情绪，防止悲伤和惊恐。

（2）生活起居调养：居住环境应空气流通，秋冬注意保暖。夏季避免长时间在空调房间中，可在自然环境下纳凉，但不要睡在穿风的过道中及露天空旷之处。平时注意足下、背部及下腹丹田部位的防寒保暖。防止出汗过多，在阳光下适当进行户外活动。保持足够的睡眠。

（3）体育锻炼：因"动则生阳"，故阳虚体质之人，要加强体育锻炼，春夏秋冬，坚持不懈，具体项目因个体体力强弱而定。可做一些舒缓的运动，如慢跑、散步、五禽戏、广播操。夏天不宜做过分剧烈的运动，冬天避免在大风、大寒、大雾、大雪及空气污染的环境中锻炼。

（4）饮食调养：应多食具有壮阳作用的食品，如羊肉、狗肉、鹿肉、鸡肉、鳝鱼、韭菜、生姜、辣椒、花椒、胡椒等甘温益气之品，少食黄瓜、柿子、冬瓜、藕、莴苣、西瓜等生冷寒凉食物。

（5）药物调理：可选用补阳祛寒，温养肝肾之品，如鹿茸、海狗肾、冬虫夏草、胡桃、菟丝子等，可酌情服用金匮肾气丸等。

4. 气虚质

（1）精神调养：多参加有益的社会活动，多与人交谈、沟通，以积极进取的态度面对生活。

（2）生活起居调养：起居应有规律，夏季应适当午睡，保持充足的睡眠。平时要注意保暖，避免运动时出汗受风。不要过度劳作，以免损伤正气。

（3）体育锻炼：可做一些柔缓的运动。如去空气清新之处散步、打太极拳、做操等，并持之以恒。平时可自行按摩足三里穴。不宜做大负荷和出大汗的运动，忌用力过猛或做长久憋气的动作。

（4）饮食调养：应多食具有益气健脾作用的食物，如黄豆、鸡肉、鹌鹑肉、泥鳅、香菇、桂圆、蜂蜜等，少食具有耗气作用的食物，如槟榔、空心菜、生萝卜等。

（5）药物调理：常有自汗、感冒者，可服用玉屏风散预防。

5. 血瘀质

（1）精神调养：及时消除不良情绪，保持心情愉快，防止闷闷不乐而致气机不畅，可多听一些抒情柔缓的音乐来调节情绪。

（2）生活起居调养：作息时间宜有规律，可早睡早起，保持足够的睡眠，但不可过于安逸，以免气机郁滞而致血行不畅。

（3）体育锻炼：可进行一些有助于气血运行的运动项目，如太极拳、太极剑、各种舞蹈、步行健身等。保健按摩可使经络畅通。血瘀质的人在运动时如出现胸闷、呼吸困难、脉搏显著加快等不适症状，应停止运动去医院进一步检查。

（4）饮食调养：可长期食用黑豆、紫菜、海带、胡萝卜、金橘、山楂、玫瑰花、绿茶等具有活血、散结、行气、疏肝解郁作用的食物，少吃肥猪肉等滋腻之品。

（5）药物调理：可酌情服用桂枝茯苓丸。

6. 痰湿质

（1）精神调养：及时消除不良情绪，保持心情愉快，防止郁闷不乐而致气机不畅，可多听一些抒情柔缓的音乐来调节情绪。

（2）生活起居调养：居住环境宜干燥，不宜潮湿。平时多进行户外运动。衣着应透气，经常晒太阳或进行日光浴。在潮湿的气候条件下，应减少户外活动，避免受寒淋雨。不要过于安逸、贪恋床榻。

（3）体育锻炼：形体肥胖者，易于困倦，故应根据自己的具体情况循序渐进，长期坚持运动锻炼，如慢跑、打乒乓球、游泳、练武术及适合自己的各种舞蹈。

（4）饮食调养：饮食应以清淡为原则，少食肥肉及甜、黏、油腻的食物。可多食葱、蒜、海藻、海带、冬瓜、萝卜、芥末等食物。

（5）药物调理：痰湿之生与肺、脾、肾三脏关系最为密切，故重点在于调补肺、脾、肾三脏。若因肺失宣降，精液输布失常，聚湿生痰，当宣肺化痰，选用二陈汤。若因脾失健运，聚湿成痰，当健脾化痰，方选六君子汤。若肾虚不能制水，泛为痰液，当温阳化痰，方选金匮肾气丸。

7. 气郁质

（1）精神调养：气郁质之人多性格内向，神情常处于抑郁状态。根据《黄帝内经》情志相胜法中"喜胜忧"的原则，应主动寻求快乐，多参加社会活动、集体文娱活动，多听轻松、开朗、激动的音乐，以提高情志。多阅读积极的、鼓励的、富有乐趣的、展示美好生活前景的书籍，以培养开朗豁达的意识。

（2）生活起居调养：居住环境宜干燥不宜潮湿，平时多进行户外活动。衣着应透气，经常晒太阳进行日光浴。在潮湿的气候条件下，减少户外活动，避免受寒、淋雨。不要过于安逸、贪恋床榻。

（3）体育锻炼：应尽量参加户外活动，可坚持较大量的运动锻炼，如跑步、登山、游泳、武术等。多参加群体性的体育运动项目，如打球、跳舞、下棋等，以便更多地融入社会，解除自我封闭的状态。

（4）饮食调养：多食小麦、葱、姜、蒜、海带、海藻、萝卜、槟榔、玫瑰花等具有行气、解郁、消食、醒神作用的食物。

（5）药物调理：可酌情服用逍遥散、舒肝和胃丸、开胸顺气丸、柴胡疏肝散等。

8. 湿热质

（1）精神调养：克制过激情绪，合理安排自己的工作、学习，培养广泛的兴趣爱好。

（2）生活起居调养：避免居住在低洼潮湿的地方，居住环境宜干燥通风。不要熬夜、过于劳累。盛夏暑湿较重的季节，减少户外活动的时间。保持充足、有规律的睡眠。

（3）体育锻炼：适合做大强度、大运动量的锻炼，如中长跑、游泳、爬山、球类运动、武术等。夏天由于气温高，湿度大，最好选择在清晨或傍晚较凉爽时锻炼。

（4）饮食调养：可多食红豆、绿豆、空心菜、芹菜、黄瓜、丝瓜等甘寒、甘平的食物，少食羊肉、狗肉、韭菜、生姜、辣椒、花椒、胡椒、蜂蜜等甘酸滋腻之品，忌火锅、油炸、烧烤等辛温助热的食物。应戒烟、限酒。

（5）药物调理：可酌情服用六一散、清胃散、甘露消毒丹等。

9. 特禀质

（1）精神调养：合理安排作息时间，正确处理工作、学习、生活的关系，避免情绪紧张。

（2）生活起居调养：居室应通风良好，保持室内清洁，被褥、床单要经常洗晒，以防止螨虫过敏。不宜养宠物，以免对动物皮毛过敏。夏季花粉较多时，要减少户外活动时间，以防止花粉过敏。

（3）体育锻炼：积极参加各种体育锻炼，增强体质。天气寒冷时锻炼要注意防寒保暖，防止感冒。

（4）饮食调养：饮食宜清淡，均衡，粗细搭配，荤素配伍合理。少食荞麦、牛肉、鲤鱼、茄子、酒、辣椒等辛辣之品、腥膻发物及致敏物质。

（5）药物调理：可酌情服用玉屏风散、清风散、过敏煎等。

（二）中医适宜技术

中医适宜技术是一项具有古老历史的技术，以中医理论为操作基础，具有简、便、廉、验的特点，同时兼具中医以人为本的优势，是中医的精髓所在，具有广阔的发展前景。中医适宜技术来源于民间，不需要配备特殊的仪器或设备，具有简单易行的特点。中医学强调"三分治，七分养"。中医适宜技术是卫生事业发展的重点，近年来受到国家的大力支持。因此，推广安全、有效、低廉的适宜技术有助于解决群众看病难、看病贵的问题，提高医疗服务水平，完善卫生服务体系。

1. 针法类

"针"是指"针刺"，是一种利用各种针具刺激穴位来治疗疾病的方法，常用体针、头针、耳针、足针、梅花针、火针、电针、穴位注射、小针刀疗法等。传统医学对疑难病治疗常以针罐齐施、针药并用、内外同治获得最佳疗效。"针灸疗法，重在得气，得气方法，提插捻转，虚实分清，补泻适宜"。

针法类包含体针疗法、放血疗法、头针疗法、耳针疗法、足针疗法、腕踝针疗法、梅花针疗法、火针疗法、电针疗法、穴位疗法、针刀疗法、艾灸疗法、火罐疗法、刮痧疗法。

2. 灸法类

"灸"是指艾灸。艾灸疗法简称灸法，是运用艾绒或其他药物点燃后直接或间接在体表穴位上熏蒸、温熨，借灸火的热力及药物的作用，通过经络的传导，以起到温通气血、疏通经络、调和阴阳、扶正祛邪、行气活血、祛寒逐湿、消肿散结等作用，达到防病治病目的的一种治法。

艾灸不但可以预防疾病，而且能够延年益寿。"人于无病时常灸足三里、三阴交、关元、气海、命门、中脘、神阙等穴，亦可保百余年寿也"。

3. 按摩疗法

按摩疗法也称推拿疗法，属于"手法类"，包括头部按摩、足底按摩、踩跷疗法、整脊疗法、捏脊疗法、背脊疗法、拨筋疗法、护肾疗法、按揉涌泉穴、小儿推拿疗法、点穴疗法。

4. 中医外治疗法

中医外治疗法包括刮痧疗法、灌肠疗法、火罐疗法、竹罐疗法、药摩疗法、天灸疗法、盐熨疗法、熏洗疗法、药浴疗法、香薰疗法、火熨疗法、芳香疗法、外敷疗法、膏药疗法、中药蜡疗、敷脐疗法、蜂针疗法。

5. 中医内服法

中医内服法包括方药应用（老中医验案、民间土单验方应用、古方今用、成药应用、临床自拟方应用等）、中药雾化吸入疗法、中药茶饮法、中药药酒疗法、传统背脊疗法、饮食药膳、养生保健、中医护理、膏方疗法及冬病夏治。

（三）二十四节气健康干预措施

古人曾说："人与天地相应"，即人体的生理活动与自然界的规律是相适应的。

一年间自然界气候变化的一般规律是春温、夏热、秋凉、冬寒。自然界的生物在这种规律的影响下，出现春生、夏长、秋收、冬藏等相应的适应性变化，而人体生理也随之出现相应的适应性调节。如人体的脉象可随季节气候而产生相应的变化，如明代李时珍《濒湖脉学》指出四时脉象的规律性变化："春弦夏洪，秋毛冬石，四季和缓，是谓平脉"。从养生的角度而言，人体不仅需要适应这种变化，同时也要了解和掌握自然变化规律，主动地采取措施以适应其变化，以保持健康，增强正气，避免邪气的侵害，从而预防疾病的发生，即"法于四时""四气调神""春夏养阳，秋冬养阴"。在治疗疾病时，要做到"必先岁气，无伐天和"，充分了解气候变化的规律，并根据不同季节的气候特点来考虑治疗用药，即所谓"因时制宜"。因时制宜的用药原则一般是春夏慎用温热、秋冬慎用寒凉，如《素问·六元正纪大论》所说："用寒远寒，用凉远凉，用温远温，用热远热，食宜同法"，即用寒凉方药及食物时，当避其气候之寒凉；用温热方药及食物时，当避其气候之温热。又如暑多挟湿，故在盛夏多注意清暑化湿；秋天干燥，则宜轻宣润燥等。但对"能夏不能冬"的阳虚阴盛者，夏不避温热；对"能冬不能夏"的阴虚阳亢者，冬不避寒凉。夏用温热之药培其阳，则冬不发病；冬用凉润之品养其阴，则夏日病减。遵四时之变而预培人体之阴阳，可收到事半功倍之效。此即所谓"冬病夏治""夏病冬治"。

二十四节气名称首见于西汉《淮南子·天文训》，《史记》的"论六家要旨"中也提到了二十四节气的概念。一年有二十四个节气，即十二个节和十二个气，每个月内有一节和一气（表 5-1）。

表 5-1　季、月、节、气对应表

季	春			夏			秋			冬		
月	正月	二月	三月	四月	五月	六月	七月	八月	九月	十月	十一月	十二月
节	立春	惊蛰	清明	立夏	芒种	小暑	立秋	白露	寒露	立冬	大雪	小寒
气	雨水	春分	谷雨	小满	夏至	大暑	处暑	秋分	霜降	小雪	冬至	大寒

1. 春季

（1）立春：是一年中第一个节气，意味着春季的开始，在每年的公历 2 月 4 日前后。《月令七十二候集解》曰："立春，正月节。立，建始也。"因此，立春之后的养生格外重要。

养生要点：①起居养生：民间谚语说："立春雨水到，早起晚睡觉"。②饮食养生：要多食辛甘发散食物，宜常吃芽菜。芽菜在古代被称为"种生"，最常见的芽菜有豆芽、香椿芽等。立春吃芽菜有助于人体阳气的升发。③运动养生：立春时天气虽已转暖，但仍寒冷。此时运动应选择踏青、散步、慢跑、打太极等强度不大的方式，以微有汗出为度。④情志养生：立春以后应以养肝为主，养肝切忌"怒"。

（2）雨水：是二十四节气中的第二个节气，在每年公历 2 月 19 日前后。此时，因气温回升、冰雪融化、降水增多，故取名为雨水。

养生要点：①起居养生：雨水尚属早春，此时天气乍暖还寒，气温尚低，且昼夜温差变化大、湿度增加，因此要注意防寒保暖，不应急于脱去冬衣。②饮食养生：不仅要省酸增甘以养脾，而且要多食粥以养脾胃。唐代孙思邈认为："春日宜省酸增甘，以养脾气""春时宜食粥"。③经络养生：中医认为，雨水节气与人体的手少阳三焦经相对应。由于手少阳三焦经亥时（21～23 时）旺，亥时百脉通，养身养娇容。④运动养生：雨水节气可适当练导引功以锻炼身体。⑤情志养生：雨水节气天气变化不定，易引起人的情绪波动，使人出现精神抑郁、忧思不断等表现，因此我们应尽量调整心态，做到心情恬淡、开朗豁达。肝喜顺畅而恶抑郁，只有保持心平气和的状态，才能使肝气平稳，脾胃才得以安宁。

（3）惊蛰：是二十四节气中的第三个节气，时值每年公历 3 月 6 日前后，"惊蛰"意为春雷始鸣，惊醒了蛰伏于地下冬眠的昆虫。《月令七十二候集解》中说："二月节……万物出乎震，震为雷，故曰惊蛰。是蛰虫惊而出走矣。"

养生要点：①起居养生：惊蛰后虽天气转暖，但冷空气活动仍较频繁，有时出现"倒春寒"现象。因此，惊蛰时人们不可急于换上春装，应该根据天气冷暖变化及时增减衣服。②饮食养生：适当多吃温热健脾的食物和野菜有益健康。③运动养生：惊蛰过后，人体呈现复苏之势，身体各脏器的功能都还未恢复到佳状，此时不宜进行剧烈的运动，应选择比较和缓的运动方式，如太极拳、慢跑等，也可练坐功以养生。④情志养生：惊蛰时，人体的肝阳之气渐升，阴血相对不足，容易发生肝火偏盛。因此，惊蛰时要重视情志养生，力戒焦躁、抑郁等有害情绪，切忌妄动肝火。

（4）春分：古时又称为"日中""日夜分""仲春之月"，适逢每年公历3月20日或21日，因这天昼夜长短平均，正当春季九十日之半，故称"春分"。春分的含义有二：一是指一天时间白天黑夜平分，各为12小时；二是指古时以立春至立夏为春季，春分正当春季三个月之中，平分了春季。

养生要点：①起居养生：穿衣宜下厚上薄，宜多梳头以通血脉。春分属仲春，起居方面仍应遵守"春三月，此谓发陈。天地俱生，万物以荣。夜卧早起，广步于庭，披发缓行，以使志生"的养生原则，宜晚睡早起，慢步缓行。隋代名医巢元方认为，梳头有通畅血脉、祛风散湿、使头发不白之作用。春分后尤其适合梳头养生。②饮食养生：宜寒热均衡，勿忘健脾祛湿。春分时大自然阴阳各占一半，饮食上也要"以平为期"，保持寒热均衡。春分时肝气旺，易乘克脾土，加之此时节雨水渐多，空气湿度比较大，易使人脾胃损伤，导致消化不良、腹胀、呕吐、腹泻等症，故饮食上应注意健脾祛湿。③运动养生：《素问·至真要大论》曰："谨察阴阳所在而调之，以平为期。"④房事养生：春分时万物复苏、生机勃勃，人们的性爱也变得活跃起来，春分时房事应有节制。

（5）清明：是二十四节气中的第五个节气，在每年4月4日或5日。清明乃天清地明之意。《历书》曰："斗指丁为清明，时万物皆洁显而清明，盖时当气清景明，万物皆显，因此得名。"清明含上清下明之意，即天空清而大地明。

养生要点：①起居养生：防春瘟和防哮喘。春瘟是指春季常见的、具有传染性的热性疾病，包括流行性感冒、流行性脑脊髓膜炎、猩红热、麻疹、痄腮等，同时每年的清明节前后也是过敏性哮喘的高发期。②饮食养生：清明时应慎食发物，多食养肝之品。③运动养生：清明时除了选择到户外散步、登山等运动外，还可练八段锦来调节精气神。④情志养生：立春之后体内肝气随着春日渐深而愈盛，在清明之际达到最旺。

（6）谷雨：是春季的最后一个节气，在每年公历4月20日前后。谷雨前后，天气较暖，降雨量增加，有利于春作物播种生长。谷雨即"雨生百谷"之意。

养生要点：①起居养生：早晚适当"春捂"、谨防花粉过敏和防范风湿病。②饮食养生：服用"谷雨养生汤"，莫忘省酸增甘以养脾和忌过早食冷饮。"谷雨养生汤"是清代名医吴鞠通所创。谷雨虽属暮春，但饮食上仍需注重养脾，宜少食酸味食物、多食甘味食物。民间有谚语说："谷雨夏未到，冷饮莫先行。"③运动养生：谷雨时可选择踏青、慢跑、放风筝等运动方式，但谨记应遵循"懒散形骸，勿大汗，以养脏气"的原则。④情志养生：谷雨正值春夏之交，春季为肝气当令，肝与情志密切相关。

2. 夏季

（1）立夏：时逢每年公历的5月5日或6日。《历书》曰："斗指东南，维为立夏，万物至此皆长大，故名立夏也。"立夏标志着夏季的开始，人们习惯上把立夏当作是气温明显升高、炎暑将临、雷雨增多、农作物进入生长旺季的一个重要节气。

养生要点：①起居养生：宜晚睡早起和坚持睡午觉。《黄帝内经》曰："夏三月……夜卧早起，无厌于日"。②饮食养生：常食葱、姜以养阳，晚饭宜食粥并可少量饮酒。俗话说：

"冬吃萝卜夏吃姜，不劳医生开药方。"姜性温，属于阳性药物。立夏吃姜有助于人体阳气升发，符合中医"春夏养阳"的观点，同时立夏后人体阳气渐趋于外，新陈代谢旺盛，汗出较多，气随津散，人体阳气和津液易损，晚饭食粥既可生津止渴，又可养护脾胃。③运动养生：多做慢节奏的有氧运动，常练养心功，如散步、慢跑、打太极拳等。④经络养生：立夏节气应重点养护心脏。因为人体"心"脏与四季中"夏"相应，夏季时心阳最旺，功能最强，所以人们在春夏之交要顺应天气的变化，重点养护心脏。情志养生，立夏后天气渐渐变得炎热。"暑易伤心"，高温天气易使人"心躁"。

（2）小满：是夏季的第二个节气。进入小满以后，气温明显升高，雨水开始增多，预示着潮湿闷热的天气即将到来。我国古代将小满分为三候："一候苦菜秀；二候靡草死；三候麦秋至。"

养生要点：①起居养生：雨后勿忘添衣，谨防空调伤身。小满节气时虽然气温明显升高（谨防空调伤身），但昼夜温差仍较大。下雨以后，气温明显下降，因此雨后要适时添加衣服。②饮食养生：多吃清热利湿的食物和苦菜。小满时气候开始变得湿热，宜多吃具有清热利湿作用的食物，如薏苡仁、赤小豆、绿豆、冬瓜、丝瓜、黄瓜、西瓜、鲫鱼等。苦菜，此时生长旺盛，又名"败酱草"，《本草纲目》记载："苦菜，久服，安心益气，轻身耐老。"③运动养生：运动后忌大汗和练"小满四月坐功"。根据中医"春夏养阳"的原则，此时节运动不宜过于剧烈。④经络养生：小满与人体的手厥阴心包经相对应。心包是心脏外部的一层薄膜，有保护心脏的作用。心包经沿人体手臂前缘的正中线循行，小满时可拍打心包经来养生。⑤情志养生：小满时，人的心火偏旺，容易脾气暴躁、烦躁不安。因此，小满时节要注意保持心情舒畅，尽量抑制怒火，防止意外发生。

（3）芒种：是夏季的第三个节气，适逢每年公历的 6 月 5 日左右。《历书》记载："斗指巳为芒种，此时可种有芒之谷，过此即失效，故名芒种也。"我国古代将芒种分为三候："一候螳螂生；二候鵙始鸣；三候反舌无声。"

养生要点：①起居养生：宜睡子午觉，衣服应勤换洗。中医认为，睡眠与醒寤是阴阳盛衰交替的结果。《黄帝内经》曰："阳气尽则卧，阴气尽则寤。"子时是指 23 时至次日 1 时，阴气盛，阳气衰弱；午时是指 11～13 时，阳气盛，阴气衰弱。子时和午时都是阴阳交替之时，也是人体经气"合阴""合阳"之时。子时睡觉，能养阴，睡眠效果也好；午时睡觉，有利于人体养阳。芒种时节气候湿热，应穿透气性好、吸湿性强的衣服，如棉布、丝绸、亚麻等制品。②饮食养生：喝水有讲究，饮食宜清淡和少吃坚果。芒种时天气炎热，人体出汗较多，应多喝水以补充丢失的水分。做法是：一般情况下，可多喝温开水以补充水分，采用少量多次补给的方法，既可使排汗减慢又可防止食欲减退，还可减少水分蒸发；大量汗出以后，宜多喝一些温盐水或盐茶水，以补充体内丢失的盐分。唐代著名医家孙思邈认为："常宜轻清甜淡之物，大小麦曲，粳米为佳"；元代医家朱丹溪曰："少食肉食，多食谷菽菜果，自然冲和之味"。坚果是指多种富含油脂的种子类食物，含有的热量非常高，如核桃、松子、腰果、开心果、巴旦木等。③运动养生：芒种时可选择游泳、跑步、打球等方式进行运动，以促进排汗，增强体质。也可练毛孔调息功以养生。④情志养生：芒种时节应根据季节的气候特征，尽量使自己的精神保持轻松、愉快的状态，避免恼怒忧郁，这样会使气机得以宣畅，通泄得以自如。

（4）夏至：古时又称"夏节""夏至节"。夏至适逢每年公历 6 月 21 日前后，夏至这天，北半球的白昼长，且越往北越长，是北半球一年中白昼最长的一天，南方各地从日出到日落大多为 14 小时左右。我国古代将夏至分为三候："一候鹿角解；二候蝉始鸣；三候半夏生。"

养生要点：①起居养生：穿衣巧防晒，晚睡早起，合理午休。夏至时光照强烈，紫外线容易损伤皮肤，因此要格外注意防晒，同时夏至是一年中阳气旺的时节，这天白昼长、夜晚短。为顺应自然界阴阳盛衰的变化，夏至时宜晚睡早起，并利用午休来弥补夜晚睡眠的不足。②饮食养生：适当多吃酸味和咸味食物，忌过食寒凉。夏至时节人体出汗较多，中医认为此时宜多食酸味以固表，多食咸味以补心。《素问·脏气法时论》曰："心苦缓，急食酸以收之""心欲软，急食咸以软之，用咸补之，甘泻之"。夏至时值酷暑，有些人为了贪图一时畅快，大量食用寒凉食物。而从阴阳学角度讲，夏月伏阴在内，饮食不可过寒，如《颐身集》载："夏季心旺肾衰，虽大热不宜吃冷淘冰雪、蜜水、凉粉、冷粥。饱腹受寒，必起霍乱。"心旺肾衰，即外热内寒之意。③运动养生：夏至时应顺应自然界的气候变化，以养阳为主。在运动方式上，宜选择散步、慢跑、太极拳等舒缓的运动方式，避免强度过大，汗出过多。④情志养生：《素问·四气调神大论》曰："使志无怒，使华英成秀，使气得泄，若所爱在外，此夏气之应，养长之道也。"

（5）小暑：从每年公历的 7 月 7 日或 8 日开始。从字义上来讲，"暑"即"热"，说明小暑时气候炎热。《历书》中曰："斗指辛为小暑，斯时天气已热，尚未达于极点，故名也。"《月令七十二候集解》曰："六月节……暑，热也，就热之中分为大小，月初为小，月中为大，今则热气犹小也。"小暑即小热。我国古代将小暑分为三候："一候温风至；二候蟋蟀居宇；三候鹰始鸷。"

养生要点：①起居养生：勿久坐木，宜少动多静。俗话说："冬不坐石，夏不坐木。"从中医理论方面讲，小暑时人体阳气旺盛，阳气具有护卫体表、抵御外邪的功能。②饮食养生：俗话说"热在三伏"，小暑节气恰在初伏前后，因此在饮食上应清热祛暑，宜多食用荷叶、土茯苓、扁豆、薏苡仁、猪苓、泽泻等材料煲成的汤或粥，多食西瓜、黄瓜、丝瓜、冬瓜等蔬菜和水果。可将小暑节气的饮食概括为"三花三叶三豆三果"。"三花"指金银花、菊花和百合花；"三叶"指荷叶、淡竹叶和薄荷叶；"三豆"指绿豆、赤小豆和黑豆，中医称之为"夏季灭火器"，能清热降火；"三果"指西瓜、苦瓜和冬瓜。③运动养生：小暑时节运动强度应避免过大，可选择在早晨或傍晚进行散步、打太极拳等运动，也可选择游泳、瑜伽等。游泳可谓适合盛夏的一种运动方式。此时游泳不仅可健身，还可消暑。小暑气候炎热，人容易变得烦躁不安，此时练瑜伽可起到安神养性的作用。④情志养生：要注意保持"心静"，遇到任何事情都要戒躁戒怒，保持心气平和，做到"心静自然凉"。

（6）大暑：是夏季的最后一个节气，时值每年公历 7 月 22～24 日。大暑与小暑一样，都是反映气候炎热程度的节令，大暑表示炎热至极。《月令七十二候集解》曰："六月中……暑，热也，就热之中分为大小，月初为小，月中为大，今则热气犹大也。"我国古代将大暑分为三候："一候腐草为萤；二候土润溽暑；三候大雨时行。"

养生要点：①起居养生：注意防暑降温，熏艾防蚊防感冒。俗话说："大暑大暑，有米不愿回家煮。"大暑时人经常会感到酷热难耐，潮湿闷热的天气极易引起人中暑。艾叶性味辛苦、温，入肝、脾、肾经，有温经止血、散寒止痛、祛风止痒之功。②饮食养生：大暑节气暑湿之气较重，人易出现食欲不振、脘腹胀满、肢体困重等现象。饮食方面宜多吃燥湿健脾、益气养阴的食物。③运动养生：大暑时节人们可根据自身体质特点选择合适的运动方式，但总的原则是强度不宜过大。④情志养生：大暑时的炎热天气不仅会使人感到身体疲劳、食欲下降，还经常会使人"肝火"妄动，表现为心烦意乱、无精打采、思维紊乱、食欲不振、焦躁易怒等，被称为"夏季情感障碍症"，俗称"情绪中暑"。

3. 秋季

（1）立秋：是秋季的第一个节气。"立"是开始之意，"秋"表示庄稼成熟。《月令七十二候集解》曰："七月节，立字解见春［立春］。秋，揫也，物于此而揫敛也。"立秋时节，万物成熟收获，天地间的阴气逐渐增强，而阳气则由"长"转"收"。我国古代将立秋分为三候："初候凉风至；二候白露降；三候寒蝉鸣。"

养生要点：①起居养生：早卧早起以敛阳，使用空调须谨慎。《素问·四气调神大论》云："夫四时阴阳者，万物之根本也，所以圣人春夏养阳，秋冬养阴，以从其根，故与万物沉浮于生长之门，逆其根则伐其本，坏其真矣。"立秋后应减少使用空调降温。②饮食养生：宜少辛增酸，多食滋阴润肺食物。《素问·脏气法时论》曰："肺主秋……肺欲收，急食酸以收之，用酸补之，辛泻之。"立秋后燥气当令，燥邪易伤肺，故饮食应以滋阴润肺为宜，可适当食用芝麻、百合、蜂蜜、菠萝、乳制品等以滋阴润肺。③运动养生：立秋以后，天气渐渐转凉，人体出汗减少，体热的产生、散发及水盐代谢也逐渐恢复到原有的平衡状态，因此人体感到舒适，并处于松弛的状态，机体随之会有一种莫名的疲惫感，这就是我们常说的"秋乏"。此时，通过适当的运动可有效驱除"秋乏"。运动者可根据自身体质和爱好，选择散步、太极拳、爬山等轻松柔缓的项目，运动量与夏季相比可适当增大，运动时间可加长，但要注意强度不可太大，以防出汗过多，阳气耗损。也可练"立秋七月节坐功"以养生。④情志养生：《素问·四气调神大论》曰："秋三月……使志安宁，以缓秋刑，收敛神气，使秋气平，无外其志，使肺气清，此秋气之应，养收之道也。"立秋后在精神方面要做到内心宁静、心情舒畅，切忌悲忧伤感，即使遇到伤心的事，也应主动予以排解，以避肃杀之气，同时还应收敛神气，以适应秋天容平（形容万物丰收的景象）之气。⑤房事养生：立秋时"阳消阴长"，人体也到了"收敛"的时候，故应减少房事次数。因为人体阳气不足，可以借助春天升发之性、夏天阳热之气以温养升发阳气，而阴精不足的人，则可借助秋冬收藏之性以涵养阴精，故保精的观念虽强调是冬季摄生之要领，实则从立秋就应开始。

（2）处暑：是秋季的第二个节气，适逢每年公历的8月22～24日。《月令七十二候集解》云："处，去也，暑气至此而止矣。"处暑是反映气温变化的一个节气。"处"含有躲藏、终止之意，"处暑"表示炎热暑天结束了，也就是说炎热的夏天即将过去，热到此为止。我国古代将处暑分为三候："一候鹰乃祭鸟；二候天地始肃；三候禾乃登。"

养生要点：①起居养生：每天多睡1小时，早晚适当添衣。处暑时节正处在由热转凉的交替时期，自然界的阳气由疏泄趋向收敛，人体内阴阳之气的盛衰也随之转换。此时人们应早睡早起，保证睡眠充足，每天应比夏季多睡1小时。处暑后，昼夜温差加大，早晚应适当添衣。但因处暑时正值初秋，此时暑热未消，因此添衣时可遵循"春捂秋冻"的养生原则。②饮食养生：宜增咸酸减辛辣，多食滋阴润肺的食物。处暑时要重视养肺，在饮食方面应适当多吃咸味、酸味的食物，少吃辛辣食物，多吃西红柿、山楂、乌梅等。处暑时天气较干燥，燥邪易灼伤肺津，此时节宜多食具有养阴润肺作用的食物。其中具代表性的是蜂蜜。《本草纲目》载蜂蜜："清热也，补中也，解毒也，止痛也"。③运动养生：处暑时节可选择爬山、健身操、散步、太极拳等运动方式进行锻炼，以排除夏季郁积在体内的湿热，对人体安然度夏大有帮助，但运动时要注意强度不可过大，避免大量汗出而损伤阳气。也可选择"处暑坐功"以养生。④情志养生：处暑时自然界出现一片肃杀的景象，人们易触景生情而产生悲伤的情绪。因此，处暑时要注意收敛神志，使神志安宁、情绪安静，切忌情绪大起大落，平时可通过听音乐、练习书法、钓鱼等方式以安神定志。

（3）白露：适逢每年公历的 9 月 7~9 日。《月令七十二候集解》解释白露说："水土湿气凝而为露，秋属金，金色白，白者露之色，而气始寒也。"夏至时阳气达到顶点，至白露时阴气逐渐加重，清晨的露水随之日益加厚，凝结成一层白白的水滴，因此称之为白露。"白露"是反映自然界气温变化的节令，标志着炎热的夏天已过，而凉爽的秋天已经到来了。我国古代将白露分为三候："一候鸿雁来；二候玄鸟归；三候群鸟养羞。"

养生要点：①起居养生：俗话说："白露身不露，着凉易泻肚。"白露时天气已转凉，在着衣方面应注意避免受凉，宜换上长衣、长袖类服装。尤其是腹部，更要注意保暖，否则脾胃易受寒而引起腹泻。②饮食养生：多食滋阴益气食物，宜减苦增辛。白露时气候干燥，燥邪易灼伤津液，使人出现口干、唇干、鼻干、咽干、大便干结、皮肤干裂等症状。预防燥邪伤人除了要多喝水、多吃新鲜蔬菜水果外，还宜多食百合、芝麻、蜂蜜、莲藕、杏仁、大枣等滋阴益气、生津润燥食物。孙思邈《摄养论》曰："八月，心脏气微，肺金用事。减苦增辛，助筋补血，以养心肝脾胃。"因此，白露时应适当吃些辛味食物，如韭菜、香菜、米酒等；少吃苦味食物，如苦瓜、莴笋等。适当增加辛味食物可以助肝气，使肝木免受肺金克制。③运动养生：白露时早晚天气变得凉爽，与闷热的夏季相比更适合运动。此时可选择慢跑、爬山、踢毽子、太极拳等方式进行运动。其中慢跑被誉为"有氧代谢运动之王"，是深受大家喜爱的一项运动。④情志养生：白露时自然界已现"花木凋零"景象，所谓"秋风秋雨愁煞人"，这一时节人很容易出现消沉的情绪，因此保持情志调畅、豁达的心情对健康很重要。

（4）秋分：在每年公历的 9 月 22~23 日。《春秋繁露·阴阳出入上下》记载："秋分者，阴阳相半也，故昼夜均而寒暑平。""分"为"半"之意，"秋分"有两个含义：一是太阳在这时到达黄经 180°，一天 24 小时昼夜均分，各 12 小时；二是按我国古代以立春、立夏、立秋、立冬为四季开始的季节划分法，秋分日居秋季 90 天之中，平分了秋季。我国古代将秋分分为三候："一候雷始收声；二候蛰虫坏户；三候水始涸。"

养生要点：①起居养生：早晚须添衣，卧时宜头朝西。俗话说："白露秋分夜，一夜冷一夜"，秋分时昼夜温差加大，早晚应注意添衣保暖。仍应遵守"早卧早起，与鸡俱兴"的养生原则。睡觉时头宜朝西，早在唐代的《备急千金要方》中就记载："凡人卧，春夏向东，秋冬向西。"春夏属阳，卧时宜头朝东；秋冬属阴，卧时宜头朝西，以合"春夏养阳，秋冬养阴"的养生原则。睡觉时宜侧身屈膝而卧，可使精气不散。②饮食养生：秋分时气候干燥，燥邪易伤肺，故人在此时易出现皮肤和口唇干裂、口干咽燥、大便干结、咳嗽少痰等症状。在饮食上除了要多饮水，多吃新鲜蔬菜、水果外，还应多食有润肺生津、滋阴润燥功效的食物，如芝麻、梨、藕、百合、甘蔗、柿子、银耳、蜂蜜等。③运动养生：

登高望远益身心，祛病延年"食玉泉"。秋分时秋高气爽，很适合登山运动。我国古人将唾液称为"甘露""玉泉""金津玉液""天河水"等，认为其具有重要的养生价值。中医学认为，唾液有润五官、悦肌肤、固牙齿、强筋骨、通气血、延寿命的功效。古代养生学家陶弘景也认为："食玉泉者，能使人延年，除百病。"④情志养生：秋分时自然界一派萧条景象，人易触景生情而出现悲忧的情绪，应力争使自己达到"不以物喜，不以己悲"的境界，保持乐观情绪，收神敛气，使内心安宁，可减少秋季肃杀之气对身心的影响。

（5）寒露：时值每年公历的 10 月 8～9 日。《月令七十二候集解》曰："九月节，露气寒冷，将凝结也。"我国古代将寒露分为三候："一候鸿雁来宾；二候雀入大水为蛤；三候菊有黄华。"

养生要点：①起居养生：室内通风防感冒，注意脚部保暖。寒露节气时气温下降明显，空气变得干燥，感冒病毒的致病力也开始增强，人很容易感冒。②饮食养生：多食养阴润肺食物、甘淡补脾食物。③运动养生：寒露时可选择登山、慢跑、散步、打球等运动，但每天运动时间不宜太早。④经络养生：寒露节气与人体的膀胱经相对应。膀胱经从内眼角的睛明穴一直走至足小趾的至阴穴，可以说是"从头到脚"，是人体当中穴位最多的一条经络。寒露时可常按摩膀胱经上的委中穴。

（6）霜降：是秋季的最后一个节气，时逢每年公历的 10 月 23～24 日。《月令七十二候集解》云："九月中，气肃而凝，露结为霜矣。""霜降"表示天气逐渐变冷，露水凝结成霜。我国古代将霜降分为三候："一候豺乃祭兽；二候草木黄落；三候蛰虫咸俯。"

养生要点：①起居养生：霜降时昼夜温差加大，人们须做好保暖工作，应格外重视腰腿部位的保暖。②饮食养生：霜降节气时在饮食上宜进补。民间有谚语说："补冬不如补霜降"，强调霜降进补的重要性。中医养生学提出"四季五补"：春要升补、夏要清补、长夏要淡补、秋要平补、冬要温补。③运动养生：霜降时运动量可适当加大，但在运动前应注意做好准备活动，以免损伤关节。

4. 冬季

（1）立冬：是冬季的第一个节气，时值每年公历的 11 月 7～8 日。《月令七十二候集解》曰："立，建始也""冬，终也，万物收藏也"。我国古代将立冬分为三候："一候水始冰；二候地始冻；三候雉入大水为蜃。"

养生要点：①起居养生：宜早睡晚起，驱寒就温。②饮食养生：多食养肾食物和御寒食物，立冬后天气逐渐转寒，寒为阴邪，易伤人体阳气，而阳气根源于肾，因此宜多食一些温热补益的食物来御寒，如羊肉、牛肉、鸡肉、狗肉、虾、鹌鹑等，此类食物中富含蛋白质及脂肪，产热量多，可益肾壮阳、温中暖下、补气生血，御寒效果较好。③运动养生：立冬时运动应以静态运动为主，养阳气，使阳气潜藏，可选择太极拳、八段锦等，不适宜太剧烈的运动。运动强度以微微出汗为佳，不宜过度运动，避免大汗出而使阳气外泄，也可练"十月节坐功"以养生。④精神养生：立冬后人体的新陈代谢处于相对缓慢的时期，故此时养生要注重"藏"，在精神调养上要做到"使志若伏若匿，若有私意，若以有得"，力求其静，控制情志活动，保持精神情绪的安宁，含而不露，避免烦扰，使体内的阳气得以潜藏。

（2）小雪：时值每年公历的 11 月 22～23 日。小雪反映降雪开始的时间和程度。《月令七十二候集解》曰："十月中，雨下而为寒气所薄，故凝而为雪。小者未盛之辞。"《群芳谱》中说："小雪气寒而将雪矣，地寒未甚而雪未大也。"我国古代将小雪分为三候："一候虹藏不见；二候天气上升地气下降；三候闭塞而成冬。"

养生要点：①起居养生：重视头部保暖，谨防室内空气干燥。②饮食养生：小雪时节天气寒冷，寒为阴邪，容易损伤肾阳，故此时宜多食温补益肾食物，如羊肉、牛肉、腰果、栗子、山药等。③运动养生：多做干浴按摩，常练八段锦。④精神养生：小雪时节天气变化大，天气阴冷，气压偏低，人体缺乏足够的光照，容易出现精神抑郁。

（3）大雪：时值每年公历的 12 月 7～8 日。《历书》载："斗指甲，斯时积阴为雪，至此栗烈而大，过于小雪，故名大雪也。"《月令七十二候集解》曰："十一月节，大者盛也，至此而雪盛也。"可见，大雪节气和小雪、雨水、谷雨等节气一样，都是直接反映降水的节气。我国古代将大雪分为三候："一候鹃鸥不鸣；二候虎始交；三候荔挺出。"

养生要点：①起居养生：早睡晚起补睡眠，胸腹腰腿重保暖，大雪时节养生应遵循《黄帝内经》"早卧晚起，必待日光"的原则，保证充足睡眠，由于大雪节气天气寒冷，风寒之邪容易损伤人体，故应做好防寒保暖工作，尤其应保护好胸腹和关节部位。②饮食养生：大雪时节饮食宜"进补"。我国民间素有"冬季进补，开春打虎"的俗语。③运动养生：大雪节气可选择动作幅度较小的有氧运动，如快走、慢跑、跳绳、散步、太极拳等，在运动前一定要做好热身活动。本时节也可做"大雪十一月节行动"以健身祛病。④精神养生：大雪时节人的情绪易处于低落状态，故应注重精神调养。此时的精神调养应着眼于"藏"，即要保持精神安静，防止季节性情感失调症。

（4）冬至：俗称"冬节""长至节"等，是我国农历中一个非常重要的节气，也是二十四节气中最早制订出的一个节气。冬至时逢每年公历的 12 月 21～23 日。《月令七十二候集解》曰："十一月中，终藏之气，至此而极也。"我国古代将冬至分为三候："一候蚯蚓结；二候麋角解；三候水泉动。"

养生要点：①起居养生：勤搓手防感冒，常晒背以养阳，暖双足防体寒。②饮食养生：饮食忌辛辣燥热，可常食坚果。"气始于冬至"，因此冬至是养生的大好时节。此时在饮食方面宜多样化，注意谷、肉、蔬、果合理搭配。饮食宜清淡，不宜过食辛辣燥热、肥腻食物。因坚果性味偏温热，故冬季时节可以常食。③运动养生：冬至时阴气旺盛到了极点，阳气开始生起，并逐渐旺盛。冬至后应注意运动不可过多，要在动中求静，同时也可常练"冬至十一月中坐功"。④精神养生：在精神调养方面，要保持精神畅达乐观，合理用脑，有意识地发展心智，培养良好的性格，时刻保持快乐、平和心态，振奋精神，在日常生活中发现生活的乐趣，消除冬季的烦闷。

（5）小寒：是一年二十四节气中的第二十三个节气。小寒，时值公历 1 月 6 日左右。所谓"小寒"，是与后一个节气"大寒"相对比而言的。小寒之后，我国气候开始进入一年中寒冷的时段。《历书》曰：斗指戊为小寒，时天气渐寒，尚未大冷，故为"小寒"。

养生要点：①起居养生：应做到早睡晚起，《素问·四气调神大论》曰："早卧晚起，必待日光。"早睡可以养人体的阳气，晚起可以养人体的阴气，使身体内的阴阳维持平衡；尽量减少晚间外出活动次数，以免伤阳。②运动养生：谚语说："冬天动一动，少闹一场病；冬天懒一懒，多喝药一碗。"小寒节气可以根据自身情况进行适量运动，如慢跑、跳绳、踢毽子等，务必注意不要大汗淋漓，以免阳气外泄。③饮食养生：俗话说："小寒大寒，冷成冰团"，进入小寒节气，也已进入数九寒天，饮食上要以"补"为主。民谚有"三九补一冬，来年无病痛"之说。小寒饮食应以温补为主，尤其要重视"补肾防寒"。羊肉是小寒节气温补的首选食物。④情志养生：中医认为，肾主水，藏精，在志为惊与恐，与冬令之气相应。《素问·六节藏象论》曰："肾者主蛰，封藏之本，精之处也。"心主火，藏神，只有水火相济，心肾相交，方可神清心宁。因此，在小寒之时，应调养心肾，以保精养神。⑤房事养生：小寒正是一年天冷时，也是生机潜伏、万物收藏之时。在房事方面，人也应顺应自然之规律，以"藏"为主。

（6）大寒：是二十四节气中最后一个节气，正值每年公历 1 月 20 日前后。《月令七十二候集解》曰："十二月中，解见前［小寒］。"《授时通考·天时》引《三礼义宗》曰："大寒为中者，上形于小寒，故谓之大……寒气之逆极，故谓大寒。"我国古代将大寒分为三候："一候鸡乳；二候征鸟厉疾；三候水泽腹坚。"

养生要点：①起居养生：大寒养生要顺应"冬季闭藏"的特性，早睡晚起，每天早上适当多睡一会儿，待太阳出来后再起床。早睡可养人体的阳气，晚起可养阴气。俗话说"寒从脚下起"，在大寒时节养生，要特别注意脚部保暖。②饮食养生：大寒时阴气渐渐衰落，阳气刚要萌生，因此在饮食方面应遵守保阴潜阳的养生原则。我国古代就有"大寒大寒，防风御寒，早喝人参、黄芪酒，晚服杞菊地黄丸"的说法。③运动养生：大寒时节应选择阳光较好的时候，适当到户外运动。此时运动不宜过度激烈，避免扰动阳气，如慢跑、登山、太极拳等，但要注意避免运动后大汗淋漓，以免伤津耗气，也可练习大寒养生功。④情志养生：大寒适逢春节前后，春节假期较长，一些平时工作异常紧张的人，容易出现抑郁、失落、焦躁等负面情绪。

（四）西医对失衡状态的干预措施

西医的干预措施主要以药物和手术为主，尤其手术治疗要遵循个体化原则，正确把握手术指征和手术时机，选择正确的手术方法。现代西医治疗措施越来越多地利用先进科学技术，大体可分为以下几类：

（1）药物：运用最早、最普遍。

（2）手术：做手术能解除的病症日趋增多。尤其是早期癌肿，手术切除效果最好。传统采用内科治疗的冠心病等，现在也可用外科冠状动脉搭桥术治疗。器官移植、人工脏器的研制等也已在临床大量开展。为美容而手术整容者越来越多。

（3）物理疗法：发展极为迅速。100 多年前 X 线被发现的第二个月，便用于治疗乳腺癌。放疗现已成为克制恶性肿瘤的主要方法之一。高 LET 射线中快中子、负 π 介子等最近也已投入临床治疗。放射性核素早已用于治疗甲状腺功能亢进症和癌症。

（4）心理疗法：包括谈心、精神分析、催眠暗示等，专治心因性或社会因素引起的疾病，越来越受到重视。

（5）其他措施：某些遗传病已能通过遗传工程技术加以治疗。介入性放射学技术可以治疗癌症和血管狭窄性疾病。音乐疗法能够代替麻醉，成功地用于拔牙和治疗躁狂型精神病及忧郁症等。自然疗法是依靠食物、空气、水、阳光等来增强体质，恢复健康。

（五）结论

从中西医干预措施来看，西医过多依赖其高科技产业，如药物和医疗器械的研发产业。干预措施主要依靠药物、手术、物理治疗、心理治疗及基因工程等，因此，干预措施有限，药源性伤害和手术带来的一些不可逆的伤害使其安全性缺乏有效保障。反观中医干预措施，源于博大精深的中医理论，干预措施丰富繁多，多层次、多角度开发出各种治疗方法，依据调节自身阴阳平衡理论，治愈各种不适和疾患，因此，其安全性比西医好得多。

第六章　中医医疗保险补偿情况分析

伴随着新型工业化、城镇化和老龄化进程的加快，全世界范围内的疾病谱已经发生了急剧的变化。慢性病已经成为中国人群的头号死因。近20年，中国慢性病死亡人数占总死亡人数的比例持续上升，从1991年的73.8%上升到2012年的84.5%。其中心血管疾病成为我国居民健康的头号杀手，2013年已经占据我国城乡居民总死亡原因的首位，农村为38.7%，城市为41.1%。糖尿病也带来了严重的健康威胁，半数的心血管疾病、脑卒中、失明和60%的慢性肾衰竭由糖尿病引起。慢性病相关危险因素流行情况日益严重，包括：①肥胖与超重：目前中国有3亿城乡成年人、儿童和青少年超重，中国已经成为第二肥胖大国。②异常血脂：是心脑血管疾病的重要危险因素。③不健康的生活方式：包括不合理的膳食、身体运动不足和吸烟等。慢性病对患者的生活质量带来严重、不利影响；可能造成过早死亡；对家庭、社区和整个社会产生了沉重的经济负担。慢性非传染性疾病具有病程长、预后差、致残率高等显著特点，主要包括心脑血管疾病、糖尿病、恶性肿瘤、慢性呼吸系统疾病（如慢性阻塞性肺疾病）等。我国因慢性病死亡人数每年高达737.6万人，年龄标化死亡率为627.0/10万，慢性病已成为我国居民身体健康的严重威胁。慢性病经济负担的增长速度远超过疾病经济负担和GDP的增长速度，成为我国卫生和医疗支出的重要项目。仅2010年，我国慢性病防治费用占卫生总费用的69.98%，占GDP的3.2%。我国慢性病防治费用排在前六位的疾病种类分别是心脑血管疾病、消化系统疾病、骨骼肌肉系统疾病、生殖泌尿系统疾病、内分泌代谢疾病和恶性肿瘤。

近年来，农村慢性病患者人数更是逐年增加、患病类型呈多样化趋势，死亡率占总死亡率比重持续上升，其预防和治疗也已成为农村慢性病患者自身、家庭乃至全社会共同关注的热点问题。慢性病已经成为我国乃至全世界人民生命健康的最大威胁。由于城乡居民的收入存在一定的差距，且医疗保障体系和补偿机制有明显差异，使得政府针对农村地区慢性病的经济负担更重。不仅如此，慢性病也给农村居民带来了严重的经济负担，有研究显示，高血压、糖尿病等常见慢性病产生的次均住院费用是农村居民人均年收入的1.5倍甚至更多，新型农村合作医疗制度（简称新农合）是减轻农村居民疾病经济负担的主要政策手段，但研究表明新农合慢性病补偿政策对慢性病患者家庭的疾病经济负担减轻并不明显。

中医药健康技术在治疗重大疾病、防治和康复慢性疾病方面具有以下优势：

（1）中医治疗疾病可避开西医存在的药品医源性问题，医疗设备检查治疗费用高，以及机械化的生命观、病理学因果观等局限性。中医的"天人合一""形神统一"的系统整体生命观，以及"以人为本""治未病"等理念，顺应了现代社会对医学的需求，几千年来积累了大量宝贵的临床经验。传统的中药、针灸、推拿等中医健康技术也具有安全性强、收效好、成本低的优势。大量研究表明，中医对不少疑难杂症的治疗方法独特，疗效显著，如恶性肿瘤、哮喘、艾滋病、埃博拉病毒感染等。

（2）中医在慢性病预防与康复方面也具有优势。中医使用辩证法思想，因人施治，诊疗手段多样化，且中医健康技术较为简便，可操作性强，如采用中医针灸、推拿技术治疗高血压、中风、肥胖、哮喘、胃炎、失眠、颈椎病、腰椎间盘突出症等，临床上不仅疗效显著，且成本低廉，安全性较高。大量文献表明亚健康人群利用中医阴阳五行学说、经络学说穴位等基本理论和养生知识，可随时进行自我保健活动，形成"法于阴阳，和于数术，饮食有节，起居有常，不妄劳作"的生活方式，可有效调节自身脏腑的"气、血、阴、阳"，有效改善其亚健康状态。

（3）中医比西医医疗费用低。中医的特色决定了它的检查手段明显少于西医，中医健康技术不仅效果好，且价廉。除中药饮片和中成药外，中医常用的针灸、推拿和拔罐等技术，每次收费与西医手术治疗费用相差悬殊，调查显示中医药费用平均每人次 125.73 元，西医药费用平均每人次 180.61 元，无论是在城市还是在农村，平均每人次中医药费用远远低于西医药费用。由此可见，在农村普及中医健康技术有利于减轻农民因病致贫返贫现象，特别是在预防和治疗慢性病方面具有独特的优势。

2016 年 10 月，中共中央、国务院印发《健康中国"2030"规划纲要》，提出了"普及健康生活、优化健康服务、完善健康保障、建设健康环境、发展健康产业"五方面战略内容，在党的十九大报告中将"实施健康中国战略"作为国家发展基本方略中的重要内容，我国的全民大健康时代即将到来。通过前几章的研究，可以看到中医药在养生、保健和治疗等多个层面都有明显的优势。在社区大力开展简便易操作的中医护理服务技术，能方便和满足社区群众对中医健康技术服务的需求，并可减少医疗费用。中医药作为我国传统医学，在农村具有广泛而深厚的群众基础，应着力推广应用中医药适宜技术。

本章通过医疗保险对中医药的补偿分析研究，为推进医疗保险补偿更加符合中医特点提供了基于实证研究的政策完善建议。

一、河南省某市医疗保险对中医住院补偿情况分析

（一）背景

中医是我们祖先留给我们的最珍贵的物质宝藏，为中华民族的繁荣昌盛做出了巨大的贡献。中医经过数千年的发展形成了一门独具特色的理论体系，并有丰富的养生和诊疗手段。中医药是我国卫生事业的重要组成部分，中医以其独特的优势与现代医药互补，共同承担增进人民健康的任务。但是近现代阶段西医的兴盛使中医的发展缓慢。目前社会医疗保险人群覆盖率已超过 90%，近几年医疗保险逐渐扩大报销范围，并把中医诊疗纳入医疗报销范围，对中医的补偿不断地发生着变化。

查阅文献显示有少量与中医药医疗保险补偿相关的文献，有从参保人员的视角调查分析中医药发展中存在的问题，并提出了制定相关政策、利用杠杆原理制定价格等具体建议以促进中医药的发展的；有从定点医疗机构中医师的视角进一步分析医疗保险对中医发展

产生的影响，并得出在全民医保的背景下医疗保险对中医药的发展影响越来越大的结论。另外还查阅到关于医疗保险对中医医院住院服务的影响的研究，主要从自费患者、公费患者和社保患者三者在中医医院住院花费方面来分析、研究医疗保险对中医医院住院医疗服务利用的影响及其机制。本文通过对河南省某市 2011～2014 年的医疗保险对中医住院补偿数据进行分析，探讨医疗保险对中医医院住院的补偿情况，为中医发展完善医疗保险补偿机制提供政策建议。

（二）对象与方法

1. 分析对象

分析对象是 2011～2014 年河南省某市 24 所医保定点医疗机构的医疗保险对中医医疗机构住院补偿的数据。医保定点医疗机构主要包括三类，分别是中医院 1 所、中医专科医院 2 所和有中医科室的西医医院 21 所。中医补偿主要包括对中药药物和中医疗法的补偿，本文研究的是关于中医医疗机构住院补偿人次、住院医疗药物项目和检查项目的补偿数据。

2. 分析方法

利用 Excel 表格对提取的河南省某市 2011～2014 年各年医疗保险对中医医疗机构住院补偿中的补偿人次和中医药物项目、检查项目补偿数据进行描述性分析。

（三）结果

1. 三类中医医疗机构数量分布情况

表 6-1 数据显示 2011～2014 年医疗保险补偿的中医医疗机构共 24 所，在一级中医医疗机构中有中医科室的西医医院占 75%，中医专科医院占 25%；二级中医医疗机构中有中医科室的西医医院占 90%，中医院占 10%；三级中医医疗机构中均为有中医科室的西医医院。

表 6-1　某市三类中医医疗机构数量分布情况及构成比

医疗机构	一级中医医疗机构	二级中医医疗机构	三级中医医疗机构
中医院	0（0）	1（10）	0（0）
中医专科医院	2（25）	0（0）	0（0）
有中医科室的西医医院	6（75）	9（90）	6（100）
合计	8（100）	10（100）	6（100）

注：括号外数字表示各中医医疗机构的数量（所）；括号内数字表示其所占比例（%）。

2. 每年度某市医疗保险对三类中医医疗机构补偿情况

（1）每年度医疗保险对三类中医医疗机构补偿人次数及其构成比情况：表 6-2 的数据显示 2011～2014 年对三类中医医疗机构的医疗保险补偿人次数占当年补偿总人次数的比

例，其中有中医科室的西医医院是 85.16%，中医院是 7.61%，中医专科医院是 7.23%，4
年中医疗保险在三类医疗机构的补偿人次数所占比例没有变化。

表 6-2　2011～2014 年某市三类中医医疗机构补偿人次数及其构成比［n（%）］

医疗机构	2011 年	2012 年	2013 年	2014 年
中医院	265 590（7.61）	347 449（7.61）	459 324（7.61）	535 071（7.61）
中医专科医院	252 257（7.23）	330 007（7.23）	436 266（7.23）	508 210（7.23）
有中医科室的西医医院	2 971 100（85.16）	3 886 839（85.16）	5 138 371（85.16）	5 985 733（85.16）
合计	3 488 947（100.00）	4 564 295（100.00）	6 033 961（100.00）	7 029 014（100.00）

（2）每年度医疗保险对三类医疗机构补偿费用及其构成比情况：表 6-3 数据显示 2011～
2014 年医疗保险对三类中医医疗机构的补偿费用占当年总补偿费用的比例，有中医科室的
西医医院是 85.16%，中医院是 7.61%，中医专科医院是 7.23%，4 年中医疗保险在三类医
疗机构的补偿费用所占比例没有变化。

表 6-3　2011~2014 年某市医疗保险对三类医疗机构补偿费用及其构成比

医疗机构	2011 年	2012 年	2013 年	2014 年
中医院	413.86（7.61）	563.06（7.61）	940.83（7.61）	1 387.95（7.61）
中医专科医院	393.08（7.23）	534.79（7.23）	893.60（7.23）	1 318.28（7.23）
有中医科室的西医医院	4 629.67（85.16）	6 298.89（85.16）	10 524.86（85.16）	15 526.71（85.16）
合计	5 436.61（100.00）	7 396.74（100.00）	12 359.29（100.00）	18 232.94（100.00）

注：括号外数字表示每年度对各中医医疗机构的补偿费用（万元）；括号内数字表示其所占比例（%）。

（3）每年度三类中医医疗机构药物项目和检查项目补偿数及其构成比情况：表 6-4 数
据显示 2011～2014 年医疗保险对药物补偿项目数的比例从 91.22%下降到 88.09%，下降了
3.13 个百分点。

表 6-4　2011~2014 年某市三类中医医疗机构药物项目和检查项目补偿数及其构成比

项目	2011 年	2012 年	2013 年	2014 年
药物	478（91.22）	490（90.41）	503（89.66）	525（88.09）
检查	46（8.78）	52（9.59）	58（10.34）	71（11.91）
合计	524（100.00）	542（100.00）	561（100.00）	596（100.00）

注：括号外数字表示每年度对各医疗机构药物项目和检查项目的补偿数（项）；括号内数字表示其所占比例（%）。

2011～2014 年，中医疗法补偿检查项目数比例从 8.78%上升到 11.91%，上升了 3.13
个百分点。

（4）每年度中医医疗机构药物项目和检查项目补偿费用及其构成比情况：表 6-5 数据
显示 2011～2014 年医疗保险对各类中医医疗机构药物项目和检查项目补偿费用占当年总
补偿费用的比例，药物项目是 36.23%，检查项目是 63.77%，4 年中医疗保险在各类医疗机
构的药物项目和检查项目补偿费用所占比例没有变化。

表 6-5　2011~2014 年某市三类中医医疗机构药物项目和检查项目补偿费用及其构成比

项目	2011 年	2012 年	2013 年	2014 年
药物	1 969.79（36.23）	2 679.98（36.23）	4 478（36.23）	6 606.15（36.23）
检查	3 466.82（63.77）	4 716.76（63.77）	7 881.29（63.77）	11 626.79（63.77）
合计	5 436.61（100.00）	7 396.74（100.00）	12 359.29（100.00）	18 232.94（100.00）

注：括号外数字表示每年度对各中医医疗机构药物项目和检查项目的补偿费用（万元）；括号内数字表示其所占比例（%）。

3. 4 年中医疗保险对三类机构的补偿变化情况

（1）4 年中医疗保险对三类机构的中医补偿人次数变化情况：表 6-6 数据分析显示医疗保险对中医院、中医专科医院和有中医科室的西医医院三类医疗机构在 4 年中补偿人次数所占比例均从 16.52% 上升到 33.29%，4 年上升了 16.77 个百分点。

表 6-6　2011~2014 年某市医疗保险对三类医疗机构各年度补偿人次数及其构成比［n（%）］

年度	中医院	中医专科医院	有中医科室的西医医院
2011 年	265 590（16.52）	252 257（16.52）	2 971 100（16.52）
2012 年	347 449（21.62）	330 007（21.62）	3 886 839（21.62）
2013 年	459 324（28.57）	436 266（28.57）	5 138 371（28.57）
2014 年	535 071（33.29）	508 210（33.29）	5 985 733（33.29）
合计	1 607 434（100.00）	1 526 740（100.00）	17 982 043（100.00）

（2）医疗保险对三类中医机构各年度补偿费用及其构成比情况：表 6-7 数据显示中医院、中医专科医院和有中医科室的西医医院三类医疗机构 4 年中医疗保险补偿费用所占比例均从 12.52% 上升到 41.99%，4 年上升了 29.47 个百分点。

表 6-7　2011~2014 年某市医疗保险对三类医疗机构各年度补偿费用及其构成比

年度	中医院	中医专科医院	有中医科室的西医医院
2011 年	413.86（12.52）	393.08（12.52）	4 629.67（12.52）
2012 年	563.06（17.03）	534.79（17.03）	6 298.89（17.03）
2013 年	940.83（28.46）	893.60（28.46）	10 524.86（28.46）
2014 年	1 387.95（41.99）	1 318.28（41.99）	15 526.71（41.99）
合计	3 305.70（100.00）	3 139.75（100.00）	36 980.13（100.00）

注：括号外数字表示每年度对各中医医疗机构的补偿费用（万元）；括号内数字表示其所占比例（%）。

（3）医疗保险对中医药物和检查项目各年度补偿数及其构成比情况：表 6-8 数据显示 4 年中医疗保险对中医药物项目补偿所占比例从 23.95% 上升到 26.30%，4 年上升了 2.35 个百分点。

4 年中医疗保险对疗法检查项目补偿所占比例从 20.26% 上升到 31.28%，4 年上升了 11.02 个百分点。

表 6-8　医疗保险对某市中医药物和检查项目各年度补偿数及其构成比

年度	药物项目补偿	检查项目补偿
2011 年	478（23.95）	46（20.26）
2012 年	490（24.55）	52（22.91）
2013 年	503（25.20）	58（25.55）
2014 年	525（26.30）	71（31.28）
合计	1996（100.00）	227（100.00）

注：括号外数字表示每年度对中医药物和检查项目的补偿数（项）；括号内数字表示其所占比例（%）。

（4）医疗保险对中医药物和检查项目各年度补偿费及其构成比情况：表 6-9 数据显示 4 年中医疗保险对中医药物项目补偿费用所占比例从 12.52% 上升到 41.99%，4 年上升了 29.47 个百分点。

表 6-9　医疗保险对某市中医药物和检查项目各年度补偿费用及其构成比

年度	药物项目补偿	检查项目补偿
2011 年	1 969.79（12.52）	3 466.82（12.52）
2012 年	2 679.98（17.03）	4 716.76（17.03）
2013 年	4 478.00（28.46）	7 881.29（28.46）
2014 年	6 606.15（41.99）	11 626.79（41.99）
合计	15 733.92（100.00）	27 691.66（100.00）

注：括号外数字表示各年度对中医药物和检查项目的补偿费用（万元）；括号内数字表示其所占比例（%）。

4 年中医疗保险对中医检查项目补偿费用所占比例从 12.52% 上升到 41.99%，4 年上升了 29.47 个百分点。

（四）讨论

1. 医疗保险的补偿机构主要集中在对各级西医医院的中医科室的补偿

数据分析显示在各年补偿的医疗机构数均为 24 所，其中有中医科室的西医医院为 21 所占 87.5%，其他两类医疗机构（中医院、中医专科医院）只占 12.5%。在医疗保险补偿中有中医科室的西医医院在各级中医医疗机构中所占比例为 75%、90% 和 100%，对有中医科室的西医医院的补偿比例最大。由于西医医院数量庞大，并且在西医医院内部都会开设中医科室，所以对有中医科室的西医医院的补偿比例最大与此有关。

2. 医疗保险对中医的补偿呈持续上升趋势

数据分析显示医疗保险对各类医疗机构的费用补偿中有中医科室的西医医院所占比例最大，但医疗保险对各类医疗机构的费用补偿一直呈上升趋势；4 年中医疗保险对三类医疗机构的费用补偿上升了 29.48 个百分点，补偿人次数上升了 16.77 个百分点，证明现有的医疗保险政策对中医的扶持还是有一定成效的，但医疗保险对各类医疗机构的费用补偿一直处于一个固定的比例。从数据分析可以看出现有的医疗保险补偿模式是一个固定框架，每年财政对医疗保险的投入按这个固定的比例自动分配给各类医疗机构。因此，医疗保险对综合性中医医疗机构（中医院）的补偿力度还有待改善；现有的医疗保险补偿制度也需进一步的改革和完善。

3. 医疗保险对有中医科室的西医医院补偿比例最大，4 年没有变化

2011～2014 年医疗保险对各类中医医疗机构的补偿比例一直没有发生变化，即对中医院补偿占总补偿的比例一直是 7.61%、中医专科医院是 7.23%、有中医科室的西医医院是 85.16%。与有中医科室的西医医院相比而言，医疗保险对中医院的补偿明显不足，而且对初级的中医专科医疗机构的补偿力度也是欠缺的。由于该市仅有 1 所中医院，2 所专科医院，有中医科室的西医医院共 21 所，其补偿比例最大与其数量最大有关。

4. 医保对中医药物与检查项目补偿比例基本合理

数据分析显示，从中医药物和检查项目补偿数量来看中医药物补偿项目数多，而中医检查项目少，但是医疗保险补偿的主要项目是中医检查项目，而且 4 年中比例一直保持着同步变化。因此，医疗保险对中医药物及检查项目的补偿基本合理。

5. 医疗保险对中医药物和检查项目补偿比例 4 年保持稳定同步变化

数据分析显示 4 年中医疗保险逐渐地将更多的中医药物和检查项目纳入医疗保险的范围，扩大了医疗保险对中医补偿的范围，但 4 年中医疗保险对中医药物项目补偿只上升了 2.35 个百分点，增长的速度非常缓慢；医疗保险对中医检查项目补偿也仅仅上升了 11.02 个百分点，与药物项目补偿比较检查项目补偿的增长幅度还是较大的，但检查项目补偿在总的中医补偿项目中占的比例是较小的。由于医疗机构中药制剂的审批和管理规定与中医药规律不相适应，药监部门没有按照中医药规律特点进行审批、管理，使得一批中药制剂不能纳入医保范围。现有的基本药物目录包括的中药项目是很少的；并且中医开处方的时候是按照一定的组方开的，一个组方包括多种中药，因此一个组方中可能有几种药物是不能报销的，所以患者在进行医疗保险报销时会遇到一些烦琐的流程问题。因此，医保对中医的补偿范围需要进一步扩大，补偿方式有待改进和完善。

（五）对策和建议

1. 扩大医疗保险对各级中医医疗机构的补偿分布

从数据来看，医疗保险补偿的中医医疗机构是一级、二级和三级，并没有初级中医医疗机构（街道中医诊所）。《关于开展城镇居民基本医疗保险门诊统筹的指导意见》中提到主要依托社区卫生服务中心（站）等基层医疗卫生机构方便群众就医。因此，要扩大医疗保险补偿的级别分布范围，促进初级中医医疗机构的发展，为基层中医事业的发展提供有力的保障；同时保持各级中医医疗机构稳步发展，促进中医稳步发展。此外，要加大对综合性中医医疗机构的扶持力度；改善医疗机构的硬件环境，提升服务品质，塑造良好的医院形象，打造一流水平的中医医疗机构；加大政府的投入，开办综合性中医医疗机构及鼓励创办民营中医医疗机构；扩大医疗保险定点医院中中医医疗机构的数量。

2. 扩大医疗保险对检查项目的补偿范围

医疗保险对中医疗法检查项目的补偿种类一直在增加，但是增速缓慢，后劲不足。因此，扩大对中医疗法的补偿范围势在必行，同时也要弥补中医医疗机构开展中医疗法方面的资金亏损。简化对中医疗法进入医保报销范围的审批流程，依据中医本有的规律来审批，尽可能地把更多的传统疗法纳入医保报销范围。扩大补偿范围，严格贯彻执行基本药品目录和诊疗目录对提高实际住院补偿比例有积极影响。应充分利用中医药具备的"简、便、廉、验"的特点，发挥其特色，促进中医药事业的发展。

3. 提高中医药物的报销比例

中医的处方都是按照一定的配比开具的，很多中药方子里需要的中药材不在基本药物目录里面，所以无法报销。改变现有的药物补偿制度，将按照基本药物目录来进行报销的单一补偿模式改为基本药物目录和基本处方目录的双重报销模式，提高中医药物的报销比例，让中医药物惠及更多需要的人。有效减轻居民就医费用负担，切实缓解"看病难、看病贵"的问题。促进中医药的良好发展，让中医药在公共卫生事业的发展上和居民医疗活动中发挥巨大作用，为居民的健康提供强有力的保障。

4. 进一步加大财政对中医的投入

财政社会保障支出是社会保障制度实施的关键环节。我国卫生事业的发展依赖于财政的投入，加大财政对中医事业的投入是促进中医发展的关键。增加政府投入比例，提高政府对医院行为的控制力，加快医疗机构产权和内部管理制度改革，建立多渠道的补偿机制，政府主导医院行为，规划医院的总体发展目标，指明发展方向，为中医事业的快速发展提供强有力的保障。

5. 改善政策环境促进中医事业良好发展

良好的政策环境对中医药事业的发展至关重要。应健全中医药制度保障体系，营造中医医疗机构良好发展环境、财政投入政策，促进中医药事业发展。加大对中医药的投入和政策扶持，在国家基本药物目录中增加中成药品种数量，加强中医理念研究推广。放宽中医药服务准入，完善覆盖城乡的中医服务网络，保证社会办和政府办中医医疗机构在执业等方面享有同等权利。深化医疗保险体制改革，打破医疗保险对各类医疗机构补偿的固定比例框架，重新分配各类医疗机构所获补偿的比例，适当提高综合性中医医疗机构和民办医疗机构的补偿比例。

二、河南省某市不同中医医疗机构级别住院费用补偿的分析

（一）背景

2009 年国务院发布《中共中央国务院关于深化医药卫生体制改革的意见》，提出要逐步取消药品加成，降低药品价格，并通过调整医药服务价格、增加政府投入等措施完善医

疗补偿机制。2012 年发布的《国务院办公厅关于印发深化医药卫生体制改革 2012 年主要工作安排的通知》明确提出，在县级医院开展取消药品加成的试点改革工作，取消药品加成政策进入实施阶段。《中共中央国务院关于深化医药卫生体制改革的意见》强化了政府在卫生事业中的责任及主导地位，是医疗补偿机制改革新的探索，也是我国医疗卫生事业在经历了计划和市场时期之后的回归时期。对于医改背景下医疗机构的补偿机制，已有许多学者从不同的角度进行了研究，有的从公立医院出发进行分析，有的对中医医院进行研究，有的分析了基层医疗机构的补偿现状，但还没有对中医医疗机构进行分级别研究的。本文通过对各级别医疗机构的中医住院补偿现况进行分析，找出存在的问题，提出建议，对医疗补偿政策的改进提供参考。

（二）对象与方法

1. 研究对象

某市 2011～2014 年对 24 所医疗机构的中医住院服务进行了补偿，其中包括 1 所中医院，2 所中医专科医院，21 所综合医院中的中医科室；从级别来看，一级 8 所，二级 10 所，三级 6 所。本研究主要对 2011～2014 年 24 所医疗机构中医住院补偿的补偿人次、补偿总费用、药物补偿费用、疗法补偿费用这四个方面按级别进行了分析。

2. 分析方法

利用 Excel 等软件对相关数据资料进行整理，采取聚类分析和对比分析的方法，既分析了每年度各级别医疗机构的补偿情况，又对比了这 4 年间各级别医疗机构补偿情况的变化过程与发展趋势。

（三）结果

1. 医疗保险补偿机构级别分布情况

从表 6-10 可以看出，医疗保险补偿机构二级中医医疗机构数量最多，是 10 所，占 41.67%；一级医疗机构 8 所，占 33.33%；三级医疗机构 6 所，占 25%。

表 6-10　某市医疗保险补偿机构级别分布情况

级别	数量（所）	构成比（%）
一级	8	33.33
二级	10	41.67
三级	6	25.00

2. 各级别医疗机构 2011～2014 年补偿情况分布

（1）各级医疗机构 2011～2014 年补偿人次数及其构成比情况：从表 6-11 可以看出，三个级别的医疗机构 4 年共补偿了 21 116 217 人次，2011 年占 16.52%，2012 年占 21.62%，2013 年占 28.57%，2014 年达到了 33.29%。4 年间的补偿人次数逐年递增，上升了 16.77

个百分点。

　　一级医疗机构 4 年共补偿了 4 182 543 人次，二级医疗机构 4 年共补偿了 5 652 863 人次，三级医疗机构 4 年共补偿了 11 280 811 人次。三个级别医疗机构在 2011 年补偿人次数均占 16.52%，2012 年补偿人次数均占 21.62%，2013 年补偿人次数均占 28.57%，2014 年补偿人次数均占 33.29%。三个级别的医疗机构 4 年间的补偿人次数都在逐年递增，都上升了 16.77 个百分点。

表 6-11　2011 ~ 2014 年某市各级医疗机构补偿人次数及其构成比 [n（%）]

年度	总计	一级	二级	三级
2011 年	3 488 948（16.52）	691 065（16.52）	934 000（16.52）	1 863 883（16.52）
2012 年	4 564 293（21.62）	904 061（21.62）	1 221 873（21.62）	2 438 359（21.62）
2013 年	6 033 961（28.57）	1 195 162（28.57）	1 615 306（28.57）	3 223 493（28.57）
2014 年	7 029 015（33.29）	1 392 255（33.29）	1 881 684（33.29）	3 755 076（33.29）
总计	21 116 217（100.00）	4 182 543（100.00）	5 652 863（100.00）	11 280 811（100.00）

　　（2）各级医疗机构 2011～2014 年补偿总费用及其构成比情况：从表 6-12 可以看出，三个级别的医疗机构 4 年共补偿了 43 425.58 万元，2011 年占 12.52%，2012 年占 17.03%，2013 年占 28.46%，2014 年达到了 41.99%。补偿总费用在逐年增多，补偿比例从 12.52% 上升到 41.99%，4 年间上升了 29.47 个百分点。

　　一级医疗机构 4 年共补偿了 8 601.41 万元，二级医疗机构 4 年共补偿了 11 625.15 万元，三级医疗机构 4 年共补偿了 23 199.02 万元。各级别医疗机构 2011 年补偿总费用均占 12.52%，2012 年补偿总费用均占 17.03%，2013 年补偿总费用均占 28.46%，2014 年补偿总费用均占 41.99%。各级别医疗机构的补偿总费用逐年增多，4 年间均上升了 29.47 个百分点。

表 6-12　2011 ~ 2014 年某市各级医疗机构补偿总费用及其构成比

年度	总计	一级	二级	三级
2011 年	5 436.61（12.52）	1 076.84（12.52）	1 455.41（12.52）	2 904.36（12.52）
2012 年	7 396.74（17.03）	1 465.09（17.03）	1 980.12（17.03）	3 951.53（17.03）
2013 年	12 359.29（28.46）	2 448.03（28.46）	3 308.62（28.46）	6 602.64（28.46）
2014 年	18 232.94（41.99）	3 611.45（41.99）	4 881.00（41.99）	9 740.49（41.99）
总计	43 425.58（100.00）	8 601.41（100.00）	11 625.15（100.00）	23 199.02（100.00）

注：括号外数字表示每年度对各级医疗机构的补偿总费用（万元）；括号内数字表示其所占比例（%）。

　　（3）各级医疗机构 2011～2014 年药物补偿分布：从表 6-13 可以看出，三个级别的医疗机构 4 年间药物共补偿了 15 733.89 万元，2011 年占 12.52%，2012 年占 17.03%，2013 年占 28.46%，2014 年达到了 41.99%。药物补偿费用随着时间的推移而增加，从 2011 年的 12.52% 上升到了 2014 年的 41.99%，共上升了 29.47 个百分点。

　　一级医疗机构 4 年间药物共补偿了 3 116.45 万元，二级医疗机构 4 年间药物共补偿了 4 212.00 万元，三级医疗机构 4 年间药物共补偿了 8405.44 万元。各级别医疗机构 2011 年药物补偿总费用均占 12.52%，2012 年药物补偿总费用均占 17.03%，2013 年药物补偿总费用均占 28.46%，2014 年药物补偿总费用均占 41.99%。各级别医疗机构的药物补偿费用都随着时间的推移而增加，补偿比例上升了 29.47 个百分点。

表 6-13　2011～2014 年某市各级医疗机构药物补偿费用及其构成比

级别	总计	一级	二级	三级
2011 年	1 969.76（12.52）	390.15（12.52）	527.31（12.52）	1 052.30（12.52）
2012 年	2 679.98（17.03）	530.83（17.03）	717.44（17.03）	1 431.71（17.03）
2013 年	4 478.00（28.46）	886.96（28.46）	1 198.78（28.46）	2 392.26（28.46）
2014 年	6 606.15（41.99）	1 308.51（41.99）	1 768.47（41.99）	3 529.17（41.99）
总计	15 733.89（100.00）	3 116.45（100.00）	4 212.00（100.00）	8 405.44（100.00）

注：括号外数字表示每年度对各级医疗机构药物的补偿费用（万元）；括号内数字表示其所占比例（%）。

（4）各级医疗机构 2011～2014 年疗法补偿费用及其构成比情况：从表 6-14 可以看出，三个级别的医疗机构 4 年间疗法共补偿了 27 691.69 万元，2011 年占 12.52%，2012 年占 17.03%，2013 年占 28.46%，2014 年达到了 41.99%。疗法补偿总费用呈逐年上升趋势，从 2011 年的 12.52% 上升到了 2014 年的 41.99%，提高了 29.47 个百分点。

一级医疗机构 4 年间疗法共补偿了 5 484.96 万元，二级医疗机构 4 年间疗法共补偿了 7 413.15 万元，三级医疗机构 4 年间疗法共补偿了 14 793.58 万元。各级别医疗机构 2011 年疗法补偿总费用均占 12.52%，2012 年疗法补偿总费用均占 17.03%，2013 年疗法补偿总费用均占 28.46%，2014 年疗法补偿总费用均占 41.99%。各级别医疗机构疗法补偿总费用都呈逐年上升趋势，4 年间提高了 29.47 个百分点。

表 6-14　2011～2014 年某市各级医疗机构疗法补偿费用及其构成比

年度	总计	一级	二级	三级
2011 年	3 466.85（12.52）	686.69（12.52）	928.10（12.52）	1 852.06（12.52）
2012 年	4 716.76（17.03）	934.26（17.03）	1 262.68（17.03）	2 519.82（17.03）
2013 年	7 881.29（28.46）	1 561.07（28.46）	2 109.84（28.46）	4 210.38（28.46）
2014 年	11 626.79（41.99）	2 302.94（41.99）	3 112.53（41.99）	6 211.32（41.99）
总计	27 691.69（100.00）	5 484.96（100.00）	7 413.15（100.00）	14 793.58（100.00）

注：括号外数字表示每年度对各级医疗机构疗法的补偿费用（万元）；括号内数字表示其所占比例（%）。

3. 2011～2014 年各级别医疗机构补偿情况分布

（1）2011～2014 年各级医疗机构补偿人次数及其构成比情况：从表 6-15 可以看出，4 年间三个级别的医疗机构共补偿了 21 116 217 人次，一级医疗机构占 19.81%，二级医疗机构占 26.77%，三级医疗机构占 53.42%。补偿人次数最多的是三级医疗机构，其次是二级医疗机构、一级医疗机构。

2011 年医疗补偿的总人次数为 3 488 948 人次，2012 年医疗补偿总人次数为 4 564 293

人次，2013 年医疗补偿总人次数为 6 033 961 人次，2014 年医疗补偿总人次数为 7 029 015
人次。每年度一级医疗机构补偿人次数均占 19.81%，二级医疗机构补偿人次数均占 26.77%，
三级医疗机构补偿人次数均占 53.42%。每年度对各级别医疗机构的补偿比例稳定，补偿人
次数最多的是三级医疗机构，其次是二级医疗机构、一级医疗机构。

表 6-15　2011～2014 年某市各级医疗机构补偿人次数及其构成比 [n（%）]

级别	总计	2011 年	2012 年	2013 年	2014 年
一级	4 182 543（19.81）	691 065（19.81）	904 061（19.81）	1 195 162（19.81）	1 392 255（19.81）
二级	5 652 863（26.77）	934 000（26.77）	1 221 873（26.77）	1 615 306（26.77）	1 881 684（26.77）
三级	11 280 811（53.42）	1 863 883（53.42）	2 438 359（53.42）	3 223 493（53.42）	3 755 076（53.42）
总计	21 116 217（100.00）	3 488 948（100.00）	4 564 293（100.00）	6 033 961（100.00）	7 029 015（100.00）

（2）2011～2014 年各级医疗机构补偿总费用及其构成比情况：从表 6-16 可以看出，4
年间各个级别的医疗机构共补偿了 43 425.58 万元，一级医疗机构占 19.81%，二级医疗机
构占 26.77%，三级医疗机构占 53.42%。补偿最多的是三级医疗机构，其次是二级医疗机
构、一级医疗机构。

2011 年共补偿了 5 436.61 万元，2012 年共补偿了 7 396.74 万元，2013 年共补偿了
12 359.29 万元，2014 年共补偿了 18 232.94 万元。每年度一级医疗机构补偿总费用均占
19.81%，二级医疗机构补偿总费用均占 26.77%，三级医疗机构补偿总费用均占 53.42%。
每年度对各级别医疗机构的补偿比例稳定，三级医疗机构获得的补偿最多，其次是二级医
疗机构、一级医疗机构。

表 6-16　2011～2014 年某市每年度各级医疗机构补偿总费用及其构成比

级别	总计	2011 年	2012 年	2013 年	2014 年
一级	8 601.41（19.81）	1 076.84（19.81）	1 465.09（19.81）	2 448.03（19.81）	3 611.45（19.81）
二级	11 625.15（26.77）	1 455.41（26.77）	1 980.12（26.77）	3 308.62（26.77）	4 881.00（26.77）
三级	23 199.02（53.42）	2 904.36（53.42）	3 951.53（53.42）	6 602.64（53.42）	9 740.49（53.42）
总计	43 425.58（100.00）	5 436.61（100.00）	7 396.74（100.00）	12 359.29（100.00）	18 232.94（100.00）

注：括号外数字表示每年度对各级医疗机构的补偿总费用（万元）；括号内数字表示其所占比例（%）。

（3）2011～2014 年医疗保险对各级医疗机构药物补偿费用及其构成比情况：从表 6-17
可以看出，4 年中各个级别的医疗机构药物补偿共 15 733.89 万元，一级医疗机构占 19.81%，
二级医疗机构占 26.77%，三级医疗机构占 53.42%。补偿最多的是三级医疗机构，其次是
二级医疗机构、一级医疗机构。

2011 年药物补偿共 1 969.76 万元，2012 年药物补偿共 2 679.98 万元，2013 年药物补
偿共 4 478.00 万元，2014 年药物共补偿 6 606.15 万元。每年度一级医疗机构药物补偿总费
用均占 19.81%，二级医疗机构药物补偿总费用均占 26.77%，三级医疗机构药物补偿总费
用均占 53.42%。每年度对三级医疗机构的药物补偿最多，其次是二级医疗机构、一级医疗
机构，对各级别医疗机构的补偿比例一致。

表 6-17 2011~2014 年某市各级医疗机构药物补偿费用及其构成比

级别	总计	2011 年	2012 年	2013 年	2014 年
一级	3 116.45（19.81）	390.15（19.81）	530.83（19.81）	886.96（19.81）	1 308.51（19.81）
二级	4 212.00（26.77）	527.31（26.77）	717.44（26.77）	1 198.78（26.77）	1 768.47（26.77）
三级	8 405.44（53.42）	1 052.3（53.42）	1 431.71（53.42）	2 392.26（53.24）	3 529.17（53.42）
总计	15 733.89（100.00）	1 969.76（100.00）	2 679.98（100.00）	4 478.00（100.00）	6 606.15（100.00）

注：括号外数字表示每年度对各级医疗机构药物的补偿费用（万元）；括号内数字表示其所占比例（%）。

（4）2011~2014 年医疗保险对各级医疗机构疗法补偿费用及其构成比情况：从表 6-18 可以看出，4 年中各个级别的医疗机构中疗法补偿共 27 691.69 万元，一级医疗机构占 19.81%，二级医疗机构占 26.77%，三级医疗机构占 53.42%。补偿最多的是三级医疗机构，其次是二级医疗机构、一级医疗机构。

2011 年疗法补偿共 3 466.85 万元，2012 年疗法补偿共 4 716.76 万元，2013 年疗法补偿共 7 881.29 万元，2014 年疗法补偿共 11 626.79 万元。每年度一级医疗机构疗法补偿总费用均占 19.8%，二级医疗机构疗法补偿总费用均占 26.77%，三级医疗机构疗法补偿总费用均占 53.42%。2011~2014 年对各级别医疗机构疗法补偿的比例稳定，三级医疗机构获得的疗法补偿最多，其次是二级医疗机构、一级医疗机构。

表 6-18 2011~2014 年某市各级医疗机构疗法补偿费用及其构成比

级别	总计	2011 年	2012 年	2013 年	2014 年
一级	5 484.96（19.81）	686.69（19.81）	934.26（19.81）	1 561.07（19.81）	2 302.94（19.81）
二级	7 413.15（26.77）	928.10（26.77）	1 262.68（26.77）	2 109.84（26.77）	3 112.53（26.77）
三级	14 793.58（53.42）	1 852.06（53.42）	2 519.82（53.42）	4 210.38（53.42）	6 211.32（53.42）
总计	27 691.69（100.00）	3 466.85（100.00）	4 716.76（100.00）	7 881.29（100.00）	11 626.79（100.00）

注：括号外数字为每年度对各级医疗机构疗法的补偿费用（万元）；括号内数字表示其所占比例（%）。

（四）讨论

1. 医疗保险各级别中医医疗机构在数量上比较均衡

根据表 6-10 数据，该市中医住院补偿的各级医疗机构中，一级医疗机构 8 所，二级医疗机构 10 所，三级医疗机构 6 所，可以看出，该市中医住院补偿的各级别医疗机构在数量上相差不大，比较均衡。

2. 医保对中医的补偿政策实施已见成效

2012 年开始，取消药品加成政策进入试点实施阶段。根据表 6-16 数据，各级别医疗机构的补偿总费用 2011~2014 年逐年增加，在 2013 年有了较大的提高，比 2012 年增加了 6.96 个百分点，2014 年依然保持较高的增长率。表 6-15 数据显示，在补偿人次上，各级别医疗机构的补偿人次虽然也呈逐年递增的状态，但增速明显低于医疗补偿的增速。也就是说，医疗补偿力度加大，医疗补偿的水平有了明显的提高，这是政策实施成效的体现。

3. 中医医疗补偿比例不合理，未进行动态调整

根据表 6-13、表 6-14、表 6-17、表 6-18 数据，从年度分析来看，在药物和疗法两项补偿中的补偿比例一样，而且 2011～2014 年各级别医疗机构的补偿比例也是相同的；从级别来看，药物和疗法两项补偿比例依然一致，而且 2011～2014 年各级医疗机构补偿费用所占比例也是一致的。实际上，中医医疗补偿的水平受到多种因素的影响。因此，应根据各种因素的变动不断调整比例。

4. 医保对医疗机构补偿结构不合理，重三级补偿，轻一、二级补偿；重疗法补偿，轻药物补偿

根据表 6-12 和表 6-16 数据，2011～2014 年每年医疗补偿的总费用都集中在三级医疗机构，三级医疗机构数量最少，对其补偿却占到了总费用的 53.42%；二级医疗机构数量最多，对其补偿比例只为 26.77%；一级医疗机构数量中等，对其补偿比例仅为 19.81%。分项来看，药物补偿和疗法补偿费用也都集中在三级医疗机构。

对比表 6-13、表 6-14 和表 6-17、表 6-18 中药物补偿和疗法补偿的数据可以发现，无论是在三级、二级还是一级医疗机构中，对疗法的补偿总额都多于药物补偿，而且，每年度对疗法补偿的数额均大于对药物补偿的数额。

这种重大医院、轻基层医院，重疗法、轻药物的医疗补偿方式，不利于卫生资源的合理配置，在一定程度上会造成大医院的膨胀发展，抑制基层医疗机构的发展，加速医疗卫生费用的增长，加重"看病难、看病贵"的问题。

（五）建议

1. 强化政府责任，继续加大政府对中医医疗机构的医保投入

医疗机构的职责是为人民群众提供基本医疗卫生服务，具有社会福利性质，其首要的特征是公益性，政府对医疗机构的投入是其公益性的保证，医疗服务的公共产品属性也决定了政府在医疗卫生事业中的主导地位。因此，应强化政府职责，继续加大卫生投入力度，落实政策，发挥政府在公共卫生事业中的作用，提高基本医疗的公平性与可及性，满足人民群众的基本医疗需求。

2. 明确各级中医医疗机构的功能定位，合理补偿

2009 年卫生部印发的《医院评价标准实施细则》（征求意见稿）中对各级别医疗机构的功能和任务做了明确的规定，其中一级医疗机构主要承担普通人群常见病、多发病的诊治；二级医疗机构主要负责高危人群的监测，接受一级医疗机构的转诊；三级医疗机构对特殊人群疑难急危病症进行救治，接受一、二级医疗机构转诊。根据各级别医疗机构的功能定位，一、二、三级医疗机构服务对象的范围逐级减小，一、二级医疗机构才是提供医疗服务的主体，应增加对一、二级医疗机构的财政补偿，减少对三级医疗机构的补偿，促进卫生资源的合理配置。

3. 重视药物数量补偿

中医服务有着"简、便、验、廉"的特色优势，而中药在中医服务中占据重要地位。一方面，我国中药资源丰富，而且天然的植物性、动物性药物药食兼用，副作用小，临床应用安全；另一方面，基本药物目录中的中药品种相对较少，不能满足临床用药需求。因此，在保证对中医疗法的补偿前提下，应适当提高中药项目数量的补偿水平，发挥中医药特色优势。

4. 动态调整补偿比例

财政补偿的影响因素主要有社会经济、人口和医院。首先，应根据各级医疗机构的级别、承担的社会责任、运营状况等因素确定各级别医疗机构医疗补偿比例；其次，应根据经济发展水平、人口卫生需求等因素的变化来调整各年度的医疗补偿比例。

三、河南省某市医疗保险对中西医补偿差异情况对比分析

（一）背景

1. 国外中医医疗保险补偿

医学是没有国界的，东西方文明的交流与不断融合是大势所趋，西方社会对于来自东方的传统医学是欢迎的、接纳的，而良好的临床疗效是这一切的基础。

澳大利亚联邦政府实行全民医保，全国有 5000 多所中医诊所。2000 年 5 月，维多利亚州通过西方第一部中医（含针灸）法。联邦政府宣布 2012 年 7 月在全国实行中医注册和管理，中医得以纳入澳大利亚的医疗保险体系。

中医知识传入欧洲已有约 350 年历史，英国的针灸从业人员已达 1.6 万人。英国现有中医诊所 3000 多家，中药进口商 40 多家。英国政府还拨款给大学，支持中医研究，但是中医药没有纳入英国国家医疗保险体系。

德国是欧共体中使用植物药最多的国家，约占欧洲草药市场的 70%，草药的应用已纳入了德国医疗保险系统。德国政府重视传统医药的发展，每年拨专款资助开发自然疗法，并成立中国传统医学研究院，放宽了传统医学在医保公司补偿的规定，例如，即使采用了未被科学方法认定的治疗方法，其费用也由私人医疗保险公司承担，前提条件是其有效性与现代医学医疗产生的疗效相同且费用并不因此增加；在有中医服务的试点医院里享有社会医疗保险的患者申请中医治疗时，先由西医检查及其自述一并交给医保公司审核，同意其入院后，再交中医大夫看病。超过 80% 的医生常为患者开植物药的处方，政府为鼓励使用植物药，又规定患者可报销 60% 的药费。德国是传统西医与植物疗法兼容性方面做得最好的西方国家。

瑞士是欧洲各个国家中医疗保险系统对针灸（中医）项目支持力度最大的国家。目前全瑞士提供针灸医疗服务的机构已经达到 163 家，瑞士的西医医生如提供针灸服务，保险公司无条件予以报销。瑞士的一次针灸治疗的费用为 100～150 瑞士法郎，绝大多数患者可

以从保险公司报销 80%。如前所述，如果施行治疗的医生是有执业资格的西医医生，这个报销额度还会更大。目前，多数针灸机构同时应用中药治疗，其费用保险公司同样大多予以报销。针灸治疗师每年的继续教育应不少于 20 学时。没有足够学时的继续教育，保险公司将不再支持其治疗费用。

美国"替代医学"指所有的"非西洋医学"，1/3 的国民经常使用替代疗法。美国认可针灸治疗却不认可中药，然而植物疗法是替代医学的重要组成部分，而且民众对植物药的需求空前高涨，1994 年参议员哈肯与赫契联合提出了"饮食补充剂卫生与教育法（DSHEA）"，该法将植物药归入饮食补充剂范畴，将美国食品药品管理局（USFAD）的干预限制在不安全或有毒性和标示错误的药物上（此法规定在产品的标签上，不得说明该产品能治何种疾病，只能叙述该产品的成分对人体组织和功能带来哪些影响，即所谓营养作用声明）；作为饮食补充剂出售的这些药物，无须进行试验以确证其疗效，这在一定程度上对植物药的管制有所松动。全美约 80%的医学院学生要求在校期间学习替代医学。美国人口的 50%参加计划保健，因此，健康维护组织（HMO）为替代疗法支付费用的决定具有很大的社会影响力。目前美国已有 29 个健康保险公司决定为替代医疗保险。替代疗法种类繁多，有的保险公司支付替代医疗保险的项目为草药、针灸、整脊疗法、催眠疗法、还有的包括自然疗法、按摩疗法和瑜伽。

加拿大实施全民医保制度，中医药针灸不属于医疗保健制度医疗服务项目。中医针灸在加拿大已有三十几年的应用历史，仅有四省有中医立法，由于立法省份没有超过半数，因此，没有全国性的中医医疗政策，中医执业者也不属于国家医疗系统中的法定医疗专业人员。由于卑诗省中医针灸师公会的游说，该省首个将针灸纳入健保低收入辅助计划，对于低收入者，针灸合并其他类医疗，每年可以得到 10 次补助，每次公费可得补助 23 元，这使得针灸正式进入公费医疗补助项目中。

日本在明治维新期间从法律上废止了中医，全国改用西医。1976 年，一批汉方成药制剂以"已经有 3000 年人体临床检验"为由，未经新药临床试验而被日本国家药典收录，从而建立起汉方医疗保险制度。由于现代医学的局限性和副作用，汉方医疗需求不断扩大，临床上使用汉方药的医师占到 70%以上，但这些主流医师是以西医学为本位的现代汉方派，临床上仅使用汉方成药制剂，以汉药西用、方病相对、方症相对为原则。

2. 我国医疗保险的补偿规定

我国目前主要有三大类医疗保险：城镇职工医疗保险、城镇居民医疗保险和新型农村合作医疗。医疗保险的管理依据"一分二定三目录"进行。一分：指逐步实行医药分开管理，实行结算管理，目前各地实行按服务项目付费、按服务单元付费、按人头付费、总额预付制、按病种付费等多种结算方式。二定：对医疗机构和药店实行定点管理。三目录：明确基本医疗保险的服务范围和标准，即《城镇职工基本医疗保险用药范围管理暂行办法》《关于确定城镇职工基本医疗保险诊疗项目管理的意见》《关于确定城镇职工基本医疗保险医疗服务设施范围和支付标准的意见》。

3. 对中医药补偿研究

我国没有针对中医药规定的医疗保险，目前使用的医疗保险三个目录主要针对西医药，因此，关于中医药的医疗保险文献大多数为定性研究，呼吁医疗保险针对中医特点进行补偿，比如应该对中药颗粒、中药制剂、中成药、针灸及其他有效的中医疗法进行补偿，已有的中医补偿项目补偿水平过低易降低中医师提供中医卫生服务的热情。有少量定量研究文献与中医药医疗保险补偿相关，有的从参保人员的视角调查分析中医药发展中存在的问题，并提出制定相关政策、利用杠杆原理制定价格等具体建议以促进中医药的发展；有的从定点医疗机构中医医师的视角分析医疗保险对中医发展产生的影响，并得出在全民医保的背景下医疗保险对中医药的发展影响越来越大的结论。还有文献研究医疗保险对中医医院住院服务的影响，主要从自费、公费和社保患者三者在中医医院住院花费方面来分析、研究医疗保险对中医医院住院医疗服务利用的影响及其机制。未见有对医疗保险补偿中医和西医药物及疗法差异进行对比研究的文献。本节通过对某市医疗保险数据中中西医药物及疗法补偿人次数和费用在 2011～2014 年分布情况对补偿的差异做对比分析，为某市医疗保险政策完善提供一些政策建议。

（二）对象与方法

1. 研究对象

研究对象为某市 2011～2014 年四个年度的中西医药物和疗法的补偿人次数、补偿总费用分布情况。分析内容包括：中西医治疗方法及中西医药物在 2011～2014 年补偿人次数分布情况和补偿总费用分布情况。

2. 数据来源

数据来源于某市所提供的 2011～2014 年医疗保险对中西医补偿的摘要数据。

3. 分析方法

利用 Excel 软件对 2011～2014 年中西医补偿数据做描述性分析。

（三）结果

1. 中西医每年度补偿分布情况

（1）中西医补偿人次数分布情况分析：表 6-19 数据显示，2011 年中西医药物及疗法共补偿 36 004 人次，其中西医药物补偿人次数占 48.50%，中医药物补偿人次数占 12.87%；西医疗法补偿人次数占 26.57%，中医疗法补偿人次数占 12.06%。

2012 年中西医药物及疗法共补偿 43 885 人次，其中西医药物补偿人次数占 46.43%，中医药物补偿人次数占 13.25%；西医疗法补偿人次数占 28.33%，中医疗法补偿人次数占 11.99%。

2013 年中西医药物及疗法共补偿 50 829 人次，其中西医药物补偿人次数占 46.85%，中医药物补偿人次数占 13.49%；西医疗法补偿人次数占 27.85%，中医疗法补偿人次数占 11.81%。

2014 年中西医药物及疗法共补偿 51 758 人次，其中西医药物补偿人次数占 46.69%，中医药物补偿人次数占 13.68%；西医疗法补偿人次数占 27.88%，中医疗法补偿人次数占

11.75%。

表 6-19 2011~2014 年某市中西医补偿人次数及其构成比 [n（%）]

年度	中西医补偿总人次数合计	西医药物补偿人次数	中医药物补偿人次数	西医疗法补偿人次数	中医疗法补偿人次数
2011 年	36 004（100.00）	17 464（48.50）	4 634（12.87）	9 565（26.57）	4 341（12.06）
2012 年	43 885（100.00）	20 375（46.43）	5 813（13.25）	12 435（28.33）	5 262（11.99）
2013 年	50 829（100.00）	23 811（46.85）	6 856（13.49）	14 157（27.85）	6 005（11.81）
2014 年	51 758（100.00）	24 165（46.69）	7 082（13.68）	14 431（27.88）	6 080（11.75）

（2）中西医每年度补偿总费用分布情况分析：表 6-20 数据显示，2011 年中西医药物及疗法补偿费用共 267 937 949.08 元，其中西医药物补偿费用占 61.54%，中医药物补偿费用占 11.32%；西医疗法补偿费用占 21.10%，中医疗法补偿费用占 6.04%。

2012 年中西医药物及疗法补偿费用共 341 178 761.75 元，其中西医药物补偿费用占 59.11%，中医药物补偿费用占 11.86%；西医疗法补偿费用占 23.34%，中医疗法补偿费用占 2.69%。

2013 年中西医药物及疗法补偿费用共 420 016 939.01 元，其中西医药物补偿费用占 58.86%，中医药物补偿费用占 12.08%；西医疗法补偿费用占 23.18%，中医疗法补偿费用占 5.88%。

2014 年中西医药物及疗法补偿费用共 463 460 895.13 元，其中西医药物补偿费用占 58.32%，中医药物补偿费用占 12.15%；西医疗法补偿费用占 22.93%，中医疗法补偿费用占 6.60%。

表 6-20 2011~2014 年某市中西医每年度补偿总费用分布情况（元）[n（%）]

年度	中西医补偿总费用合计	西医药物补偿费用	中医药物补偿费用	西医疗法补偿费用	中医疗法补偿费用
2011 年	267 937 949.08（100.00）	164 885 036.12（61.54）	30 321 581.08（11.32）	56 539 968.30（21.10）	16 191 363.58（6.04）
2012 年	341 178 761.75（100.00）	201 656 922.11（59.11）	40 460 072.94（11.86）	79 634 150.02（23.34）	19 427 616.68（2.69）
2013 年	420 016 939.01（100.00）	247 219 059.52（58.86）	50 747 648.60（12.08）	97 358 957.67（23.18）	24 691 273.22（5.88）
2014 年	463 460 895.13（100.00）	270 302 231.62（58.32）	56 307 941.97（12.15）	106 244 257.84（22.93）	30 606 463.70（6.60）

2. 每类药物 4 年间补偿情况变化分析

（1）每类药物 4 年间补偿人次数分布情况：从表 6-21 可以看出，中西医药物 4 年间共补偿了 110 200 人次，其中 2011 年占 20.05%，2012 年占 23.76%，2013 年占 27.83%，2014 年占 28.36%。中西医药物 4 年间补偿人次数上升了 8.31 个百分点。

西医药物 4 年间共补偿了 85 815 人次，其中 2011 年占 20.35%，2012 年占 23.74%，2013 年占 27.75%，2014 年占 28.16%。西医药物补偿人次 4 年间上升了 7.81 个百分点。

中医药物 4 年间共补偿了 24 385 人次,其中 2011 年占 19.00%,2012 年占 23.84%,2013 年占 28.12%,2014 年占 29.04%。中医药物补偿人次数 4 年间上升了 10.04 个百分点。

中医比西医 4 年间共少补偿了(补偿差异)61 430 人次,其中 2011 年占 20.89%,2012 年占 23.70%,2013 年占 27.60%,2014 年占 27.81%。中医比西医少补偿的人次(补偿差异)4 年间上升了 6.92 个百分点。

表 6-21　某市中西医药物 4 年补偿人次数分布情况 [n (%)]

年度	中西医药物补偿人次数合计	西医药物补偿人次数	中医药物补偿人次数	中医比西医药物少补偿人次数
2011 年	22 098(20.05)	17 464(20.35)	4 634(19.00)	12 830(20.89)
2012 年	26 188(23.76)	20 375(23.74)	5 813(23.84)	14 562(23.70)
2013 年	30 667(27.83)	23 811(27.75)	6 856(28.12)	16 955(27.60)
2014 年	31 247(28.36)	24 165(28.16)	7 082(29.04)	17 083(27.81)
合计	110 200(100.00)	85 815(100.00)	24 385(100.00)	61 430(100.00)

(2)每类药物 4 年间补偿总费用分布情况:从表 6-22 可以看出,中西医药物 4 年间共补偿了 1 061 900 493.96 元,其中 2011 年占 18.38%,2012 年占 22.80%,2013 年占 28.06%,2014 年占 30.76%。中西医药物 4 年间的补偿费用上升了 12.38 个百分点。

西医药物 4 年间共补偿了 884 063 249.37 元,其中 2011 年占 18.65%,2012 年占 22.81%,2013 年占 27.96%,2014 年占 30.58%。西医药物补偿费用 4 年间上升了 11.93 个百分点。

中医药物 4 年间共补偿了 177 837 244.59 元,其中 2011 年占 17.05%,2012 年占 22.75%,2013 年占 28.54%,2014 年占 31.66%。中医药物补偿费用四年上升了 14.61 个百分点。

中医比西医 4 年间共少补偿了(补偿差异)706 226 004.78 元,其中 2011 年占 19.05%,2012 年占 22.83%,2013 年占 27.82%,2014 年占 30.30%。中医比西医少补偿的费用 4 年间上升了 11.25 个百分点。

表 6-22　某市中西医药物 4 年间补偿总费用分布情况(元)[n (%)]

年度	中西医药物补偿费用合计	西医药物补偿费用	中医药物补偿费用	中医比西医少补偿费用
2011 年	195 206 617.2(18.38)	164 885 036.12(18.65)	30 321 581.08(17.05)	134 563 455.04(19.05)
2012 年	242 116 995.05(22.80)	201 656 922.11(22.81)	40 460 072.94(22.75)	161 196 849.17(22.83)
2013 年	297 966 708.12(28.06)	247 219 059.52(27.96)	50 747 648.6(28.54)	196 471 410.92(27.82)
2014 年	326 610 173.59(30.76)	270 302 231.62(30.58)	56 307 941.97(31.66)	213 994 289.65(30.30)
合计	1 061 900 493.96(100.00)	884 063 249.37(100.00)	177 837 244.59(100.00)	706 226 004.78(100.00)

3. 每类疗法 4 年间补偿情况

(1)每类治疗方法 4 年间补偿人次数分布情况:从表 6-23 可以看出,中西医疗法 4 年间共补偿了 72 276 人次,其中 2011 年占 19.24%,2012 年占 24.48%,2013 年占 27.90%,2014 年占 28.38%。中西医疗法 4 年间补偿人次数上升了 9.14 个百分点。

西医疗法 4 年间共补偿了 50 588 人次,其中 2011 年占 18.91%,2012 年占 24.58%,2013 年占 27.98%,2014 年占 28.53%。西医疗法补偿人次数 4 年上升了 9.62 个百分点。

中医疗法 4 年间共补偿了 21 688 人次,其中 2011 年占 20.02%,2012 年占 24.26%,2013 年占 27.69%,2014 年占 28.03%。中医疗法补偿人次数 4 年间上升了 8.01 个百分点。

中医比西医 4 年间共少补偿了 28 900 人次,其中 2011 年占 18.07%,2012 年占 24.82%,2013 年占 28.21%,2014 年占 28.90%。中医比西医少补偿的人次数 4 年间上升了 10.83 个百分点。

表 6-23　某市中西医疗法 4 年间补偿人次数分布情况 [n(%)]

年度	中西医疗法补偿人次数合计	西医疗法补偿人次数	中医疗法补偿人次数	中医比西医少补偿人次数
2011 年	13 906(19.24)	9 565(18.91)	4 341(20.02)	5 224(18.07)
2012 年	17 697(24.48)	12 435(24.58)	5 262(24.26)	7 173(24.82)
2013 年	20 162(27.90)	14 157(27.98)	6 005(27.69)	8 152(28.21)
2014 年	20 511(28.38)	14 431(28.53)	6 080(28.03)	8 351(28.90)
合计	72 276(100.00)	50 588(100.00)	21 688(100.00)	28 900(100.00)

（2）每种治疗方法 4 年间补偿总费用分布情况:从表 6-24 可以看出,中西医疗法 4 年间共补偿了 430 694 051.01 元,其中 2011 年占 16.89%,2012 年占 23.00%,2013 年占 28.34%,2014 年占 31.77%。中西医疗法 4 年间补偿费用上升了 14.88 个百分点。

西医疗法 4 年间共补偿了 339 777 333.83 元,其中 2011 年占 16.64%,2012 年占 23.44%,2013 年占 28.65%,2014 年占 31.27%。西医疗法补偿费用 4 年间上升了 14.63 个百分点。

中医疗法 4 年间共补偿了 90 916 717.18 元,其中 2011 年占 17.81%,2012 年占 21.37%,2013 年占 27.16%,2014 年占 33.66%。中医疗法补偿费用 4 年间上升了 15.85 个百分点。

中医比西医 4 年间费用共少补偿了 248 860 616.65 元,其中 2011 年占 16.21%,2012 年占 24.19%,2013 年占 29.20%,2014 年占 30.40%。中医比西医少补偿费用 4 年间上升了 14.19 个百分点。

表 6-24　某市中西医疗法 4 年间补偿总费用分布情况（元）[n(%)]

年度	中西医疗法费用合计	西医疗法补偿费用	中医疗法补偿费用	中医比西医少补偿费用
2011 年	72 731 331.88(16.89)	56 539 968.30(16.64)	16 191 363.58(17.81)	40 348 604.72(16.21)
2012 年	99 061 766.70(23.00)	79 634 150.02(23.44)	19 427 616.68(21.37)	60 206 533.34(24.19)
2013 年	122 050 230.89(28.34)	97 358 957.67(28.65)	24 691 273.22(27.16)	72 667 684.45(29.20)
2014 年	136 850 721.54(31.77)	106 244 257.84(31.27)	30 606 463.70(33.66)	75 637 794.14(30.40)
合计	430 694 051.01(100.00)	339 777 333.83(100.00)	90 916 717.18(100.00)	248 860 616.65(100.00)

4. 4 年间中西医药物及疗法人均补偿费用情况

（1）4 年间中西医药物及疗法人均补偿费用情况:从表 6-25 可以看出,西医药物 4 年间人均共补偿了 40 906.94 元,其中 2011 年占 23.08%,2012 年占 24.20%,2013 年占 25.38%,2014 年占 27.34%。西医药物人均补偿费用 4 年间上升了 4.26 个百分点。

中医药物人均费用 4 年间共补偿了 28 856.34 元,其中 2011 年占 22.68%,2012 年占 24.12%,2013 年占 25.65%,2014 年占 27.55%。中医药物补偿费用 4 年间上升了 4.87 个百分点。

西医疗法人均费用 4 年间共补偿了 26 554.48 元,其中 2011 年占 22.26%,2012 年占

24.12%，2013 年占 25.90%，2014 年占 27.72%。西医疗法人均补偿费用 4 年间上升了 5.46 个百分点。

中医疗法人均费用 4 年间共补偿了 16 567.68 元，其中 2011 年占 22.51%，2012 年占 22.29%，2013 年占 24.82%，2014 年占 30.38%。中医疗法人均补偿费用 4 年间上升了 7.87 个百分点。

表 6-25　2011~2014 年某市每年度中西医药物及疗法人均补偿费用及其构成比（元）[n（%）]

年度	西医药物人均补偿费用	中医药物人均补偿费用	西医疗法人均补偿费用	中医疗法人均补偿费用
2011 年	9 441.42（23.08）	6 543.28（22.68）	5 911.13（22.26）	3 729.87（22.51）
2012 年	9 897.27（24.20）	6 960.27（24.12）	6 404.03（24.12）	3 692.06（22.29）
2013 年	10 382.56（25.38）	7 401.93（25.65）	6 877.09（25.90）	4 111.79（24.82）
2014 年	11 185.69（27.34）	7 950.85（27.55）	7 362.22（27.72）	5 033.96（30.38）
合计	40 906.94（100.00）	28 856.34（100.00）	26 554.48（100.00）	16 567.68（100.00）

（2）每年度中西医药物和疗法人均补偿费用情况：表 6-26 显示，2011 年中西医药物和疗法人均补偿费用共 25 625.70 元，其中西医药物人均补偿费用占 36.84%，中医药物人均补偿费用占 25.53%，西医疗法人均补偿费用占 23.07%，中医疗法人均补偿费用占 14.56%。

2012 年中西医药物和疗法人均补偿费用共 26 953.63 元，其中西医药物人均补偿费用占 36.72%，中医药物人均补偿费用占 25.82%，西医疗法人均补偿费用占 23.76%，中医疗法人均补偿费用占 13.70%。

2013 年中西医药物和疗法人均补偿费用共 28 773.37 元，其中西医药物人均补偿费用占 36.08%，中医药物人均补偿费用占 25.73%，西医疗法人均补偿费用占 23.90%，中医疗法人均补偿费用占 14.29%。

2014 年中西医药物和疗法人均补偿费用共 31 532.72 元，其中西医药物人均补偿费用占 35.47%，中医药物人均补偿费用占 25.22%，西医疗法人均补偿费用占 23.35%，中医疗法人均补偿费用占 15.96%。

表 6-26　2011~2014 年某市每年度中西医药物和疗法人均补偿费用及其构成比（元）[n（%）]

年度	中西医药物和疗法人均补偿费用合计	西医药物人均补偿费用	中医药物人均补偿费用	西医疗法人均补偿费用	中医疗法人均补偿费用
2011 年	25 625.70（100.00）	9 441.42（36.84）	6 543.28（25.53）	5 911.13（23.07）	3 729.87（14.56）
2012 年	26 953.63（100.00）	9 897.27（36.72）	6 960.27（25.82）	6 404.03（23.76）	3 692.06（13.70）
2013 年	28 773.37（100.00）	10 382.56（36.08）	7 401.93（25.73）	6 877.09（23.90）	4 111.79（14.29）
2014 年	31 532.72（100.00）	11 185.69（35.47）	7 950.85（25.22）	7 362.22（23.35）	5 033.96（15.96）

（四）讨论

1. 每个年度医疗保险对中西医药物和疗法的补偿人次数及费用的构成比 4 年变化幅度不大

表 6-19 数据显示，每个年度药物和疗法的补偿人次数的构成比数据上升、下降幅度不大，在 1% 左右。具体情况是西医药物补偿人次数下降，西医疗法补偿人次数上升；中医则

相反，药物补偿人次数下降，而疗法补偿人次数上升。

表 6-20 数据显示，每个年度药物和疗法的补偿费用的构成比数据上升、下降幅度不大。西医药物补偿费用下降约 3%，西医疗法补偿费用上升约 2%；中医均呈上升状态，药物补偿费用上升了 0.83 个百分点，而疗法补偿上升 0.56 个百分点。

表 6-26 数据显示，每年度药物和疗法的人均补偿费用的构成比数据上升、下降幅度不大，西医药物人均补偿费用构成比 4 年下降了约 1%，基本稳定在 36% 左右，中医药物人均补偿费用构成比 4 年基本稳定在 25%，西医疗法人均补偿费用构成比 4 年基本稳定在 23%，中医疗法人均补偿费用构成比 4 年上升了 1% 左右。

2. 医疗保险补偿以药物补偿为主，疗法补偿为辅

从表 6-20 数据可以看出，西医药物补偿约占 59%，中医药物补偿约占 12%，二者合计达 70%，而西医疗法和中医疗法补偿合计约占 30%。因此，可以看出医疗保险补偿以药物补偿为主，疗法补偿为辅。

3. 医疗保险补偿的主体依然是西医药物和疗法，中医药物和疗法补偿为辅

从表 6-20 数据可以看出，西医药物补偿约占 59%，西医疗法补偿约占 22%，二者合计每年占到总补偿费用的 80% 左右。因此，医疗保险补偿以西医为主，中医为辅。

4. 医疗保险加大了对中医的扶持力度

表 6-21～表 6-24 数据显示，西医药物补偿人次数 4 年上升了 7.81 个百分点，补偿费用 4 年上升了 11.93 个百分点，而中医药物补偿人次数 4 年上升了 10.04 个百分点，补偿费用 4 年上升了 14.61 个百分点，增幅均高于西医药物的增长比例。因此，可以看出，尽管医疗保险对中西医药物补偿人次数和费用都是逐年增加，但是中医补偿上升幅度快于西医，对中医扶持力度加大了。

中西医疗法 4 年补偿人次数上升了 9.14 个百分点，补偿费用上升了 14.88 个百分点，其中西医疗法补偿人次数 4 年上升了 10.04 个百分点，补偿费用 4 年上升了 14.63 个百分点，中医疗法补偿人次数 4 年上升了 8.01 个百分点，补偿费用 4 年上升了 15.85 个百分点。因此，可以看出，西医疗法补偿人次数的增幅超过平均水平 9.14%，而中医疗法的补偿人次数低于此水平，但是在疗法费用补偿上，西医疗法补偿低于平均水平 14.88%，而中医疗法补偿高于此水平，很明显医疗保险提高了对中医疗法费用的补偿水平，加大了对中医的扶持力度。

5. 中医药物与疗法比西医药物与疗法少补偿人次数和费用的差异仍然逐年扩大

表 6-21～表 6-24 数据显示，中医药物比西医药物少补偿的人次数 4 年上升了 6.92 个百分点，少补偿的费用 4 年上升了 11.25 个百分点；中医疗法比西医疗法少补偿的人次数 4 年上升了 10.83 个百分点，少补偿的费用 4 年上升了 14.19 个百分点。可以看出，中医补偿人次数和费用比西医补偿人次数和费用少补偿的差异仍然逐年扩大。

表 6-25 数据显示，西医药物人均补偿费用绝对值在各年度都高于中医药物补偿费用绝对值；同样，西医疗法人均补偿费用绝对值在各年度均高于中医疗法人均补偿费用绝对值，

而且随着时间推移，差距在扩大。

（五）建议

1. 应加大对中医药物及其疗法的宣传，使更多的人了解我国传统医学，使用中医

从数据可以看出，中医药物及疗法的补偿人次数比西医药物及疗法补偿人次数低很多。因此，要提高中医补偿费用，提高服务人次数，需要加大对中医药物及疗法的宣传，让群众更多地了解传统中医，使用中医。

2. 应注重对中医药人才的培养，提高中医药的服务质量和服务能力

本次数据显示，该市主要中医补偿对象是西医医院的中医科室，所以，我们应该学习国外的做法，患者经诊断适合中医治疗的应放在中医科治疗，其他的放在西医各科室治疗，这样可以有效提高中医服务人次数。同时要提高中医药人才培养质量，在各级综合医院的中医人才要有真才实干，有能力吸引患者，处理得了很多病症。

3. 应继续加大对中医的扶持力度，平衡中西医的发展

从医疗保险总体补偿看，以补偿西医药物及疗法为主，补偿中医药物及疗法为辅；从人均补偿费用数据看，无论是在药物还是在疗法上，西医人均补偿费用都比中医高很多。因此，西医补偿的人次数越多，中西医之间的补偿差异就越大，而且差异趋势逐年增大。所以，要降低医疗费用，应该继续加大对中医的扶持力度，减少对西医的补偿力度，从而引导患者多使用中医。

4. 应平衡药物和疗法补偿，避免"以药养医"现象的进一步恶化

从医疗保险补偿数据看，中医和西医补偿以补偿药物为主，补偿疗法为辅。如何制定合理的药物和疗法的补偿比例是值得深入研究的问题。如何让补偿更加体现医务工作者的劳务价值，避免"以药养医"现象继续恶化，使得医院科学、合理、规范的发展，更有利于解决广大患者的身体健康是亟待解决的问题。

四、河南省某市医疗保险对中医疗法的补偿研究

（一）背景

1. 国外对该问题的研究现状

瑞士是欧洲各个国家中医疗保险系统对针灸（中医）项目支持力度最大的国家。在瑞士，一次针灸治疗的费用为100～150瑞士法郎，绝大多数患者可以从保险公司报销80%，如果施行治疗的医生是有执业医师资格的西医医生，这个报销额度还会更大。中医疗法作为外来文化和医疗手段逐渐赢得了瑞士人民的广泛认可和青睐。同时由于瑞士的地理和社会特点，大量的常见病已经习惯于求助针灸、推拿等中医疗法，而这些中医疗法也已被联

邦政府纳入医疗保险体系。瑞士联邦政府医疗保险体系对中医疗法的接纳正是基于瑞士国民对该疗法有效性、实用性、经济性的认可。他们对西医疗法的过度医疗及当今的药物控制感受颇深。虽然市面上出现了不少"江湖郎中"，但是，诸如"中医认证考试""医患语言交流能力测试"等政府措施正在酝酿之中；并且瑞士的中医诊疗师如果没有得到保险公司的认可，其诊疗患者的费用将不予报销，这样一来患者会到那些被保险公司认可的医师处就诊，因此这样的政策有利于中医事业的正规化发展。

据报道，在哥伦比亚大学附属医院就诊的心脏病患者中有40%愿意接受替代疗法（"非西洋医学"）。此外，加州大学旧金山分校医学院成立了综合医学中心，主要目的是开展乳腺癌和心脏病的研究。因为消费者对替代疗法的需求正逐渐增加，因此，关于替代医学研究应在世界范围内开展更广泛的交流。

2. 国内对该问题的研究现状

随着科学技术的发展，电脑越来越普及，由此而引起的疾病也越来越多，比如，长期使用电脑会出现肩周炎和颈椎病等常见病，这些疾病的出现给人们的生活带来了很多的不便。人们熟知的中医疗法具有行气活血、化瘀消肿、疏经通络、解痉止痛、滑利关节、调整脏腑功能等作用，因而成为了解决疼痛等常见病的重要疗法。然而，由于医疗保险对西医的补偿费用多，很多患者会选择西医疗法而不是中医疗法，长此以往将不利于中医疗法的发展与传承。作为传统中医药的瑰宝，为了推进中医疗法的发展，相关部门对部分中医疗法进行了补偿，但研究发现补偿力度及补偿种类不够，需要通过研究医疗保险政策对中医疗法的具体补偿情况，从而提出合理的建议。

（二）对象与方法

1. 研究对象

对某市24所医保定点医疗机构的中医疗法补偿情况进行研究，分析2011～2014年医疗保险对中医疗法的补偿费用趋势。

2. 研究方法

利用Excel表对某市24所医保定点医疗机构的中医疗法的补偿费用进行描述性分析。

（三）结果

1. 医疗保险对三类疗法每年度补偿情况分析

（1）2011～2014年医疗保险对中医疗法的补偿种类分析：表6-27数据显示，2011年针灸补偿种类数占总补偿种类数比例最大，为48.08%，其次是其他疗法，为34.61%，推拿疗法占的比例最少，为17.31%；2012年针灸种类数占总补偿种类数的比例仍是最大，为41.82%，其次是其他疗法，为32.73%，推拿疗法占的比例最少，为25.45%；2013年针灸种类数占总补偿种类数的比例仍是最大，为41.38%，其次是其他疗法，为31.03%，推拿疗法占的比例最少，为27.59%；2014年针灸种类数占总补偿种类数的比例仍是最大，为

40.32%，其次是其他疗法，为 33.87%，推拿疗法占的比例最少，为 25.81%。2011~2014年医疗保险对各类疗法补偿种类数所占比例上升最快的是推拿疗法，上升了 8.5 个百分点；而针灸疗法补偿种类所占的比例下降 7.76 个百分点；对其他疗法补偿种类所占比例下降 0.74 个百分点。

表 6-27 2011~2014 年某市每年度推拿疗法、针灸疗法、其他疗法（罐法、刮痧等）的补偿种类数及其构成比情况（种）[n（%）]

指标	2011 年	2012 年	2013 年	2014 年
推拿疗法	9（17.31）	14（25.45）	16（27.59）	16（25.81）
针灸疗法	25（48.08）	23（41.82）	24（41.38）	25（40.32）
其他疗法	18（34.61）	18（32.73）	18（31.03）	21（33.87）
合计	52（100.00）	55（100.00）	58（100.00）	62（100.00）

（2）医疗保险对三类中医疗法的各年度补偿费用情况分析：表 6-28 数据显示，2011年医疗保险对推拿疗法补偿费用占当年总补偿费用的比例最大，为 50.32%，其次是针灸疗法，为 26.31%，其他疗法占的比例最少，为 23.37%；2012 年对推拿疗法的补偿费用占当年总补偿费用的比例仍是最大，为 53.71%，其次是其他疗法，为 24.61%，针灸疗法占的比例最少，为 21.68%；2013 年推拿疗法的补偿费用占当年总补偿费用的比例仍是最大，为 52.28%，其次是针灸疗法，为 24.97%，其他疗法占的比例最少，为 22.75%；2014 年推拿疗法补偿费用占当年总补偿费用的比例仍是最大，为 45.68%，其次是其他疗法，为 31.95%，针灸疗法占的比例最少，为 22.37%。2011~2014 年医疗保险对中医疗法补偿费用上升最快的是其他疗法，上升了 8.58 个百分比；下降最快的是推拿疗法，下降了 4.64 个百分点，其次是针灸疗法，下降了 3.94 个百分比。

表 6-28 2011~2014 年某市每年度各种疗法补偿费用及其构成比情况（元）[n（%）]

指标	2011 年	2012 年	2013 年	2014 年
推拿疗法	8 148 192.73（50.32）	10 433 835.83（53.71）	12 908 265.13（52.28）	13 982 164.08（45.68）
针灸疗法	4 258 573.11（26.31）	4 212 759.00（21.68）	6 166 851.93（24.97）	6 845 261.98（22.37）
其他疗法（罐法、刮痧）	3 784 597.74（23.37）	4 781 021.85（24.61）	5 616 156.16（22.75）	9 779 037.64（31.95）
合计	16 191 363.58（100.00）	19 427 616.68（100.00）	24 691 273.22（100.00）	30 606 463.70（100.00）

2. 医疗保险对每一类疗法 4 年补偿情况的分析

（1）医疗保险对每一类疗法 4 年补偿种类数变化情况：表 6-29 数据显示，2011~2014年推拿疗法的补偿种类占到总推拿疗法数的比例分别为 16.37%、25.45%、29.09%、29.09%，4 年间推拿疗法的补偿种类数所占比例上升了 12.72 个百分点。4 年间针灸疗法的补偿种类数占总针灸疗法数的比例分别为 25.77%、23.72%、24.74%、25.77%，针灸疗法的补偿种类先下降又回升到原点。其他疗法的补偿种类占总其他疗法的比例分别为 24.00%、24.00%、

24.00%、28.00%，4 年间其他疗法的补偿种类所占比例上升了 4 个百分点。

表 6-29　某市医疗保险对各类疗法补偿种类数 4 年变化及其构成比情况表（种）[n（%）]

指标	2011 年	2012 年	2013 年	2014 年	合计
推拿疗法	9（16.37）	14（25.45）	16（29.09）	16（29.09）	55（100.00）
针灸疗法	25（25.77）	23（23.72）	24（24.74）	25（25.77）	97（100.00）
其他疗法	18（24.00）	18（24.00）	18（24.00）	21（28.00）	75（100.00）

（2）医疗保险对每一类疗法 4 年间补偿费用变化情况：表 6-30 数据显示，2011～2014 年医疗保险对推拿疗法的补偿比例分别为 17.92%、22.95%、28.39%和 30.75%，4 年间推拿疗法所占的比例上升了 12.83 个百分点。2011～2014 年医疗保险对针灸疗法的补偿比例分别为 19.82%、19.61%、28.71%和 31.86%，上升了 12.04 个百分点。2011～2014 年医疗保险对其他疗法的补偿比例分别是 15.79%、19.95%、23.44%和 40.81%，补偿费用所占比例上升了 25.02 个百分点。

表 6-30　某市各类疗法补偿费用和 4 年间补偿费用及其构成比情况表（元）[n（%）]

指标	2011 年	2012 年	2013 年	2014 年	合计
推拿疗法	8 148 192.73 （17.92）	10 433 835.83 （22.94）	12 908 265.13 （28.39）	13 982 164.08 （30.75）	45 472 457.77 （100.00）
针灸疗法	4 258 573.11 （19.82）	4 212 759.00 （19.61）	6 166 851.93 （28.71）	6 845 261.98 （31.86）	21 483 446.02 （100.00）
其他疗法 （罐法、刮痧）	3 784 597.74 （15.79）	4 781 021.85 （19.95）	5 616 156.16 （23.44）	9 779 037.64 （40.81）	23 960 813.39 （100.00）

3. 对推拿疗法的补偿

推拿疗法的补偿费用在各年度占当年总补偿费用的比例都是最大的，因此，以下将细致分析推拿疗法内部各种类疗法的 4 年变化情况。

（1）每年度医疗保险对推拿各种疗法补偿费用的对比分析：表 6-31 数据显示，各年度中医推拿疗法关节脱位手法整复的补偿费用所占比例是最大的，但是 4 年补偿比例从 46.19%下降到 43.27%，下降了 2.92 个百分点；占第二位的是颈椎病推拿疗法，其所占比例从 13.04%下降到 12.21%，下降了 0.83 个百分点；占第三位的是落枕推拿疗法，其所占比例从 11.04%下降到 10.34%，下降了 0.70 个百分点；占第四位的是肩周炎推拿疗法，其所占比例从 10.13%下降到 9.49%，下降了 0.64 个百分点；占第五位的是骨折撬拨复位术，其所占比例从 7.80%下降到 7.31%，下降了 0.49 个百分点。2011 年前五位推拿疗法补偿费用占当年疗法补偿费用的 88.20%。

虽然对大多数疾病的推拿疗法的补偿费用均有所下降，但是对急性腰扭伤推拿治疗、内科妇科疾病推拿治疗、其他推拿疗法、桡骨小头半脱位手法整复的补偿费用所占比例一直保持不变。

表 6-31　2011~2014 年某市每年度医疗保险对推拿各种疗法补偿费用及其构成比情况（元）[n（%）]

指标	2011 年	2012 年	2013 年	2014 年
关节脱位手法整复	3 763 769.74 (46.19)	4 646 629.31 (44.08)	5 585 248.43 (43.27)	6 049 911.36 (43.27)
颈椎病推拿疗法	1 062 228.15 (13.04)	1 311 392.78 (12.44)	1 576 294.12 (12.21)	1 707 433.40 (12.21)
落枕推拿疗法	899 286.43 (11.04)	1 110 230.16 (10.53)	1 334 496.65 (10.34)	1 445 519.67 (10.34)
肩周炎推拿疗法	825 065.09 (10.13)	1 018 598.88 (9.66)	1 224 355.85 (9.49)	1 326 215.74 (9.49)
骨折撬拨复位术	635 771.90 (7.80)	784 903.60 (7.45)	943 454.13 (7.31)	1 021 944.49 (7.31)
麻醉下腰椎间盘突出症大手法	513 508.09 (6.30)	633 960.60 (6.01)	762 020.64 (5.90)	825 416.70 (5.90)
骨折手法整复术	361 900.94 (4.44)	446 791.28 (4.24)	537 043.12 (4.16)	581 722.25 (4.16)
桡骨小头半脱位手法整复	30 321.43 (0.37)	37 433.86 (0.35)	44 995.50 (0.35)	48 738.89 (0.35)
其他推拿疗法	56 340.94 (0.69)	69 556.72 (0.66)	83 607.18 (0.65)	90 562.85 (0.65)
腰椎间盘突出症		118 339.31 (1.12)	142 243.85 (1.10)	154 077.78 (1.10)
小儿捏脊治疗		108 678.96 (1.03)	130 632.11 (1.01)	141 500.01 (1.01)
网球肘推拿疗法		100 155.12 (0.95)	120 386.45 (0.93)	130 401.97 (0.93)
膝关节骨性关节炎推拿治疗		70 321.68 (0.67)	84 526.66 (0.65)	91 558.83 (0.65)
急性腰扭伤推拿治疗		85 522.53 (0.81)	102 798.08 (0.80)	111 350.33 (0.80)
药棒穴位按摩治疗			145 146.79 (1.12)	157 222.23 (1.12)
内科妇科疾病推拿治疗			91 015.57 (0.71)	98 587.58 (0.71)
合计	8 148 192.71 (100.00)	10 542 514.79 (100.00)	12 908 265.13 (100.00)	13 982 164.08 (100.00)

（2）每种推拿疗法 4 年间补偿费用变化情况：表 6-32 数据显示，中医推拿疗法关节脱位手法整复、颈椎病推拿疗法、落枕推拿疗法、肩周炎推拿疗法、骨折撬拨复位术、麻醉下腰椎间盘突出症大手法、骨折手法整复术、其他推拿疗法、桡骨小头半脱位手法整复2011～2014 年的补偿费用所占比例按照同一比例增长，均为 18.78%、23.18%、27.86%、30.18%，4 年增长了 11.4 个百分点。

从 2012 年开始补偿的腰椎间盘突出症推拿治疗、小儿捏脊治疗、网球肘推拿疗法、急性腰扭伤推拿治疗、膝关节骨性关节炎推拿治疗按照同一比例增长，均为 28.54%、34.30%、37.16%，3 年增长了 8.62 个百分点。

从 2013 年开始补偿的内科妇科疾病推拿治疗、药棒穴位按摩治疗按照同一比例增长，均为 48.00%、52.00%，2 年增长了 4 个百分点。

以上各种疗法不论是从哪一年开始补偿，医疗保险对其补偿费用所占比例均在逐年上升。

表 6-32 某市各种推拿疗法 4 年间医疗保险补偿费用及其构成比情况（元）[n（%）]

指标	2011 年	2012 年	2013 年	2014 年	合计
关节脱位手法整复	3 763 769.74 (18.78)	4 646 629.31 (23.18)	5 585 248.43 (27.86)	6 049 911.36 (30.18)	20 045 558.84 (100.00)
颈椎病推拿疗法	1 062 228.15 (18.78)	1 311 392.78 (23.18)	1 576 294.12 (27.86)	1 707 433.40 (30.18)	5 657 348.45 (100.00)
落枕推拿疗法	899 286.43 (18.78)	1 110 230.16 (23.18)	1 334 496.65 (27.86)	1 445 519.67 (30.18)	4 789 532.91 (100.00)
肩周炎推拿疗法	825 065.09 (18.78)	1 018 598.88 (23.18)	1 224 355.85 (27.86)	1 326 215.74 (30.18)	4 394 235.56 (100.00)
骨折撬拨复位术	635 771.90 (18.78)	784 903.60 (23.18)	943 454.13 (27.86)	1 021 944.49 (30.18)	3 386 074.12 (100.00)
麻醉下腰椎间盘突出症大手法	513 508.09 (18.78)	633 960.60 (23.18)	762 020.64 (27.86)	825 416.70 (30.18)	2 734 906.03 (100.00)
骨折手法整复术	361 900.94 (18.78)	446 791.28 (23.18)	537 043.12 (27.86)	581 722.25 (30.18)	1 927 457.59 (100.00)
其他推拿疗法	56 340.94 (18.78)	69 556.72 (23.18)	83 607.18 (27.86)	90 562.85 (30.18)	300 067.69 (100.00)
桡骨小头半脱位手法整复	30 321.43 (18.78)	37 433.86 (23.18)	44 995.50 (27.86)	48 738.89 (30.18)	161 489.68 (100.00)
腰椎间盘突出症推拿治疗		118 339.31 (28.54)	142 243.85 (34.30)	154 077.78 (37.16)	414 660.94 (100.00)
小儿捏脊治疗		108 678.96 (28.54)	130 632.11 (34.30)	141 500.01 (37.16)	380 811.08 (100.00)
网球肘推拿疗法		100 155.12 (28.54)	120 386.45 (34.30)	130 401.97 (37.16)	350 943.54 (100.00)
急性腰扭伤推拿治疗		85 522.53 (28.54)	102 798.08 (34.30)	111 350.33 (37.16)	299 670.94 (100.00)
膝关节骨性关节炎推拿治疗		70 321.68 (28.54)	84 526.66 (34.30)	91 558.83 (37.16)	246 407.17 (100.00)
内科妇科疾病推拿治疗			91 015.57 (48.00)	98 587.58 (52.00)	189 603.15 (100.00)
药棒穴位按摩治疗			145 146.79 (48.00)	157 222.23 (52.00)	302 369.02 (100.00)

4. 对针灸疗法的补偿

针灸疗法的补偿费用在各年度占当年总补偿费用的比例都是第二位。因此，以下将细致分析针灸疗法内部各种类疗法的 4 年变化情况。

（1）各年度医疗保险对针灸疗法补偿费用的对比分析：表 6-33 数据显示，各年度中，中医针灸疗法电针的补偿费用所占比例是最大的，但是 4 年间补偿比例从 2011 年的 23.42% 上升到 2012 年的 30.69%，到 2014 年又下降到与 2011 年相同的比例；占第二位的是对白内障针拨吸出术的补偿费用，2011 年其所占比例为 20.89%，2012 年未对其进行补偿，2013 年上升到 21.51%，到 2014 年又下降到与 2011 年相同的比例；占第三位的是对普通针刺疗法的补偿费用，其所占比例从 2011 年的 17.61% 上升到 2012 年的 23.08%，到 2014 年又下降到与 2011 年相同的比例；占第四位的是白内障针拨套出术，其所占比例从 2011 年的 15.39% 上升到 2012 年的 20.17%，到 2014 年又下降到与 2011 年相同的比例。2011 年和 2014 年前四位针灸疗法补偿占当年疗法补偿费用的 77.31%，2012 年占到 73.94%，2013 年占到 79.60%，2014 年占到 77.31%。

表 6-33　2011~2014 年某市每年度医疗保险对针灸疗法补偿费用及其构成比情况（元）[n（%）]

指标	2011 年	2012 年	2013 年	2014 年
电针	833 235.19（23.42）	1 028 685.42（30.69）	1 236 479.87（24.11）	1 339 348.42（23.42）
白内障针拨吸出术	743 364.09（20.89）		1 103 115.59（21.51）	1 194 888.94（20.89）
普通针刺	626 557.32（17.61）	773 527.55（23.08）	929 780.12（18.13）	1 007 132.87（17.61）
白内障针拨套出术	547 741.96（15.39）	676 224.64（20.17）	812 822.02（15.85）	880 444.48（15.39）
白内障针拨术	102 874.23（2.89）			165 360.8（2.89）
小针刀治疗	83 276.60（2.34）	102 810.62（3.07）	123 578.37（2.41）	133 859.43（2.34）
埋针治疗	82 851.72（2.33）	102 286.08（3.05）	122 947.87（2.40）	133 176.48（2.33）
温针	74 221.34（2.09）	91 631.28（2.73）	110 140.80（2.15）	119 303.93（2.09）
针刺运动疗法	59 837.36（1.68）	73 873.28（2.20）	88 795.68（1.73）	96 183.01（1.68）
隔物灸法	56 842.17（1.60）	70 175.52（2.09）	84 350.98（1.65）	91 368.53（1.60）
梅花针	44 993.09（1.26）	55 547.02（1.66）	66 767.52（1.30）	72 322.22（1.26）
微针针刺	42 058.76（1.18）	51 924.39（1.55）	62 413.12（1.22）	67 605.56（1.18）
微波针	40 390.21（1.14）	49 864.46（1.49）	59 937.08（1.17）	64 923.53（1.14）
芒针	33 083.15（0.93）	40 843.40（1.22）	49 093.77（0.96）	53 178.11（0.93）
激光针	32 910.54（0.92）	40 630.30（1.21）	48 837.62（0.95）	52 900.65（0.92）
耳针	26 408.99（0.74）	32 603.69（0.97）	39 189.64（0.76）	42 450.00（0.74）
放血疗法	20 540.32（0.58）	25 358.42（0.76）	30 480.82（0.59）	33 016.66（0.58）
锋钩针	19 562.21（0.55）	24 150.88（0.72）	29 029.36（0.57）	31 444.45（0.55）
灯火灸	17 951.20（0.50）	22 161.98（0.66）	26 638.70（0.52）	28 854.90（0.50）
头皮针	16 627.88（0.47）	20 528.25（0.61）	24 674.96（0.48）	26 727.78（0.47）
眼针	15 707.31（0.44）	19 391.74（0.58）	23 308.87（0.46）	25 248.05（0.44）
火针	14 959.34（0.42）	18 468.32（0.55）	22 198.92（0.43）	24 045.75（0.42）
鍉针	12 715.44（0.36）	15 698.07（0.47）	18 869.08（0.37）	20 438.89（0.36）
浮针	9 723.57（0.27）	15 698.07（0.47）	14 429.30（0.28）	15 629.74（0.27）
合计	3 558 433.99（100.00）	3 352 083.38（100.00）	5 127 880.06（100.00）	5 719 853.18（100.00）

（2）每年度医疗保险对针灸各种疗法费用补偿情况：表 6-34 数据显示，中医针灸疗法电针、穴位注射、普通针刺、白内障针拨套出术、小针刀治疗、埋针治疗、温针、针刺运动疗法、隔物灸法、梅花针、微针针刺、微波针、芒针、激光针、耳针、放血疗法、锋钩针、灯火灸、头皮针、眼针、火针、鍉针 2011～2014 年的补偿费用均按照同一比例增长，分别为 18.78%、23.18%、27.86%、30.18%，4 年间上升了 11.40 个百分点。

不论是从哪一年开始补偿，医疗保险对各种针灸疗法补偿费用所占比例在逐年上升。

表 6-34　2011~2014 年某市每年度医疗保险对针灸疗法补偿费用及其构成比情况（元）[n（%）]

指标	2011 年	2012 年	2013 年	2014 年	合计
电针	833 235.19 （18.78）	1 028 685.42 （23.18）	1 236 479.87 （27.86）	1 339 348.42 （30.18）	4 437 748.9 （100.00）
穴位注射	700 139.12 （18.78）	864 369.28 （23.18）	1 038 971.87 （27.86）	1 125 408.80 （30.18）	3 728 889.07 （100.00）
普通针刺	626 557.32 （18.78）	773 527.55 （23.18）	929 780.12 （27.86）	1 007 132.87 （30.18）	3 336 997.86 （100.00）
白内障针拨套出术	547 741.96 （18.78）	676 224.64 （23.18）	812 822.02 （27.86）	880 444.48 （30.18）	2 917 233.10 （100.00）
小针刀治疗	83 276.60 （18.78）	102 810.62 （23.18）	123 578.37 （27.86）	133 859.43 （30.18）	443 525.02 （100.00）
埋针治疗	82 851.72 （18.78）	102 286.08 （23.18）	122 947.87 （27.86）	133 176.48 （30.18）	441 262.15 （100.00）
温针	74 221.34 （18.78）	91 631.28 （23.18）	110 140.80 （27.86）	119 303.93 （30.18）	395 297.35 （100.00）
针刺运动疗法	59 837.36 （18.78）	73 873.28 （23.18）	88 795.68 （27.86）	96 183.01 （30.18）	318 689.33 （100.00）
隔物灸法	56 842.17 （18.78）	70 175.52 （23.18）	84 350.98 （27.86）	91 368.53 （30.18）	302 737.20 （100.00）
梅花针	44 993.09 （18.78）	55 547.02 （23.18）	66 767.52 （27.86）	72 322.22 （30.18）	239 629.85 （100.00）
微针针刺	42 058.76 （18.78）	51 924.39 （23.18）	62 413.12 （27.86）	67 605.56 （30.18）	224 001.83 （100.00）
微波针	40 390.21 （18.78）	49 864.46 （23.18）	59 937.08 （27.86）	64 923.53 （30.18）	215 115.28 （100.00）
芒针	33 083.15 （18.78）	40 843.40 （23.18）	49 093.77 （27.86）	53 178.11 （30.18）	176 198.43 （100.00）
激光针	32 910.54 （18.78）	40 630.30 （23.18）	48 837.62 （27.86）	52 900.65 （30.18）	175 279.11 （100.00）
耳针	26 408.99 （18.78）	32 603.69 （23.18）	39 189.64 （27.86）	42 450.00 （30.18）	140 652.32 （100.00）
放血疗法	20 540.32 （18.78）	25 358.42 （23.18）	30 480.82 （27.86）	33 016.66 （30.18）	109 396.22 （100.00）
锋钩针	19 562.21 （18.78）	24 150.88 （23.18）	29 029.36 （27.86）	31 444.45 （30.18）	104 186.90 （100.00）

续表

指标	2011 年	2012 年	2013 年	2014 年	合计
灯火灸	17 951.20 （18.78）	22 161.98 （23.18）	26 638.70 （27.86）	28 854.90 （30.18）	95 606.78 （100.00）
头皮针	16 627.88 （18.78）	20 528.25 （23.18）	24 674.96 （27.86）	26 727.78 （30.18）	88 558.87 （100.00）
眼针	15 707.31 （18.78）	19 391.74 （23.18）	23 308.87 （27.86）	25 248.05 （30.18）	83 655.97 （100.00）
火针	14 959.34 （18.78）	18 468.32 （23.18）	22 198.92 （27.86）	24 045.75 （30.18）	79 672.33 （100.00）
鑱针	12 715.44 （18.78）	15 698.07 （23.18）	18 869.08 （27.86）	20 438.89 （30.18）	67 721.48 （100.00）
浮针	9 723.57 （17.53）	15 698.07 （28.29）	14 429.30 （26.01）	15 629.74 （28.17）	55 480.68 （100.00）
白内障针拨吸出术	743 364.09 （24.44）		1 103 115.59 （36.27）	1 194 888.94 （39.29）	3 041 368.62 （100.00）
白内障针拨术	102 874.23 （38.35）			165 360.80 （61.65）	268 235.03 （100.00）

（四）讨论

1. 应注意增加对针灸疗法及其他疗法的补偿费用

根据表 6-27、表 6-28 可知，4 年中均是针灸疗法的补偿种类数最大，其次是其他疗法，再次是推拿疗法；而 4 年中医疗保险对推拿疗法的补偿费用所占比例最大，针灸疗法和其他疗法次之。

从人力占用上分析，针灸疗法在相同的时间内所看的患者数较多，耗费的人力少，而推拿及其他疗法则需要大量的人力。

从疗效上分析，针灸疗法和其他疗法（刮痧、罐法）的结合治疗效果佳、安全且无副作用。因此，针灸疗法的补偿种类数虽多，但加大对针灸疗法及其他疗法的补偿费用仍是值得注意的问题。

2. 医疗保险对三类疗法的补偿费用变化受多种因素影响

根据表 6-29、表 6-30 可知，2011～2014 年医疗保险对推拿疗法补偿的种类数上升最快，其次是其他疗法，针灸疗法的补偿种类数总体不变；而 2011～2014 年医疗保险对三类疗法的补偿费用均在上升，其中对其他疗法的补偿费用上升比例最大，其次是推拿疗法，再次是针灸疗法。因此，可能是补偿人次数的增加或减少及补偿种类的增加或减少影响了补偿费用的变化。

3. 医疗保险对各类推拿疗法及针灸疗法的补偿费用比例在稳步上升

根据表 6-31～表 6-34 可知，医疗保险对各种推拿疗法的补偿中关节脱位手法整复、颈椎病推拿疗法、落枕推拿疗法、骨折撬拨复位术等骨科类疾病补偿比例较大，但4年的补偿比例却呈下降趋势；而2011～2014年医疗保险对每一种推拿疗法的补偿比例呈逐年上升趋势；同样，医疗保险对各种针灸疗法的补偿中电针、白内障针拨吸出术、普通针刺疗法、白内障针拨套出术补偿比例较大，但4年的补偿比例总体不变；而2011～2014年医疗保险对每一种针灸疗法的补偿比例呈逐年上升趋势，其原因可能是在过去几年中医疗保险对各种推拿疗法及针灸疗法的补偿费用较低，而随着人们生活水平的提高，由此而引发的疾病也越来越多，更多的人将会使用推拿疗法及针灸疗法缓解疼痛，因此各种推拿疗法及针灸疗法的补偿比例逐年上升成为必然。由于没有推拿疗法及针灸疗法的每年度补偿人次数和疗法单次补偿费用，所以无法判断各种疗法4年补偿比例上升或下降的确切原因。

4. 其他疗法（罐法、刮痧）的补偿力度有所加大，将有利于中医事业的发展

2011～2014年医疗保险对其他疗法（罐法、刮痧）的补偿费用所占比例上升较快。经临床验证，刮痧可治疗400多种疾病。针灸、指压、拔罐、气功可以解决的病症，用刮痧疗法更容易办到，同时它具有操作简便安全、经济实惠、适用范围广、保健治疗兼顾、在一些病症上疗效明显的特点。它虽非主流治疗手段，但在临床中我们可以根据其优势的一面，对疗效明显的病症进行治疗。同时，很多家庭通过学习便可进行简单病症的自我操作，这也将有利于中医事业的发展及传承。

（五）建议

1. 提高对针灸疗法及其他疗法的补偿种类，以利于中医疗法对常见病的诊治

提高对针灸疗法及其他疗法的补偿种类，发挥中医疗法对常见病的诊治作用，可以有效、重点解决人们"看病难，看病贵"的问题，使得很多想要选择中医疗法治疗的人们不会因为医疗保险补偿的问题而选择西医疗法，从而促进中医疗法的发展。

2. 继续加大对推拿疗法的补偿力度，使疾病更快、更好地得到缓解

医疗保险对推拿疗法的补偿比例一直是各年度中补偿比例最大的，可见很多疾病用推拿疗法可得到有效的缓解。因此，应继续加大对推拿疗法的补偿力度，满足群众治病需要。

3. 开展其他疗法（罐法、刮痧）的义诊活动，提高大众对此疗法的信任

相比较针灸、推拿疗法来说，其他疗法（罐法、刮痧）价格便宜，故从经济方面考虑，可以通过提高对该类疗法的补偿力度引导人们使用其他疗法。因此，应加大对其他疗法（罐法、刮痧）的宣传力度，通过定期开展其他疗法的义诊活动使群众更多地了解和使用这些传统疗法治病，促进中医疗法事业的发展。

4. 加强对针灸师的教育与培训，完善针灸立法与管理

针灸医学在很多国家的学术地位低于西医学，被归类为"补充"或"替代"医学。在有些国家针灸只能由西医医师操作，有些国家针灸师尚不能进入医院，只能在诊所工作，其社会地位和经济收入也低于西医医师。因此，需要加大对针灸师的教育与培训，同时完善针灸立法与管理，以降低针灸疗法的风险。

5. 继续落实党的十八大提出的"扶持中医药和民族医药事业发展"的要求

党的十八大提出的"扶持中医药和民族医药事业发展"应该包括引导和鼓励针灸的使用，以此为抓手突出中医特色，加强继承与创新。同时扩大中医针灸的使用有利于节约社会药品资源、有利于减轻群众医疗负担，符合建立具有中国特色的基本医疗卫生制度的需要。

五、河南省某市补益类中药品补偿情况分析

（一）背景

国家基本药物政策是国家公共卫生政策的重要组成部分，也是国家药物政策的核心内容之一。因此，国家制定了《医疗保险药品报销目录》对相关药品进行补偿，补偿中的药品分西药、中成药和中药饮片三部分，但并未对具体的中药品项目补偿进行规定。查找相关文献，亦未发现有关中药品补偿项目的研究。本节对具体的中药补偿情况进行了分析、研究，尤其是补益类中药品的补偿情况，希望能够为中药品补偿提供意见、建议。

（二）对象与方法

1. 分析对象

研究对象为某市 24 家定点医疗机构 2011～2014 年补偿的中药品，从中挑出补益类中药品对其补偿项目和补偿费用情况做分析。补益类中药品分类按陈蔚文主编的 2011 版《中药学》进行分类。

2. 分析方法

利用 Excel 软件对 2011～2014 年的补益类中药品补偿项目、补偿费用及变化情况进行描述性分析。

（三）结果

1. 补益类中药品补偿种类和费用 4 年变化情况

（1）补益类中药品补偿种类：从表 6-35 可以看出，某市 4 年补益类中药品占中药品总数的 14.50%。2011 年医疗补偿中药品共有 476 项，其中补益类有 67 项，占 14.08%；2012 年医疗补偿中药品共有 486 项，其中补益类有 72 项，占 14.82%；2013 年医疗补偿中药品共有 506 项，其中补益类有 74 项，占 14.63%；2014 年医疗补偿中药品共有 526 项，其中补益类有 76 项，占 14.45%。

表 6-35　2011~2014 年某市补益类中药品补偿种类及占总数比例

年度	补偿项数（种）	补益类项数（种）	占总数比例（%）
2011 年	476	67	14.08
2012 年	486	72	14.82
2013 年	506	74	14.63
2014 年	526	76	14.45
合计	1994	289	14.50

（2）补益类中药品补偿费用 4 年变化情况：从表 6-36 可以看出，4 年间补益类中药品的补偿费用占中药品总补偿费用的 45.65%。2011 年总补偿费用为 30 321 581.08 元，补益类补偿费用为 14 172 720.81 元，占 46.74%；2012 年总补偿费用为 40 460 072.94 元，补益类补偿费用为 17 678 119.58 元，占 43.69%；2013 年总补偿费用为 50 747 648.60 元，补益类补偿费用为 23 620 488.44 元，占 46.55%；2014 年总补偿费用为 56 307 941.97 元，补益类补偿费用为 25 714 094.15 元，占 45.67%。

表 6-36　2011~2014 年某市补益类中药品补偿费用情况

年度	补偿费用（元）	补益类补偿费用（元）	占总数比例（%）
2011 年	30 321 581.08	14 172 720.81	46.74
2012 年	40 460 072.94	17 678 119.58	43.69
2013 年	50 747 648.60	23 620 488.44	46.55
2014 年	56 307 941.97	25 714 094.15	45.67
合计	177 837 244.59	81 185 422.98	45.65

（3）补益类中药品的具体药品 4 年补偿情况：2011～2014 年某市 24 家定点医疗机构补偿项目中每年补益类中药品的具体补偿药品如表 6-37 所示。补益类中药品补偿项目按分类汇集在表中，以补偿费用由高到低进行排列，空白为该年没有进行补偿项。

表 6-37　2011~2014 年某市每种补益类中药品具体补偿费用（元）

	序号	指标	2011 年	2012 年	2013 年	2014 年
补气药	1	黄芪（基）	875 001.20	1 080 248.40	1 298 458.58	1 406 483.42
	2	炒白术	500 129.72	617 444.10	742 167.81	803 912.22
	3	党参	432 160.82	533 531.88	641 305.32	694 658.51
	4	太子参	375 921.68	464 100.84	557 849.21	604 259.29
	5	山药	284 321.81	351 014.58	421 919.53	457 020.98
	6	太子参（基）	277 077.59	342 071.10	411 169.46	445 376.57
	7	甘草	154 795.42	191 105.46	229 708.76	248 819.31
	8	白术（基）	134 771.25	166 384.26	199 993.88	216 632.31
	9	山药（基）	71 936.99	88 811.10	106 750.94	115 632.05
	10	大枣（基）	71 722.67	88 546.50	106 432.89	115 287.54

续表

	序号	指标	2011 年	2012 年	2013 年	2014 年
补气药	11	党参（基）	41 609.86	51 370.20	61 746.98	66 884.00
	12	白术	33 774.72	41 697.18	50 120.01	54 289.73
	13	炙甘草	24 436.23	30 168.18	36 262.15	39 278.97
	14	炙黄芪（基）	8 015.79	9 896.04	11 895.04	12 884.64
	15	大枣	6 604.30	8 153.46	9 800.46	10 615.80
	16	炙甘草（基）	691.97	854.28	1 026.84	1 112.27
	17	绞股蓝（基）	101.04	124.74	149.94	162.41
	18	西洋参		1 191 939.84	1 432 711.69	1 551 905.67
	19	甘草（基）		200 048.94	240 458.83	260 463.72
	20	黄芪		166 384.26	824 796.99	893 415.71
		总计	3 293 073.06	5 623 895.34	7 384 725.31	7 999 095.12
补阳药	21	冬虫夏草	7 394 247.00	9 128 700.00	10 972 697.40	11885567.40
	22	鹿角胶（基）	133 482.23	164 792.88	198 081.04	214 560.33
	23	肉苁蓉	74 395.62	91 846.44	110 399.42	119 584.06
	24	菟丝子	52 359.84	64 641.78	77 699.42	84 163.60
	25	补骨脂	18 024.82	22 252.86	26 747.94	28 973.22
	26	杜仲炭（基）	15 501.89	19 138.14	23 004.04	24 917.86
	27	巴戟天	8 294.42	10 240.02	12 308.50	13 268.53
	28	鹿角霜	7 878.01	9 725.94	11 690.58	12 633.64
	29	淫羊藿	7 461.61	9 211.86	11 072.66	11 993.84
	30	续断	7 397.31	9 132.48	10 977.24	11 890.49
	31	锁阳（基）	6 472.65		9 605.09	10 404.18
	32	巴戟天（基）	6 270.57	7 741.44	9 305.21	10 079.35
	33	仙茅	1 533.96	1 893.78	2 276.32	2 465.70
	34	续断（基）	722.58	892.08	1 072.28	1 161.49
	35	锁阳	633.79	782.46	940.52	1 018.76
	36	淫羊藿（基）	563.37	695.52	836.02	905.57
	37	菟丝子（基）	382.73	472.50	567.95	615.20
	38	杜仲		42 188.58	50 710.67	54 929.53
	39	补骨脂（基）		3 477.60	4 180.08	4 527.84
		总计	7 735 622.4	9 587 826.36	11 534 172.38	12 493 660.59

续表

序号		指标	2011 年	2012 年	2013 年	2014 年
补血药	40	阿胶（基）	1 170 510.83		1 736 980.27	1 881 487.78
	41	当归	263 985.33	325 907.82	391 741.20	424 331.98
	42	白芍	248 762.06	307 113.66	369 150.62	399 861.99
	43	当归（基）	138 580.13	171 086.58	205 646.07	222 754.73
	44	熟地黄	75 825.48	93 611.70	112 521.26	121 882.43
	45	阿胶	23 236.00	28 686.42	34 481.08	37 349.72
	46	炒白芍	16 879.70	20 839.14	25 048.65	27 132.56
	47	制何首乌	8 912.90	11 003.58	13 226.30	14 326.66
	48	熟地（基）	1 613.57	1 992.06	2 394.46	2 593.66
	49	龙眼肉	1 261.46	1 557.36	1 871.95	2 027.68
	50	白芍（基）	976.71	1 205.82	1 449.40	1 569.98
	51	何首乌（基）		12 322.80	14 812.01	16 044.29
		总计	1 950 544.17	975 326.94	2 909 323.27	3 151 363.46
补阴药	52	麦冬	294 875.83	364 044.24	437 581.18	473 985.60
	53	龟板胶（基）	133 482.23	164 792.88	198 081.04	214 560.33
	54	醋鳖甲	128 176.13	158 242.14	190 207.05	206 031.27
	55	北沙参	125 778.74	155 282.40	186 649.44	202 177.68
	56	枸杞子	94 254.45	116 363.52	139 868.95	151 505.30
	57	百合	83 605.51	103 216.68	124 066.45	134 388.12
	58	黄精（基）	71 281.77			114 578.84
	59	酒黄精	58 403.84	72 103.50	86668.41	93 878.76
	60	石斛	52 923.21	65 337.30	78 535.43	85 069.16
	61	桑椹（基）	51 260.66	63 284.76	76 068.28	82 396.76
	62	墨旱莲	21 153.98	26 116.02	31 391.46	34 003.06
	63	女贞子（基）	18 116.67	22 366.26	26 884.24	29 120.87
	64	龟板（基）	13 824.03	17 066.70	20 514.17	22 220.84
	65	玉竹	10 970.43	13 543.74	16 279.58	17 633.95
	66	天冬	8 723.07			14 021.52
	67	麦冬（基）	8 104.58	10 005.66	12 026.80	13 027.37
	68	石斛（基）	6 751.27	8 334.90	10 018.55	10 852.04

续表

	序号	指标	2011 年	2012 年	2013 年	2014 年
补阴药	69	天冬（基）	4 176.30	5 155.92	6 197.42	6 713.01
	70	百合（基）	3 377.17	4 169.34	5 011.55	5 428.48
	71	北沙参（基）	2 676.01	3 303.72	3 971.07	4 301.44
	72	桑椹	1 246.15	1 538.46	1 849.23	2 003.07
	73	旱莲草（基）	318.43	393.12	472.53	511.84
	74	女贞子		77 051.52	92 615.93	100 321.08
	75	枸杞子（基）		26 985.42	32 436.47	35 135.02
	76	醋龟甲		12 371.94	14 871.07	16 108.27
		总计	1 193 480.46	1 491 070.14	1 792 266.3	2 069 973.68

注：补益类中药品分类按陈蔚文主编的 2011 版《中药学》进行。

2. 某市 4 个年度每类补益类中药品补偿项目及费用情况

（1）每类补益类中药品 4 年补偿项目种类数情况：通过表 6-38 可以看出 2011 年后补气药的项目构成都为 25.97%；补血药的项目构成 2011 年和 2012 年同为 23.91%，2013 年和 2014 年同为 26.09%，但 2013 年只比 2012 年增加一项，2013 年比 2012 年提升了 2.18%；2011～2013 年补阳药的补偿项目构成呈现递增趋势，2013 年和 2014 年持平都为 26.03%；补阴药补偿项目构成大致也显现出递增趋势，2012 年和 2013 年持平。总体上补益类中药品补偿总体趋势是逐年递增。

表 6-38　某市 4 个年度每类补益类中药品补偿项目的构成比情况（种）[n（%）]

年度	补气药	补阳药	补血药	补阴药	合计
2011 年	17（22.09）	17（23.29）	11（23.91）	22（23.66）	67（23.18）
2012 年	20（25.97）	18（24.65）	11（23.91）	23（24.73）	72（24.91）
2013 年	20（25.97）	19（26.03）	12（26.09）	23（24.73）	74（25.61）
2014 年	20（25.97）	19（26.03）	12（26.09）	25（26.88）	76（26.30）
总计	77（100.00）	73（100.00）	46（100）	93（100.00）	289（100.00）

（2）每类补益类中药品 4 年补偿费用对比分析情况：通过表 6-39 可以看出，补气药补偿费用从 2011 年的 3 293 073.06 元增加到 2014 年的 7 999 095.12 元，所占比重也从 2011 年的 13.55% 不断增加到 2014 年的 32.92%。补血药、补阳药、补阴药补偿费用各年比重也都有不同程度的增长。增长幅度较大的为补气药，增长了 19.37%。此外，2014 年与 2011 年相比，补阳药补偿费用增长了 11.50%，补血药补偿费用增长了 13.36%，补阴药补偿费用增长了 13.39%。

2011～2014 年每年补益类中药补偿费用呈现递增趋势，每年补益类中药补偿总费用从 2011 年的 14 172 720.81 元，增加到 2014 年的 25 714 094.15 元，增加了 11 541 373.34 元，所占比重从 2011 年的 17.46%增长到 2014 年的 31.67%，增长了 14.21%。

表 6-39　某市 4 个年度每类补益类中药品补偿费用的构成比情况（元）[n（%）]

年度	补气药	补阳药	补血药	补阴药	合计
2011 年	3 293 073.06（13.55）	7 735 622.4（18.71）	1 950 544.17（21.71）	1 193 480.46（18.23）	14 172 720.81（17.46）
2012 年	5 623 895.34（23.14）	9 587 826.36（23.19）	975 326.94（10.85）	1491 070.14（22.77）	17 678 119.58（21.78）
2013 年	7 384 725.31（30.39）	11 534 172.38（27.89）	2 909 323.27（32.37）	1 792 266.30（27.38）	23 620 488.44（29.09）
2014 年	7 999 095.12（32.92）	12 493 660.59（30.21）	3 151 363.46（35.07）	2 069 973.68（31.62）	25 714 094.15（31.67）
总计	24 300 788.83（100.00）	41 351 281.73（100.00）	8 986 557.84（100.00）	6 546 790.58（100.00）	81 185 422.98（100.00）

3. 某市 4 类补益类中药品每年的补偿项目种类数及补偿费用情况

（1）某市 4 类补益类中药品每年的补偿项目种类数情况：通过表 6-40 可以看出，2011 年补阳药和补气药所占比例相同，为 25.37%，补阴药所占的比例最大，为 32.84%；2012 年补气药、补阴药项目有所增加，补血药保持不变，补阳药、补血药、补阴药项目所占比重较去年有所降低，补气药项目所占比例较 2012 年增加 2.41%，增至 27.78%；2013 年和 2012 年相比，补气药和补阴药项目不变，但所占比例降低，而补阳药和补血药各增加一项，所占比重上升；2014 年同 2013 年相比，补气药、补阳药、补血药项目数不变，所占比重降低，补阴药增加 2 项，所占比例上升。在各类药的总计中，补气药占总补偿项目的 26.64%，补阳药占总补偿项目的 25.26%，补血药占总补偿项目的 15.92%，补阴药占总补偿项目的 32.18%。

表 6-40　某市每类补益类中药品 4 年的补偿项目种数类的构成比情况（种）[n（%）]

年度	补气药	补阳药	补血药	补阴药	总计
2011 年	17（25.37）	17（25.37）	11（16.42）	22（32.84）	67（100）
2012 年	20（27.78）	18（25.00）	11（15.28）	23（31.94）	72（100.00）
2013 年	20（27.03）	19（25.67）	12（16.22）	23（31.08）	74（100.00）
2014 年	20（26.31）	19（25.00）	12（15.79）	25（32.90）	76（100.00）
总计	77（26.64）	73（25.26）	46（15.92）	93（32.18）	289（100.00）

（2）某市 4 类补益类中药品每年的补偿费用情况：通过表 6-41 可以看出，2011 年补偿费用中，补阳药所占比例最大，为 54.58%，其次是补气药补偿费用，所占比重为 23.24%；再次是补血药，占 13.76%；最少的是补阴药，占 8.42%；2012 年各补偿费用中，补气药所占比例大幅上升，增加了 8.57%，补阳药所占比例轻微下降，下降了 0.34%，补阴药上升了 0.02%，而补血药补偿费用所占比例则锐减至 5.52%；2013 年，补阳药补偿费用增加至 11 534 172.38 元，相较于 2012 年增加了 1 946 346.02 元，但所占比例却从 54.24%降低至 48.83%，降低了 5.41%，补气药和补阴药补偿费用所占比例都有轻微下降，但 2013 年补血药补偿费用比 2012 年增加了 6.80%；2014 年各类药品补偿费用均有所增加，但补气药、补阳药、补血药所占比例分别较 2013 年降低了 0.15%、0.24%和 0.06%，只有补阴药相对 2013 年上升了 0.46%。

在各类型 4 个年度总的补偿费用中，补阳药总的补偿费用最高为 41 351 281.73 元，占四类总补偿费用的 50.93%，其次是补气药，总补偿费用为 24 300 788.83 元，占四类总补偿费用的 29.93%，补血药和补阴药则各占 4 年补偿总费用的 11.07%和 8.06%。

表 6-41　某市 4 个年度每类补益类中药品补偿费用的构成比情况（元）[n（%）]

年度	补气药	补阳药	补血药	补阴药	总计
2011 年	3 293 073.06（23.24）	7 735 622.4（54.58）	1 950 544.17（13.76）	1 193 480.46（8.42）	14 172 720.81（100）
2012 年	5 623 895.34（31.81）	9 587 826.36（54.24）	975 326.94（5.52）	1 491 070.14（8.44）	17 678 119.58（100）
2013 年	7 384 725.31（31.26）	11 534 172.38（48.83）	2 909 323.27（12.32）	1 792 266.3（7.59）	23 620 488.44（100）
2014 年	7 999 095.12（31.11）	12 493 660.59（48.59）	3 151 363.46（12.26）	2 069 973.68（8.05）	25 714 094.15（100）
总计	24 300 788.83（29.93）	41 351 281.73（50.93）	8 986 557.84（11.07）	6 546 790.58（8.06）	81 185 422.98（100）

（四）讨论

1. 各类药品补益类补偿项数和补偿费用逐年增加，占总补偿项数和补偿费用比例相对稳定

由表 6-35 可知，补益类补偿项数每年递增，增幅不大，每年所占总补偿项数的比例也相对稳定。补偿项数由 2011 年的 67 项增加到 2014 年的 76 项，只增加了 9 项，各个年份的所占比例在 14.08%～14.81%。

由表 6-36 可知，补益类补偿费用也是每年递增，补偿费用从 2011 年的 14 172 720.81元增加到 2014 年的 25 714 094.15 元，但各个年份补益类补偿费用占补偿总费用比重在43.69%～46.74%，变动幅度不大。

2. 补偿项目逐年递增，补偿费用也是逐年递增

表 6-37 为各个年度具体的补偿项目和补偿费用。通过表 6-37 可以看出各个年度补益类具体补偿项目的增减情况。表 6-38 为某市 4 个年度每类补益类中药品补偿项目的构成比情况，可以看出，补气药、补阳药、补血药、补阴药的补偿项目总体增长逐年递增。

表 6-39 是某市 4 个年度每类补益类中药品补偿费用的构成比情况。从表 6-39 可以看出，各类药物每年的补偿费用都在增长。补气药补偿费用从 2011 年的 3 293 073.06 元增加到 2014 年的 7 999 095.12 元，所占比例从 2011 年的 13.55% 到 2014 年的 32.92%，也不断增加。补血药、补阳药、补阴药补偿费用各年比例也都有不同程度的增长。增长幅度较大的为补气药，增长了 19.37%。此外，2014 年与 2011 年相比，补阳药补偿费用增长了 11.50%，补血药补偿费用增长了 13.36%，补阴药补偿费用增长了 13.39%。

3. 补偿项目补阴药所占比例较大，补偿费用补阳药所占比例较大

表 6-40 和表 6-41 分别是某市每类补益类中药品 4 年的补偿项目种数类的构成比情况和某市 4 个年度每一类补益类中药品补偿费用的构成比情况。表 6-40 中补阴药每年所占的比例最大，约 32%，其次是补气药、补阳药和补血药。表 6-41 中补阳药每年所占的费用最大，其次是补气药、补血药、补阴药，补偿项数和补偿费用之间不相一致。

4. 补偿项目的补偿费用差距较大

表 6-37 中，各类补益药中补偿费用最多的补偿项目和补偿费用最少的补偿项目每年的补偿费用差额过大。以补阳药为例，2011 年补偿最多的为冬虫夏草，补偿数额为 7 394 247.00 元，补偿最少的是菟丝子（基），只有 382.73 元。2012 年补阳药补偿最多的是冬虫夏草，补偿

数额为 9 128 700.00 元，而补偿最少的是菟丝子（基），只有 472.50 元。2012 年相比 2011 年，冬虫夏草增加了 1 734 453 元，菟丝子（基）只增加了 89.77 元，相差甚大。

（五）建议

1. 保持中药品补偿项目稳定增长

由表 6-35、表 6-37 和表 6-38 可知，补气药、补血药、补阳药、补阴药的补偿项目的大致趋势是逐渐增加，每个年度总的补偿项数也在逐渐增加，2011 年是 67 项，2012 年是 72 项，2013 年是 74 项，2014 年是 76 项，增加的项数相对稳定。同时，仍需按照循证评价原则组织开展中药药物品种的全面评价，进一步优化、调整中药品目录品种，使其真正适合于基层医疗。

2. 将补偿项目和补偿费用进行项目化管理

项目化管理（management by project）是最为复杂和精细的管理，即在一定时间内满足特定目标，并将传统的项目管理方法应用于有效的统筹、监督，充分发挥管理效能。无论是在公立医院还是营利性医院对中药品的补偿都应该有利于社会效益的提高，建议根据医院的运营及患者的用药情况，建立合理的中药品补偿项目机制和适时评估补偿费用增减情况、机制，对补偿项目进行项目化管理，提高补偿项目效能。

3. 协调补偿项目和补偿费用的关系

在表 6-40 和表 6-41 中，补偿项目上补阴药所占比例较大，补偿费用上补阳药所占比例较大，这样就造成了补偿项目和补偿费用之间失衡，可能会影响医疗补偿的均衡性，造成医疗补偿的效益降低。建议做适当的调查研究，探讨补偿类型在补偿项数和补偿费用的构成原因，从而协调补偿类型在补偿项数和补偿费用的构成。

4. 根据具体情况缩小补偿项目之间的补偿费用

各类型的补偿项目，每年份都存在补偿费用最多的补偿项目和补偿费用最少的补偿项目之间补偿数额差距较大的情况。建议根据实际情况合理缩小这些补偿药物的补偿费用之间的差距。例如，一些高档的补偿中药项目（如冬虫夏草，价格较高）可以取消或者寻找替代品，从而在不减少社会效益的情况下减少单个补偿项目的补偿费用，根据社会需求和实际情况增加或者减少中药品补偿的项目及数额。

六、河南省某市医疗保险对 6 类中药品的补偿研究

（一）背景

1. 国外对该问题的研究现状

意大利正在逐步完善药品体系数据监测系统。从 21 世纪开始，意大利国家药物使用检测中心着手收集药品市场中药品使用的消费量和消费额的数据。其中，全报销药品的数据

由私立药店协会及公立药店协会提供；非报销药品数据则由批发商提供。意大利省级政府负责收集当地数据，此数据覆盖全国90%药品的使用。

2. 国内对该问题的研究现状

2009年国务院发布《中共中央国务院关于深化医药卫生体制改革的意见》，提出要逐步取消药品加成，降低药品价格，并通过调整医药服务价格、增加政府投入等措施完善医疗补偿机制。2012年发布的《国务院办公厅关于印发深化医药卫生体制改革2012年主要工作安排的通知》明确提出，在县级医院开展取消药品加成的试点改革工作，取消药品加成政策进入实施阶段。《中共中央国务院关于深化医药卫生体制改革的意见》强化了政府在卫生事业中的责任及主导地位，是医疗补偿机制改革新的探索，也标志着我国医疗卫生事业在经历了计划和市场时期之后进入回归时期。对于医改背景下医疗机构的补偿机制，已有许多学者从不同的角度进行了研究，有的从公立医院出发进行分析，有的对中医医院进行研究，有的分析了基层医疗机构的补偿现状，但还没有对中药品进行分类别研究的。本文通过对各级别医疗机构的中药品补偿现况进行分析，找出存在的问题，提出建议，为医疗补偿政策的改进提供依据。

（二）对象与方法

1. 研究对象

对某市24所医保定点医疗机构2011~2014年医疗保险对清热药、利水渗湿药、解表药、止血药、理气药、温里药6类中药品的补偿种类和费用的4年变化情况进行分析。

2. 研究方法

利用Excel对某市24所定点医疗机构的中药补偿摘要数据进行描述性分析。

（三）结果

1. 清热药、利水渗湿药、解表药、止血药、理气药、温里药6类中药品补偿情况

（1）医疗保险对6类中药品补偿种类4年的变化情况：从表6-42可以看出，某市4年中清热药、利水渗湿药、解表药、止血药、理气药、温里药6类药品占中药品总数的36.30%。2011年医疗补偿中药品共有476项，其中此6类有172项，占36.13%；2012年医疗补偿中药品共有486项，其中此6类有179项，占36.83%；2013年医疗补偿中药品共有506项，其中此6类有182项，占35.97%；2014年医疗补偿中药品共有526项，其中此6类有191项，占36.31%。

表6-42　2011~2014年某市6类中药品补偿种类及占总补偿种类数比例

年度	补偿项数（种）	6类项数（种）	占总数比例（%）
2011年	476	172	36.13
2012年	486	179	36.83
2013年	506	182	35.97
2014年	526	191	36.31
合计	1994	724	36.30

（2）清热药、利水渗湿药、解表药、止血药、理气药、温里药 6 类中药品补偿费用 4 年的变化情况：从表 6-43 可以看出，某市 4 年中清热药、利水渗湿药、解表药、止血药、理气药、温里药 6 类药品的补偿费用占中药品总补偿费用的 22.89%。2011 年补偿总费用为 30 321 581.08 元，此 6 类补偿数额为 6 250 645.31 元，占 20.61%；2012 年总补偿费用为 40 460 072.94 元，此 6 类补偿数额为 9 582 212.88 元，占 23.68%；2013 年总补偿费用为 50 747 648.60 元，此 6 类补偿数额为 11 565 318.16 元，占 22.79%；2014 年总补偿费用为 56 307 941.97 元，此 6 类补偿数额为 13 302 235.43 元，占 23.62%。

表 6-43　2011~2014 年某市 6 类中药品补偿费用情况

年度	补偿费用（元）	6 类补偿费用（元）	占总数比例（%）
2011 年	30 321 581.08	6 250 645.31	20.61
2012 年	40 460 072.94	9 582 212.88	23.68
2013 年	50 747 648.60	11 565 318.16	22.79
2014 年	56 307 941.97	13 302 235.43	23.62
合计	177 837 244.60	40 700 411.78	22.89

2. 医疗保险对 6 类中药品 4 年补偿情况的分析

2011～2014 年某市 24 家定点医疗机构补偿项目中清热药、利水渗湿药、解表药、止血药、理气药、温里药 6 类具体补偿药种如表 6-44 所示。6 类补偿项目按分类汇集在表 6-44 中，以补偿费用由高到低进行排列来说明每年的具体补偿项目及项目变化情况。

（1）每年医疗保险对 6 类中药的补偿种类分析：表 6-44 数据显示，2011 年清热药种类数占总补偿种类数比例最大，为 36.05%，其次是解表药和利水渗湿药，分别为 16.86% 和 16.28%，温里药占的比例最少，为 7.56%；2012 年清热药种类数占总补偿种类数比例仍是最大，为 34.08%，其次是解表药和利水渗湿药，均为 16.76%，温里药占的比例最少，为 7.26%；2013 年清热药种类数占总补偿种类数比例仍是最大，为 34.62%，其次是解表药和利水渗湿药，均为 16.48%，温里药占的比例最少，为 7.14%；2014 年清热药种类数占总补偿种类数比例仍是最大，为 35.08%，其次是解表药，为 17.28%，温里药占的比例最少，为 6.81%。而 2011～2014 年医疗保险对各类中药品的补偿种类数变化幅度不大。

表 6-44　2011~2014 年某市每年度中药品补偿种类数及其构成比情况（种）[n（%）]

指标	2011 年	2012 年	2013 年	2014 年
清热药	62（36.05）	61（34.08）	63（34.62）	67（35.08）
解表药	29（16.86）	30（16.76）	30（16.48）	33（17.28）
利水渗湿药	28（16.28）	30（16.76）	30（16.48）	32（16.75）
理气药	23（13.37）	26（14.53）	27（14.84）	27（14.14）
止血药	17（9.88）	19（10.61）	19（10.44）	19（9.95）
温里药	13（7.56）	13（7.26）	13（7.14）	13（6.81）
合计	172（100.00）	179（100.00）	182（100.00）	191（100.00）

（2）每年度医疗保险对 6 类中药品的补偿费用占总中药品补偿费用分析：表 6-45 数据

显示，2011 年医疗保险对清热药补偿费用占当年总补偿费用的比例最大，为 51.47%，其次是利水渗湿药，为 19.30%，温里药占的比例最少，仅为 1.23%；2012 年对清热药的补偿费用占当年总补偿费用的比例仍是最大，为 39.12%，其次是利水渗湿药和止血药，分别为 20.55% 和 20.18%，温里药依然占的比例最少，为 0.99%；2013 年对清热药的补偿费用占当年总补偿费用的比例仍是最大，为 39.37%，其次是利水渗湿药和止血药，分别为 20.40% 和 20.10%，温里药占的比例最少，为 0.99%；2014 年对清热药的补偿费用占当年总补偿费用的比例仍是最大，为 42.52%，其次是利水渗湿药和止血药，分别为 19.47% 和 18.93%，温里药占的比例依然最少，为 0.93%。2011～2014 年医疗保险对中药品补偿费用上升最快的是止血药，对止血药的补偿所占的比例上升 13.47 个百分点；下降最快的是清热药，下降了 8.95 个百分点，其次是理气药，下降了 2.48 个百分点。

表 6-45　2011~2014 年某市每年度各类中药品补偿费用及构成情况（元）[n（%）]

指标	2011 年	2012 年	2013 年	2014 年
清热药	3 217 180.00（51.47）	3 748 698.00（39.12）	4 552 811.00（39.37）	5 656 182.50（42.52）
利水渗湿药	1 206 655.00（19.30）	1 968 828.00（20.55）	2 359 802.00（20.40）	2 590 167.80（19.47）
止血药	341 427.40（5.46）	1 933 734.00（20.18）	2 324 889.00（20.10）	2 517 963.60（18.93）
解表药	767 311.60（12.28）	1 046 671.00（10.92）	1 258 098.00（10.88）	1 379 209.12（10.37）
理气药	641 113.40（10.26）	789 396.30（8.24）	955 665.20（8.26）	1 035 171.42（7.78）
温里药	76 957.30（1.23）	94 885.56（0.99）	114 052.40（0.99）	123 540.99（0.93）
合计	6 250 645.00（100.00）	9 582 213（100.00）	11 565 318.00（100.00）	13 302 235.43（100.00）

3. 医疗保险对每一类中药品 4 年补偿情况的分析

（1）每类中药品补偿种类数 4 年的变化情况：表 6-46 数据显示，2011～2014 年清热药的补偿种类占到总清热药数的比例分别为 24.51%、24.11%、24.90%、26.48%，4 年中清热药的补偿种类数所占比例上升了 1.97 个百分点。4 年中解表药的补偿种类数占到总解表药数的比例分别为 23.77%、24.59%、24.59%、27.05%，解表药的补偿种类数上升了 3.28 个百分点。4 年中利水渗湿药的补偿种类数占到总利水渗湿药的比例分别为 23.33%、25.00%、25.00%、26.67%，补偿种类数所占比例上升了 3.34 个百分点。4 年中理气药的补偿种类数占到总理气药的比例分别为 22.33%、25.25%、26.21%、26.21%，补偿种类数所占比例上升了 3.88 个百分点。4 年中止血药的补偿种类数占到总止血药的比例分别为 22.96%、25.68%、25.68%、25.68%，补偿种类数所占比例上升了 2.72 个百分点。4 年中温里药的补偿种类数占到总温里药的比例分别为 25.00%、25.00%、25.00%、25.00%，补偿种类所占比例没有变化。

表 6-46　2011~2014 年某市医疗保险对每类中药品 4 年补偿种类数及其构成比情况（种）[n（%）]

指标	2011 年	2012 年	2013 年	2014 年	合计
清热药	62（24.51）	61（24.11）	63（24.90）	67（26.48）	253（100.00）
解表药	29（23.77）	30（24.59）	30（24.59）	33（27.05）	122（100.00）
利水渗湿药	28（23.33）	30（25.00）	30（25.00）	32（26.67）	120（100.00）
理气药	23（22.33）	26（25.25）	27（26.21）	27（26.21）	103（100.00）
止血药	17（22.96）	19（25.68）	19（25.68）	19（25.68）	74（100.00）
温里药	13（25.00）	13（25.00）	13（25.00）	13（25.00）	52（100.00）

（2）每类中药品补偿费用4年变化情况：表6-47数据显示，2011~2014年医疗保险对清热药的补偿比例分别为18.73%、21.83%、26.51%和32.93%，上升了14.20个百分点。医疗保险对利水渗湿药的4年补偿所占的比例分别是14.85%、24.23%、29.04%和31.88%，上升了17.03个百分点。医疗保险对止血药的4年补偿费用比例分别为4.80%、27.17%、32.66%和35.37%，上升了30.57个百分点。医疗保险对解表药的补偿比例分别为17.24%、23.51%、28.26%和30.98%，上升了13.74个百分点。医疗保险对温里药的4年补偿比例分别为18.80%、23.17%、27.86%和30.17%，上升了11.37个百分点。医疗保险对理气药的4年补偿比例分别为18.74%、23.07%、27.93%和30.26%，上升了11.52个百分点。

表6-47　2011~2014年某市医疗保险对每类中药品4年补偿费用及其构成比情况（元）[n（%）]

指标	2011年	2012年	2013年	2014年	合计
清热药	3 217 180.00（18.73）	3 748 698.00（21.83）	4 552 811.00（26.51）	5 656 182.50（32.93）	17 174 871.27（100.00）
解表药	767 311.60（17.24）	1 046 671.00（23.51）	1 258 098.00（28.26）	1 379 209.102（30.98）	4 451 289.51（100.00）
利水渗湿药	1 206 655.00（14.85）	1 968 828.00（24.23）	2 359 802.00（29.04）	2 590 167.80（31.88）	8 125 453.67（100.00）
理气药	641 113.40（18.74）	789 396.30（23.07）	955 665.20（27.93）	1 035 171.42（30.26）	3 421 346.24（100.00）
止血药	341 427.40（4.80）	1 933 734.00（27.17）	2 324 889.00（32.66）	2 517 963.60（35.37）	7 118 014.81（100.00）
温里药	76 957.30（18.80）	94 885.56（23.17）	114 052.40（27.86）	123 540.99（30.17）	409 436.28（100.00）

4. 对清热药的补偿情况

清热药的补偿费用在各年度占当年总补偿费用的比例都是最大的，因此，以下将详细分析清热药内部各种类中药品的4年变化情况。

（1）各年度医疗保险对清热药补偿费用的对比分析：表6-48数据显示，各年度中，清热解毒药的补偿费用所占比例是最大的，但是4年补偿比例从2011年的51.11%上升到2012年的60.20%，又下降到2013年的59.61%和2014年的52.73%；占第二位的是对清热凉血药的补偿费用，2011年其所占比例为21.78%，下降到2012年的19.82%，到2014年又上升到19.93%；占第三位的是对清热燥湿药的补偿费用，其所占比例从2011年的20.09%下降到2013年的11.12%，到2014年又上升到18.93%；占第四位的是清热泻火药，其所占比例从2011年的5.14%上升到2012年的7.46%，到2013年下降到7.38%，再到2014年的6.43%。占第五位的是清虚热药，其所占比例从2011年的1.88%，下降到2012年的1.29%，上升到2013年的2.27%，又在2014年下降到1.98%。

表6-48　2011~2014年某市医疗保险对各类清热药补偿费用及其构成比（元）[n（%）]

	指标	2011年	2012年	2013年	2014年
清热药	清热解毒药	1 644 383.00（51.11）	2 256 630.00（60.20）	2 713 946.00（59.61）	2 982 638.00（52.73）
	清热凉血药	700 574.00（21.78）	743 072.00（19.82）	893 173.00（19.62）	1 127 107.00（19.93）
	清热燥湿药	646 441.00（20.09）	421 187.00（11.24）	506 266.20（11.12）	1 070 454.00（18.93）
	清热泻火药	165 236.00（5.14）	279 527.00（7.46）	335 991.70（7.38）	363 944.00（6.43）
	清虚热药	60 547.10（1.88）	48 281.90（1.29）	103 434.10（2.27）	112 039.00（1.98）
	合计	3 217 181.00（100.00）	3 748 697.90（100.00）	4 552 811.00（100.00）	5 656 182.00（100.00）

（2）4 年中医疗保险对清热药各种疗法费用补偿情况：表 6-49 数据显示，清热药中清热泻火药从 2011 年到 2014 年所占中药品总费用比例分别为 14.43%、24.42%、29.35%、31.79%，4 年上升了 17.36 个百分点；清热燥湿药在 4 年中所占中药品总费用比例分别为 24.45%、15.93%、19.14%、40.48%，4 年上升了 16.03 个百分点；清热解毒药在 4 年中所占中药品总费用比例分别为 17.13%、23.51%、28.28%、31.08%，4 年上升了 13.95 个百分点；清热凉血药在 4 年中所占中药品总费用比例分别为 20.22%、21.45%、25.79%、32.54%，4 年上升了 12.32 个百分点；清虚热药在 4 年中所占中药品总费用比例分别为 18.67%、14.89%、31.89%、34.55%，4 年上升了 15.88 个百分点。清热泻火药、清热解毒药、清热凉血药在 4 年中的补偿费用基本保持稳定增长，虽然清热燥湿药、清虚热药增长不够稳定，但总体呈现增长态势。

表 6-49　2011~2014 年某市医疗保险对各类清热药 4 年补偿费用及其构成比（元）[n（%）]

	指标	2011 年	2012 年	2013 年	2014 年	中药品费用（总）
清热药	清热泻火药	165 236.00（14.43）	279 527.00（24.42）	335 991.70（29.35）	363 944.00（31.79）	1 144 698.70（100.00）
	清热燥湿药	646 441.00（24.45）	421 187.00（15.93）	506 266.20（19.14）	1 070 454.00（40.48）	2 644 348.20（100.00）
	清热解毒药	1 644 383.00（17.13）	2 256 630.00（23.51）	2 713 946.00（28.28）	2 982 638.00（31.08）	9 597 596.00（100.00）
	清热凉血药	700 574.00（20.22）	743 072.00（21.45）	893 173.00（25.79）	1 127 107.00（32.54）	3 463 926.00（100.00）
	清虚热药	60 547.10（18.67）	48 281.90（14.89）	103 434.10（31.89）	112 039.00（34.55）	324 302.10（100.00）

5. 对利水渗湿药的补偿情况

利水渗湿药的补偿费用在各年度占当年总补偿费用的比例都是第二位，因此，以下将细致分析利水渗湿药内部各种类中药品的 4 年变化情况。

（1）每年度医疗保险对利水渗湿药各种中药品补偿费用的对比分析：表 6-50 数据显示，各年度中，利水渗湿药中利水消肿药的补偿费用所占中药品总费用比例是最大的，其所占比例从 80.94% 上升到 85.39%，上升了 4.45 个百分点；其次是对利尿通淋药的补偿费用，其所占比例从 14.63% 下降到 11.29%，下降了 3.34 个百分点；再次是对利湿退黄药的补偿费用，其所占比例从 4.43% 下降到 3.32%，下降了 1.11 个百分点。

表 6-50　2011~2014 年某市每年度医疗保险对各类利水渗湿药补偿费用及其构成比情况（元）[n（%）]

	指标	2011 年	2012 年	2013 年	2014 年
利水渗湿药	利水消肿药	976 717.00（80.94）	1 677 326.00（85.19）	2 016 146.00（85.44）	2 211 803.00（85.39）
	利尿通淋药	176 494.00（14.63）	225 522.00（11.45）	264 378.90（11.20）	292 459.00（11.29）
	利湿退黄药	53 443.70（4.43）	65 979.90（3.35）	79 277.80（3.36）	85 905.80（3.32）
合计费用（总）		1 206 654.70（100.00）	1 968 827.90（100.00）	2 359 802.70（100.00）	2 590 167.80（100.00）

（2）每类利水渗湿药 4 年补偿费用变化情况：表 6-51 数据显示，利水渗湿药中利水消

肿药从 2011 年到 2014 年的补偿费用所占比例分别为 14.19%、24.37%、29.30%、32.14%，4 年增长了 17.95 个百分点；利尿通淋药分别为 18.41%、23.52%、27.57%、30.50%，4 年增长了 12.09 个百分点；利湿退黄药分别为 18.78%、23.18%、27.86%、30.18%，4 年增长了 11.4 个百分点。医疗保险对以上三种利水渗湿药的补偿费用均在逐年上升。

表 6-51　2011~2014 年某市医疗保险对各类利水渗湿药 4 年补偿费用及其构成比（元）[n（%）]

	指标	2011 年	2012 年	2013 年	2014 年	中药品费用（总）
利水渗湿药	利水消肿药	976 717.00 (14.19)	1 677 326.00 (24.37)	2 016 146.00 (29.30)	2 211 803.00 (32.14)	6 881 992.00 (100.00)
	利尿通淋药	176 494.00 (18.41)	225 522.00 (23.52)	264 378.90 (27.57)	292 459.00 (30.50)	958 853.90 (100.00)
	利湿退黄药	53 443.70 (18.78)	65 979.90 (23.18)	79 277.80 (27.86)	85 905.80 (30.18)	284 607.20 (100.00)

6. 对止血药的补偿情况

止血药的补偿费用在 2011～2014 年占当年总补偿费用的比例都是第三位，因此，以下将分析止血药中各种类中药品的 4 年变化情况。

（1）每年度医疗保险对止血药中各种中药品补偿费用的对比分析：表 6-52 数据显示，2011～2014 年止血药中的收敛止血药的补偿费用所占中药品总费用比例是最大的，其所占比例从 11.09% 上升到 80.58%，猛增了 69.49 个百分点；其次是对化瘀止血药的补偿费用，其所占比例从 46.25% 下降到 10.08%，下降了 36.17 个百分点；再次是对凉血止血药的补偿费用，其所占比例从 41.04% 下降到 8.99%，下降了 32.05 个百分点；最后是对温经止血药的补偿费用，其所占比例从 1.62% 下降到 0.35%，下降了 1.27 个百分点。

表 6-52　2011~2014 年某市医疗保险对各类止血药补偿费用及其构成比情况（元）[n（%）]

	指标	2011 年	2012 年	2013 年	2014 年
止血药	收敛止血药	37 865.30 (11.09)	1 558 422.00 (80.59)	1 873 223.00 (80.57)	2 029 066.00 (80.58)
	化瘀止血药	157 903.00 (46.25)	194 942.00 (10.08)	234 320.50 (10.08)	253 815.00 (10.08)
	凉血止血药	140 139.00 (41.04)	174 005.00 (9.00)	209 153.40 (9.00)	226 210.00 (8.99)
	温经止血药	5 520.42 (1.62)	6 365.34 (0.33)	8 192.04 (0.35)	8 873.57 (0.35)
合计费用（总）		341 427.72 (100.00)	1 933 734.34 (100.00)	2 324 888.94 (100.00)	2 517 964.57 (100.00)

（2）每种止血药 4 年补偿费用变化情况：表 6-53 数据显示，止血药中凉血止血药从 2011 年到 2014 年的补偿费用所占比例分别为 18.70%、23.22%、27.90%、30.18%，4 年增长了 11.48 个百分点；化瘀止血药所占比例分别为 18.78%、23.18%、27.86%、30.18%，4 年增长了 11.4 个百分点；收敛止血药所占比例分别为 0.69%、28.34%、34.07%、36.90%，4 年增长了 36.21 个百分点；温经止血药所占比例分别为 19.07%、21.99%、28.29%、30.65%，4 年增长了 11.58 个百分点。以上 4 种止血药医疗保险对其补偿费用所占比例均在逐年上升。

表 6-53　2011~2014 年某市医疗保险对各类止血药 4 年补偿费用及其构成比（元）[n（%）]

指标		2011 年	2012 年	2013 年	2014 年	中药品费用（总）
止血药	凉血止血药	140 139.00（18.70）	174 005.00（23.22）	209 153.40（27.90）	226 210.00（30.18）	749 507.40（100.00）
	化瘀止血药	157 903.00（18.78）	194 942.00（23.18）	234 320.50（27.86）	253 815.00（30.18）	840 980.50（100.00）
	收敛止血药	37 865.30（0.69）	1 558 422.00（28.34）	1 873 223.00（34.07）	2 029 066.00（36.90）	5 498 576.30（100.00）
	温经止血药	5 520.42（19.07）	6 365.34（21.99）	8 192.04（28.29）	8 873.57（30.65）	28 951.37（100.00）

（四）讨论

1. 补偿比例不合理，未进行动态调整

根据表 6-42、表 6-43 可知，某市 4 年清热药、利水渗湿药、解表药、止血药、理气药、温里药 6 类药品补偿总数占中药品总数的 36.30%；而此 6 类中药品的补偿总费用却只占所有中药品补偿费用的 22.89%，呈现出补偿比例不合理的态势。以止血药为例，2011 年止血药类中药品有 17 种，补偿费用占本年度补偿中药品总费用的 5.46%；而在 2012 年，此类药增加了 2 种，但其补偿总费用占本年度补偿中药品总费用的比例却达到了 20.18%。显而易见，医保对各类中药品补偿费用的变化趋势与补偿种类数的变化趋势不相符合，呈现出了医保补偿各类中药品的补偿比例严重不合理。

2. 补偿结构不合理，重清热药、轻温里药

根据表 6-44、表 6-45 可知，4 年中各类中药品中清热药的补偿种类数与补偿费用在 6 类药品中占有较大比例，每年补偿费用占有率高达 40% 左右；而温里药的补偿费用却一直占有率较低，每年在 1% 左右。由此可以看出医保对中药品的补偿结构极其不合理。

3. 影响医疗保险对中药品的补偿费用变化的因素

根据表 6-46、表 6-47 可知，2011~2014 年医疗保险对中药品补偿的种类数上升基本稳定，而对 3 类中药品的补偿费用均上升突出，其中排除货币与市场因素，对止血药的补偿费用上升比例最大，其次是解表药，再次是利水渗湿药。因此，可能是补偿人次数的增加或减少及补偿病种的增加或减少影响补偿费用发生变化，说明人们开始在方方面面重视起中医药治疗。

4. 医疗保险对比重较大的药类的补偿费用比例在逐步下降，而对比例较小的药类的补偿费用比例在逐年上升，政策实施已见成效

根据表 6-48~表 6-53 可知，2011~2014 年医疗保险对各种解表药、清热药、利水渗湿药补偿比例较大，但 4 年的补偿比例却均呈逐年下降趋势，不过还是比例较大；对止血药的补偿比例呈逐年上升趋势，但其他中药品补偿比重依然较小。其原因可能是国家政策想通过削弱对前三者的补偿比例、更均匀地补偿其他几种中药品以使中药品的补偿结构合理；

也可能是在过去几年中医疗保险对止血药的补偿费用较低，而随着人们生活水平的提高，由外伤、疾病或手术而引发的出血也越来越多，更多的人将会使用中药品中的止血药来缓解出血症状，因此各种止血药中收敛止血药的补偿比例在逐年上升。

（五）建议

1. 动态调整中药品的补偿比例

运用科学的手段整理与分析中药品的价格与补偿比例，构建一套标准化的实施方案，保持稳定增长，避免忽高忽低、增减迅猛，为人民更加便利地使用医保提供稳定、可信任的平台。

2. 明确各级中药品的功能定位，优化补偿结构，使医保补偿更为合理

扩大对中药品的补偿种类，发挥中药品对常见病的诊治作用，可以有效解决人们"看病难，看病贵"的问题，使得很多想要选择中药治疗的人们不会因为价格的问题而选择西药或者用其他中药替换而影响了药效。通过定期开展中药品补偿的宣传活动使群众更多地了解和使用这些传统、简便、廉价的中药品治病，促进卫生资源的合理配置与中医药事业的发展。

3. 加强对药剂师的教育与培训，完善中药品的立法与管理

中药学在很多国家的学术地位低于西药学，被归类为"补充"或"替代"医学。有些国家中药品只能由业余药剂师操作，有些国家药剂师尚不能进入医院，只能在诊所工作，其社会地位和经济收入也低于西医医师。因此，需要加大对药剂师的教育与培训，同时完善中药品的立法与管理，以降低服用中药品的风险。例如，应在业余时间给药剂师提供业务学习机会，每周派请药厂的药学代表来药剂科讲课，使药剂师及时掌握新药的情况；同时药剂师协会也要不定期地举办学习会，学习中医中药方面的知识，挖掘我国传统医学的价值。

4. 强化政府责任，继续加大政府投入

医疗机构的职责是为人民群众提供基本医疗卫生服务，具有社会福利性质，其首要的特征是公益性，政府对医疗补偿的投入是其公益性的保证，医疗服务的公共产品属性也决定了政府在医疗卫生事业中的主导地位。因此，应强化政府职责，继续加大卫生投入力度，落实政策，发挥政府在公共卫生事业中的作用，提高基本医疗的公平性与可及性，满足人民群众的基本医疗需求。

参 考 文 献

白雪峰. 2018. 从中、西方舞蹈风格差异看地域性文化审美取向. 艺术研究, (2): 86-87.

蔡明财, 严雪梅, 吕伟凤, 等. 2017. 对中医学"因地制宜"治疗原则的探讨和分析. 世界中医药, 12(2): 272-276.

常存库, 张成博. 2012. 中国医学史. 北京: 中国中医药出版社.

陈建存. 2000. 植物药物在美国的发展概况. 中国中医药信息杂志, 7(4): 88-90.

陈劼, 赖新生, 余瑾. 2001. 中国环境养生学在康复医学中的应用. 现代康复, (21): 22-23.

陈洁, 于德志. 2013. 卫生技术评估. 北京: 人民卫生出版社.

陈礼斌. 2014. 论中国古典舞与太极气韵之关联. 大众文艺, (22): 180-181.

陈士奎. 2016. 我国开创的中西医结合科研及其启示(三): 邝安堃教授开辟中医"阴阳学说"中西医结合研究的"破冰之旅". 中国中西医结合杂志, 36(11): 1285-1289.

陈淑红. 2000. 美国替代医学的现状与展望. 国际中医中药杂志, (4): 255-256.

陈蔚文. 2011. 中药学. 北京: 中国中医药出版社.

陈小玲. 2018. 浅谈中国古典舞与芭蕾舞的对比分析. 中国民族博览, (9): 144-145.

陈笑银, 赵经营, 张广清, 等. 2018. 八段锦对高血压患者血压影响的 Meta 分析. 中国医药导报, 15(24): 137-140.

陈亚杰, 曹燕. 2003. 浅谈生态健康观. 医学与社会, 23(5): 20-23.

陈永灿. 2015. 《证治要义》与"辨证论治". 中华中医药杂志, 30(12): 4248-4249.

陈玉凤. 2011. 中医学与民族传统体育养生. 北京: 人民军医出版社.

程昭, 林红. 2016. 健身气功五禽戏体现的中医养生思想. 金华职业技术学院学报, (3): 80-83.

代雅琪, 陈芳, 刘娟. 2016. 五行音乐疗法在心梗后抑郁中的应用. 中国医药导报, 13(7): 80-83.

戴昭宇. 1997. 本汉方的医疗保险动态. 国外医学·中医中药分册, 19(3): 23-24.

邓燕贞. 2017. 血液透析患者免疫系统紊乱的机理研究进展. 现代预防医学, 44(9): 1718-1722.

董长勇, 高继林, 张延国. 2016. 自拟疏肝镇静散治疗丑时失眠症. 中西医结合心血管病电子杂志, 4(3): 16-17, 20.

都文渊, 苏书贞, 赵玉斌, 等. 2018. 八段锦改善老年人平衡功能及步态的临床观察. 河北中医, (7): 987-990.

窦蕾. 2013. 促进基层医疗机构中医药服务发展的财政补偿研究. 济南: 山东大学, 2013.

范博园. 2011. 中医药在社区卫生服务中的需求与供给情况研究. 中国全科医学, 14(25): 2909-2914.

傅世垣. 2003. 中医康复学. 上海: 上海科学技术出版社.

高辰辰. 2017. 中医养生专家阎艳丽: 人的起居应该顺应天时. 中国青年报, 2017-03-21.

高骥, 刘阊阊. 2009. 现代医学模式下加强护理人文教育的思考. 医学与社会, 22(10): 30-32.

高露. 2018. 眼底荧光血管造影用音乐疗法检查对患者的影响. 世界最新医学信息文摘, 18(86): 260-261.

高沛友, 胡安娜, 吴凡, 等. 2018. 子午流注推拿法治疗失眠症的疗效观察. 按摩与康复医学, 9(17): 24-26.

耿迪. 2014. 中医五行音乐疗法分类辩证治疗失眠的临床研究. 长春: 长春中医药大学.

耿元卿. 2013. 八段锦和五行音乐对心理亚健康状态干预作用的研究. 南京: 南京中医药大学.

龚丽, 芦万华, 李燕珍, 等. 2015. 关于对中医音乐养生疗法的探究. 现代养生, (18): 219.

龚丽. 2015. 关于对中医音乐养生疗法的探究. 现代养生, (9): 219.

龚仁艳. 2017. 从中医整体观念浅谈健康. 甘肃医药, 36(4): 260-262.

郭清. 2015. 健康管理学. 北京: 人民卫生出版社.

国务院. 中医药发展战略规划纲要(2016—2030 年). http://www.gov.cn/zhengce/content/2016-02/26/content_5046678. htm[2016-05-11].

国务院办公厅. 2015. 全国医疗卫生服务体系规划纲要(2015—2020). http://www.gov.cn/zhengce/content/2015-03/30/content_9560. htm[2015-03-30].

海城. 2007. 刮痧治疗疾病方便实惠. 家庭医学(新健康), (4): 61.

韩旭翠. 2015. 子午流注纳子法针刺治疗脑卒中后睡眠障碍的临床研究. 广州: 广州中医药大学.

韩学杰, 刘兴方, 信富荣. 2012. 中医药在医保医疗服务管理中存在的问题与对策. 中国卫生经济, 31(8): 36-38.

何清湖, 孙相如, 陈小平, 等. 2015. 先秦两汉时期五行学说对中医藏象理论形成的影响. 中医杂志, 56(23): 1981-1984.

何裕民. 1987. 中医学导论. 上海: 上海中医学院出版社.

衡衍, 郭霞珍, 许筱颖. 2016. 浅议中医养生与居住环境. 中医药导报, 22(18): 12-14.

侯斌, 寇君, 潘早波. 2016. 子午流注纳支法治疗失眠的思路和方法探讨. 当代临床医刊, 29(4): 2424.

胡松洁. 2010. 音乐疗法的中医理论基础. 山西中医学院学报, 11(3): 13-14.

胡月枝. 2000. 日本医院药剂师的工作. 现代中西医结合杂志, 9(16): 1631.

胡志俊, 唐占英, 杨强玲. 2013. 刮痧疗法的临床应用. 辽宁中医药大学学报, (8): 26-28.

黄斗权, 刘蔚楠. 2018. 五禽戏之鹿戏对骨质疏松性椎体骨折术后患者早期康复的临床研究. 中外医学研究, 16(21): 7-9.

黄建始. 2010. 从医学模式的演变探讨健康管理的实质. 中华健康管理学杂志, 1: 3-9.

黄晶. 2002. 略识《黄帝内经》中的七窍. 中医药信息, 19(6): 58.

黄力生, 刘明辉. 1997. 探析我国传统养生理论中的阴阳学说. 体育科学研究, (1): 5-9.

黄杏环. 2011. 子午流注推拿调治亚健康躯体症状的临床研究. 广州: 广州中医药大学.

黄宗著, 程茜. 2014. 浅谈中医运动养生缓解高校教师亚健康状态. 湖北中医杂志, 36(1): 71-72.

基本医疗保险药品. http://baike.baidu.com/link?url=BoxkPTJJ79GPZT7vaqIFWwrioaWbyfg1Jlggv4YbwaCEe1EXQZ0S3MF0eykf3V0o8lkdQquRTChEzOaTSdOhaK[2016-05-11].

戤炳金. 2013. 浅谈针灸推拿疗法调治亚健康状态. 中国药物经济学, (S1): 286-287.

冀聪韬. 2017. 脑卒中患者恢复期应用中医传统运动养生的优势分析. 现代养生, (12): 172.

贾瑞婷, 卞跃峰, 宋欣阳, 等. 2018. "互联网＋中医"发展现状及应用. 中华中医药杂志, 33(9): 3852-3855.

姜侠. 2007. 六经辨证恒动观诊疗思想探讨. 济南: 山东中医药大学.

蒋正华. 2005. 社会、发展与生态健康. 科技导报, 23(3): 8-11.

金红姝, 郭小溪. 2009. 论音乐疗法的养生康复作用. 中医药文化, 4(2): 32-34.

金亚宇. 2009. 论健身气功: "八段锦"教学中的动静相兼. 中国科教创新导刊, (2): 216.

瞿晓敏. 2001. 中西医健康疾病观的哲学基础. 医学与社会, 14(5): 31-33.

康峰. 2017. 中医养生运动干预 2 型糖尿病临床研究. 中医学报, 32(8): 1434-1436.

匡调元, 张伟荣, 丁镛发, 等. 1995. 寒体与热体的研究. 中医杂志, 36(9): 553-556.

赖婷媛. 2017. 中医运动养生干预老年慢性心力衰竭 56 例. 浙江中医杂志, 52(8): 582.

兰亚佳, 邓茜. 2009. 生态健康的观念与方法. 现代预防医学, 36(2): 298-299.

雷龙鸣, 黄锦军, 唐宏亮, 等. 2016. 背部循经推拿干预亚健康疲劳状态的临床观察. 中华中医药学刊, 34(5): 1034-1036.

李斌. 2018. 实施健康中国战略. http://opinion.people.com.cn/n1/2018/0112/c1003-29760063. html[2018-01-12].

李德新. 2008. 李德新中医基础理论讲稿. 北京: 人民卫生出版社.

李董男. 2015. 中医健康概念辨析. 江西中医药大学学报, 28(4): 145-147.

李家伟. 2013. 中医服务及医院补偿机制研究. 上海: 复旦大学.

李金荣, 曹聚耕. 1997. 德国现行医疗保险体制对中医药在德推广应用的制约及影响. 国外医学·中医中药分册, (3): 11-12.

李经伟. 1995. 中医大辞典. 北京: 人民卫生出版社.

李经纬, 余瀛鳌, 蔡景峰. 1996. 中医名词术语精华辞典. 天津: 天津科学技术出版社.

李景卫. 2006. 欧洲中医药调查: 英国人爱针灸德国人信草药. 中医药导报, 12(11): 53.

李景卫. 2010. 澳大利亚要为中医注册将中医纳入医疗保险体系. 中医药导报, 16(7): 51.

李景卫. 2011. 澳大利亚中医立法的历程和意义. 世界中西医结合杂志, 6(6): 539.

李克绍. 1984. 评《灵枢·阴阳二十五人篇》的年忌. 湖北中医杂志, (1): 4-5.

李丽勤. 2013. 公立医院财政补偿水平的影响因素研究. 武汉: 华中科技大学.

李玲美, 刘楠楠, 傅迎霞, 等. 2018. 从气血理论谈中医养生之法. 世界中医药, 13(2): 309.

李石良. 2004. 中国针灸在瑞士的发展概况. 中国针灸, 24(4): 283-285.

李世通, 汪卫东, 王米渠. 2016. 探讨中医心理病机之邪正盛衰. 医学争鸣, 7(2): 73-75.

李小青, 许峰, 李洁. 2012. 有关中医人体结构潜态系统若干问题的探讨. 中医文献杂志, 30(1): 36-39.

李艳华, 窦纪梁. 2017. 中医五行音乐疗法在妇科疾病中的应用概况. 中国民族民间医药, 26(2): 65-66.

李烨. 2009. 《黄帝内经》居处养生理论的研究. 桂林: 广西中医学院.

李永州. 2009. 加拿大中医药及针灸的发展现状与展望. 新中医, 41(11): 127-128.

李宗伟. 2013. 中医服务及医院补偿机制研究. 上海: 复旦大学.

梁繁荣, 吴曦. 2005. 国外针灸发展现状与展望. 成都: 成都中医药大学, 79-82.

梁亚慧, 王艳华. 2016. 浅析健康需求下的中医生活起居护理. 中西医结合心血管病电子杂志, 4(28): 23.

梁友和, 刘迪生, 洪寿海, 等. 2014. 拔罐防治亚健康状态整体调节机制探讨. 辽宁中医杂志, 9: 1886-1887.

梁玉成. 2014. 谁在使用中医和西医: 一项关于死亡风险对医疗偏好影响的研究. 兰州大学学报(社会科学版), 42(5): 74-86.

廖雪, 段晓荣, 李彩莲, 等. 2017. 子午流注纳子法择时针刺治疗失眠 36 例. 云南中医中药杂志, 38(1): 71-73.

林腾飞, 胡明. 2013. 四川省农村基层医疗机构基本药物制度实施效果评价. 中国卫生政策研究, 6(10): 52.

刘超, 徐程. 2012. 医疗保险对中医医院住院服务的影响. 中医杂志, (15): 1285-1287.

刘丹青. 2017. 新媒体视域下的中医文化传播研究. 南京: 南京中医药大学.

刘飞跃. 2013. 政府办公立医院规模与财政补偿研究. 长沙: 中南大学.

刘国伟. 2012. 问道《黄帝内经》探寻中医生命观及其思维规律. 辽宁中医药大学学报, 14(9): 77-78.

刘建军. 2009. 新型农村合作医疗中医药补偿政策实施有效性研究. 武汉: 华中科技大学.

刘清. 2017. 经络概念及其基础理论溯源. 哈尔滨: 黑龙江中医药大学.

刘兴方, 白卫国, 王燕平. 2013. 医疗保险对中医药发展的影响及对策分析. 世界科学技术-中医药现代化, 15(8): 1776-1779.

刘兴方, 戴雪珂, 王燕平. 2014. 从参保人员角度分析中医药发展过程中存在的问题. 中国社会医学杂志, 31(2): 126-128.

刘兴方, 韩学杰. 2012. 中医药防治医保门诊慢性病的困境及对策. 中国医院管理, 32(11): 67-68.

刘璇, 吴丽萍, 陈睿云, 等. 2018. 音乐疗法对术后患者疼痛和生理状态影响的Meta分析. 赣南医学院学报, 38(8): 806-813.

刘延颖, 满斌, 颜红. 2013. 中医心理治疗学渊源与中西结合治疗心理疾患之展望. 天津中医药大学学报, 30(8): 63-68.

刘艳娇, 高荣林. 2003. 中医睡眠医学. 北京: 人民卫生出版社.

刘宇, 李海鹏. 2012. 太极拳对慢性疾病、老年病患者干预效果的实证研究. 体育科学, 32(12): 93.

刘寨华, 于峥, 杨威. 2008. 古代哲学精气学说的发展及其在《内经》精气理论构建中的作用. 中国中医基础医学杂志, (2): 87-88.

刘臻, 赵娜, 付聪, 等. 2018. 子午流注法取穴治疗失眠研究述评. 中医学报, 33(5): 894-898.

柳青. 2009. 思胜恐临床运用初探. 湖北中医学院学报, 11(2): 52-53.

卢惠鹏. 2012. 健康成人夜间经气流注与多导联睡眠参数变化规律的探讨. 广州: 广州中医药大学.

陆珊珊, 梅晓云. 2010. 脑与五官七窍的联系初探. 南京中医药大学学报, 26(2): 95-96.

鹿亚飞. 2012. 如何提高中医护理技能的应用. 光明中医, 27(1): 188-189.

吕海婴, 刘家强. 2005. 中医精气学说与蛋白质组学. 中医药学刊, (9): 1662-1663.

罗伊·波特. 2000. 剑桥医学史. 张大庆, 译. 长春: 吉林人民出版社.

马月香. 2010. 中医情志理论源流探析. 中华中医药学刊, 28(9): 1838-1840.

马越, 刘明明, 高思华, 等. 2014. 基于《黄帝内经》五音理论的中医音乐疗法探讨. 中华中医药杂志, 29(5): 1294-1297.

孟庆岩, 颜培正, 相光鑫, 等. 2016. 从"神不使"探讨疾病心理康复的重要性. 辽宁中医杂志, 5: 960-961.

聂道芳. 2012. 五行理论与运情绪养生. 中国疗养医学, 21(1): 37-38.

牛欣, 张志雄. 2012. 生理学. 第9版. 北京: 中国中医药出版社.

潘腾. 2016. 慢性心力衰竭患者中医运动养生的现况分析. 现代养生, (10): 155.

潘智明, 王晓红. 2004. 从中医经典理论看环境与养生. 湖北中医学院学报, (4): 52.

裴兰英, 吕慧慧, 郑明常. 2013. 从共性和个性的辩证关系看营养学的中西医结合. 医学与哲学, (9): 80-81.

彭婉慧, 张波. 2017. 失眠的中西医联合治疗. 中医药临床杂志, 29(7): 1116-1119.

彭卫华. 2014. 中西医生命认识之比较刍议. 内蒙古中医药, 33(11): 123, 113.

朴鲜琼, 王旭东. 2014. 中医五行音乐疗法在临床的应用进展. 中医临床研究, 6(15): 147-148.

蒲昭和. 2006. 古人推崇的睡眠养生法. 保健医苑, 35(9): 36-37.

钱会南. 2005. 论饮食五味对体质的影响. 中医研究杂志, 18(2): 1-3.

覃丝. 2015. 针灸结合肩部循经刮痧治疗肩周炎30例临床观察. 中国民族民间医药, (3): 48-49.

邱鸿钟. 2006. 医学哲学探微. 广州: 广东人民出版社.

任亚平. 2018. 八段锦干预对老年糖尿病患者步态的影响研究. 大连: 辽宁师范大学.

佘广玉. 2007. 中医护理技能训练的现状与对策. 中医药管理杂志, 15(9): 673-675.

申红玲. 2007. 中医环境医学思想的研究现状与思考. 江苏中医药, 2007(12): 77-79.

沈志野. 2015. 论风水学理论与传统民居环境. 企业导报, (11): 191, 169.

宋琳, 邱智勇, 朴钟源, 等. 2015. 中医"精"的涵义及其结构层次探讨. 中国中医基础医学杂志, 21(8): 919-920.

宋妮. 2012. 《本草纲目》中药用性食物与体质类型对应关系的研究. 沈阳: 辽宁中医药大学.

宋欣阳, 徐强. 2010. 从传播视角对当代中医传承困境的解读. 中医教育, 29(6): 30-32.

宋熠林, 苏晓兰, 郭宇, 等. 2016. 浅谈中医音乐疗法在功能性胃肠病治疗中的价值与展望. 环球中医药, 9(7): 802-804.

苏峻浩, 冷向阳. 2016. 从病例论感冒后咳嗽的辨证论治. 中国中医基础医学杂志, 3: 424-425.

孙晨耀, 杨梦珍, 胡佳奇, 等. 2016. 由"久服地黄暴脱证"谈到阴阳精气. 天津中医药大学学报, 35(4): 274-278.

孙广仁, 郑洪新. 2013. 中医基础理论. 北京: 中国中医药出版社.

孙广仁. 2006. 中医学精气理论的逻辑建构. 中医药学刊, (6): 981-984.

孙广仁. 2007. 中医基础理论. 北京: 中国中医药出版社.

孙珂. 2018. 论五禽戏对老年人群生活质量的影响. 安阳工学院学报, 17(4): 118-119.

孙悦, 丁成华, 方华珍, 等. 2016. 浅论中医"治未病"思想在亚健康防治中的意义. 中华中医药杂志, 31(11): 4488-4490.

孙再玲. 2002. 中医理论在传统保健体育中的应用. 河南职业技术师范学院学报, 30(2): 89-90.

孙赵峰. 2013. 子午流注针灸法配合中药治疗失眠疗效分析. 实用中医药杂志, 29(7): 521-522.

汤双齐, 何希俊, 张灵芝. 2013. 湿热质人群亚健康人群膳食因素影响分析. 亚太传统医药, 9(9): 120-121.

唐美彦, 于世海. 2017. 太极拳——当代健康生活方式的诉求. 中华武术(研究), 6(10): 10-13.

唐农, 邬桂芬, 雷龙鸣, 等. 2016. 艾灸与推拿对亚健康状态脑力疲劳干预作用的临床对比观察. 中华中医药学刊, 34(3): 519-522.

唐颖. 2011. 中医情志相胜疗法对 ICU 清醒患者的运用. 医学信息, 24(10): 6453-6454.

陶林, 张宗明. 2015. 论中医文化传播的困境与突围. 理论月刊, (3): 70-73.

田开宇, Lisa YUAN. 2015. 瑞士的中医针灸疗法及医疗保险支持. 中国针灸, 35(8): 827-829.

仝小林, 刘文科, 赵天宇. 2015. 窍药分类及功效概述. 上海中医药杂志, 60(3): 3-6.

王冠军. 2011. 中医服务项目纳入财政补偿模式研究. 济南: 山东大学.

王宏瀚. 1989. 医学原始. 上海: 上海科学技术出版社.

王鸿谟. 2004. 官窍经络联络规律研究. 中国针灸, 20(S1): 103-104.

王济, 王琦. 2012. 中医体质研究与 4P 医学的实施. 中国中西医结合杂志, 32(5): 693-695.

王立成. 2013. 2008-2010 年湖南省直医疗保险中医药参与情况的调查分析. 长沙: 湖南中医药大学.

王凌侠, 常丽. 2018. 舒缓护理联合中医膳食指导及穴位按摩对癌因性疲乏的影响. 实用临床护理学电子杂志, 3(31): 113-114.

王米渠, 邹义壮, 曾倩, 等. 2006. 《名医类案》196 例七情发病构成及男女特点分析. 现代中西医结合杂志, 15(8): 983-984.

王明辉. 1998. 气学说是中医学的科学内核. 湖南中医药导报, 1998-03-28(第 3 版).

王明军. 2010. 人体诸窍探微. 辽宁中医药大学学报, 12(2): 62.

王陌兮, 吴小涵, 王一帆, 等. 2018. 基于互联网下的传统中医再造: 润身中医的互联网推广模式研究. 中国战略新兴产业, (40): 104.

王琦, 盛增秀. 1982. 中医体质学说. 南京: 江苏科技出版社.

王启然. 2018. 八段锦对非特异性腰背痛干预的临床研究. 武汉: 湖北中医药大学.

王庆生. 1987. 文艺创作知识辞典. 武汉: 长江文艺出版社.

王全年, 李秀美. 2008. 论官窍演化律. 四川中医, 26(9): 40-41.

王荣华. 2017. "起居有常"的养生要义. 家庭医生(下半月), (7): 42-43.

王少敏. 2008. T 细胞亚群及其细胞因子在系统性红斑狼疮发病机制中作用的研究. 沈阳: 吉林大学.

王英瑞, 张英菊, 李妍怡. 2018. 由慢性胃炎的诊疗谈中医五行学说. 河南中医, 38(3): 390-392.

王志华, 李彦知, 杨建宇. 2012. 二十四节气养生歌赏析(一): 小寒养生. 中国中医药现代远程教育, 10(1): 104-105.

王志华, 李彦知, 杨建宇. 2012. 二十四节气养生歌赏析(二): 大寒养生. 中国中医药现代远程教育, 10(2): 108, 125.

王志华, 李彦知, 杨建宇. 2012. 二十四节气养生歌赏析(三): 立春. 中国中医药现代远程教育, 10(3): 93-94.

王志华, 李彦知, 杨建宇. 2012. 二十四节气养生歌赏析(四): 雨水养生. 中国中医药现代远程教育, 10(4): 116-117.

王志华, 李彦知, 杨建宇. 2012. 二十四节气养生歌赏析(五): 惊蛰养生. 中国中医药现代远程教育, 10(5): 101-102.

王志华, 李彦知, 杨建宇. 2012. 二十四节气养生歌赏析(六): 春分养生. 中国中医药现代远程教育, 10(6): 105-106.

王志华, 李彦知, 杨建宇. 2012. 二十四节气养生歌赏析(七): 清明养生. 中国中医药现代远程教育, 10(7): 113-114.

王志华, 李彦知, 杨建宇. 2012. 二十四节气养生歌赏析(八): 谷雨养生. 中国中医药现代远程教育, 10(8): 114-115.

王志华, 李彦知, 杨建宇. 2012. 二十四节气养生歌赏析(九): 立夏养生. 中国中医药现代远程教育, 10(9): 108-109.

王志华, 李彦知, 杨建宇. 2012. 二十四节气养生歌赏析(十): 小满养生. 中国中医药现代远程教育, 10(10): 111-112.

王志华, 李彦知, 杨建宇. 2012. 二十四节气养生歌赏析(十一): 芒种养生. 中国中医药现代远程教育, 10(11): 106, 111.

王志华, 李彦知, 杨建宇. 2012. 二十四节气养生歌赏析(十二): 夏至养生. 中国中医药现代远程教育, 10(12): 121-122.

王志华, 李彦知, 杨建宇. 2012. 二十四节气养生歌赏析(十三): 小暑养生. 中国中医药现代远程教育, 10(13): 108-109.

王志华, 李彦知, 杨建宇. 2012. 二十四节气养生歌赏析(十四): 大暑养生. 中国中医药现代远程教育, 10(14): 96-97.

王志华, 李彦知, 杨建宇. 2012. 二十四节气养生歌赏析(十五): 立秋养生. 中国中医药现代远程教育, 10(15): 91-92.

王志华, 李彦知, 杨建宇. 2012. 二十四节气养生歌赏析(十六): 处暑养生. 中国中医药现代远程教育, 10(16): 97-98.

王志华, 李彦知, 杨建宇. 2012. 二十四节气养生歌赏析(十七): 白露养生. 中国中医药现代远程教育, 10(17): 90-91.

王志华, 李彦知, 杨建宇. 2012. 二十四节气养生歌赏析(十八): 秋分养生. 中国中医药现代远程教育, 10(18): 87-88.

王志华, 李彦知, 杨建宇. 2012. 二十四节气养生歌赏析(十九): 寒露养生. 中国中医药现代远程教育, 10(19): 67-68.

王志华, 李彦知, 杨建宇. 2012. 二十四节气养生歌赏析(二十): 霜降养生. 中国中医药现代远程教育, 10(20): 72-73.

王志华, 李彦知, 杨建宇. 2012. 二十四节气养生歌赏析(廿一): 立冬养生. 中国中医药现代远程教育, 10(21): 109-110.

王志华, 李彦知, 杨建宇. 2012. 二十四节气养生歌赏析(廿二): 小雪养生. 中国中医药现代远程教育, 10(22): 75-76.

王志华, 李彦知, 杨建宇. 2012. 二十四节气养生歌赏析(廿三): 大雪养生. 中国中医药现代远程教育, 10(23): 91-92.

王志华, 李彦知, 杨建宇. 2012. 二十四节气养生歌赏析(廿四): 冬至养生. 中国中医药现代远程教育, 10(24): 91-92.

魏刚. 2014. 论养生思想的阴阳五行说. 体育文化导刊, (10): 169-172.

魏一苇, 何清湖, 陈小平. 2013. 试论中医文化传播的困境与出路. 湖南中医药大学学报, 33(3): 98-101.

吴鸿洲, 刘小斌. 2010. 中国医学史. 上海: 上海科学技术出版社.

吴清忠. 2006. 人体使用手册. 广州: 花城出版社.

武广华, 臧益秀, 刘运祥, 等. 2001. 中国卫生管理辞典. 北京: 中国科学技术出版社.

席靖. 2018. 中医五行体感音乐疗法对脑瘫儿童手作业的临床应用. 深圳中西医结合杂志, 28(16): 42-44.

夏晶. 2018. 五禽戏对纤维肌痛综合征的干预研究. 北京: 北京中医药大学.

夏征农, 陈至立. 2001. 辞海. 第六版. 上海: 上海辞书出版社.

向军军, 秦红玲, 赖菁菁, 等. 2015. 从精气学说谈温肾益肺法治疗血管性痴呆. 四川中医, 33(9): 27-29.

肖莹莹, 罗娜, 孙静. 2017. 雷火灸结合子午流注开穴法治疗失眠的临床研究. 内蒙古中医药, 36(20): 127.

谢慧珍. 2010. 新型农村合作医疗住院补偿比影响因素的实证研究. 上海: 复旦大学.

谢晶鑫, 刘明理, 李澄. 2015. 国家药品标准物质的项目化管理工作模式研究. 中国药师, 18(8): 1370.

谢瑞真. 2009. 环境养生与健康相关关系的研究. 广州: 广州中医药大学.

谢世平, 程传浩. 2011. 中医文化传播与推广机制的思考——试论"养生热"背景下的中医文化建设. 中医药管理杂志, 19(3): 208-209.

谢阳谷, 陈勇. 2008. 关于对针灸和中药饮片实施基本医疗保险倾斜政策的分析. 中医药管理杂志, 16(6): 401-403, 464.

辛昱辰. 2015. 政府财政补偿投入对城市公立医疗卫生机构服务效率的影响研究. 西安: 西北大学.

邢彩珍, 谈宏琼. 2014. 遵循中医理念重视生活起居护理. 光明中医, 29(3): 604-605.

邢曼丽. 2010. 配合中医情志疗法对脑卒中后失语患者的作用. 中国康复, 25(2): 140-141.

熊大经, 刘蓬. 2012. 中医耳鼻咽喉科学. 北京: 中国中医药出版社.

徐宁. 2008. 中国古代哲学精气概念与中医学精气概念之研究. 济南: 山东中医药大学.

徐潜. 2015. 五音与五行原来还有这样的关系. https://shijitongjian.com/a/minzuwenhua/2015/0225/1317.html
[2016-05-11].

徐晴岩. 2018. 八段锦运动疗法对人体功效的研究进展. 按摩与康复医学, 9(20): 85-87.

徐蕊, 李淳, 彭锦, 等. 2017. 中医音乐疗法干预偏颇情志的方案构建思路. 中医杂志, 58(13): 1113-1116.

徐玉英. 2016. 中医适宜技术临床应用现状. 中国继续医学教育, 8(2): 184-186.

许民栋, 王琳, 许云龙. 2018. 论阴阳学说在神经科学中的应用. 中华中医药杂志, 33(9): 3786-3788.

薛冬群, 岳树锦, 苏春香. 2015. 中医运动养生对 COPD 病人生命质量影响的研究进展. 全科护理, 13(22):
2145-2147.

烟建华. 2016. 中医生理学归真——烟建华《黄帝内经》藏象讲稿. 北京: 中国中医药出版社.

闫少校, 邹义壮, 崔界峰, 等. 2008. 中医心理治疗 122 例分析. 时珍国医国药, 19(6): 1471-1474.

晏显妮, 陈瑞芳. 2017. 浅谈健身气功八段锦与中医养生治未病的关系. 湖南中医杂志, 33(9): 135-136.

杨爱国. 2011. 神经根型颈椎病推拿适宜技术筛选及临床疗效评价研究. 成都: 成都中医药大学.

杨红艳, 冯学功, 郝文杰, 等. 2016. 中医音乐疗法在脑卒中后抑郁症患者中的应用. 护理实践与研究,
13(14): 134-136.

杨梅, 鲁法庭, 王青, 等. 2011. 中医恒动观念的形成及其在中医诊断中的应用. 云南中医学院学报, 34(5):
1-3-7.

杨梅. 2005. 《中医诊断学》中的恒动观念. 云南中医学院学报, (1): 8-9, 12.

杨梅. 2009. 浅淡中医诊断疾病过程中的整体恒动观念. 中华中医药学会中医诊断学分会第十次学术研讨
会论文集: 5.

杨茜. 2012. 新医改形势下公立医院补偿机制改革问题研究. 天津: 天津师范大学.

杨秋莉, 王永炎. 2015. 叙事医学与中医学的人文关怀. 现代中医临床, 22(2): 1-3.

杨徐杭, 汶医宁, 王军威. 2010. 从中医理论探讨音乐疗法. 中国民间疗法, 18(3): 5-6.

杨雪梅, 邓剑英, 秦国伟. 2015. 中医整体观及阴阳五行学说在现代消化疾病诊治中的经验研究. 时珍国医
国药, 26(5): 1177-1178.

杨艳, 朱方730. 2018. 浅谈健身气功六字诀. 中共太原市委党校学报, (4): 70-72.

姚菲, 程霖, 苟雪. 2018. 中医五行音乐疗法在肝郁气滞型产后缺乳中的应用研究. 成都医学院学报, 13(3):
339-341.

叶变良. 2015. 浅谈五行学说对中医四时饮食养生的指导作用. 美食研究, 32(1): 62-64.

叶励新, 陈雪莲, 江月卿. 2012. 情志相胜法对中风后偏瘫患者焦虑的影响. 光明中医, 27(12): 2462-2463.

叶露. 2008. 国家基本药物政策研究. http://wwwdoc88com/p8179916774638html[2016-05-11].

叶文阳. 2018. 浅析现代舞的基本特征. 艺术评鉴, (9): 70-71.

于德志. 2013. 医改专题研究. 北京: 人民卫生出版社.

于小菊, 周发祥. 2016. 耳窍小议. 光明中医, 31(18): 2630-2631.

余靖梓. 2018. 国内近 5 年太极拳运动研究现状与类别的分析. 中华武术(研究), 7(4): 85-88.

喻倩, 刘岩, 吴敏, 等. 2013. 山东省基层医疗卫生机构综合改革财政补偿现况调查. 中国卫生经济, 32(1):
31-33.

臧敏, 刘磊, 包素珍, 等. 2018. 从《黄帝内经》阴阳学说的应用浅议中医理论发展. 中华中医药杂志, 33(7): 2754-2757.

曾冲. 2011. 我国社会医疗保险价格制度的缺陷及价格谈判机制构建的研究. 广州: 广州中医药大学.

张春晖, 鞠宝兆. 2009. 太极拳运动的中医养生保健机理. 辽宁中医药大学学报, 11(7): 17-18.

张大萍, 甄橙. 2007. 中外医学史纲要. 北京: 中国协和医科大学出版社.

张大庆. 2013. 医学史. 北京: 北京医科大学出版社.

张丹, 肖红, 姜颖, 等. 2015. 中医传统运动养生在脑卒中病人恢复期的应用优势. 全科护理, 13(18): 1704-1705.

张怀东, 林艳, 彭恩临, 等. 2002. 运用子午流注开穴推拿治疗失眠症(附 62 例疗效观察). 按摩与导引, (4): 61-64.

张辉, 张先庚, 梁小利, 等. 2014. 中医情志理研究进展. 中国疗养医学, 23(3): 208-209.

张辉, 张先庚, 王红艳, 等. 2014. 五行音乐疗法在中医情志护理的应用. 中国疗养医学, 23(12): 1077-1079.

张慧卿, 钱力兰, 朱国福, 等. 2009. 谈中医的恒动观. 河南中医, 29(7): 631-633.

张敏, 栾美君. 2018. 中医五行音乐疗法对高血压患者血压、焦虑的影响. 医学理论与实践, 31(3): 450-452.

张琦, 石磊, 冷辉, 等. 2018. 中医五行音乐疗法治疗肝气郁结型特发性耳鸣患者临床研究. 辽宁中医药大学学报, 20(3): 170-172.

张瑞, 牛乐, 宋建平, 等. 2012. 饮食与体质关系撷要. 中华中医药学刊, 30(6): 1321-1323.

张声生, 朱培一, 陶琳. 2006. 《黄帝内经》五味理论浅析. 中华中医药杂志, (3): 183-184.

张仕佳. 2015. 风水学在室内设计中的借鉴与应用. 美与时代(城市版), (1): 54-55.

张曙欣, 陈校云, 侯月洁, 等. 2017. 中医药适宜技术推广应用现状与对策. 中医中药导报, 14(34): 95-99.

张树生. 2014. 对中医阴阳学说的思考与认知. 中医杂志, 55(18): 1616-1619.

张树生. 2016. 对中医五行学说的思考与认知. 中医杂志, 57(5): 370-374.

张伟荣, 薛惠娟, 匡调元, 等. 1996. 食物调整病理性体质的生化研究. 中国中医基础学杂志, 2(1): 35-36.

张先祥, 彭先进, 马培友. 2015. 水谷精微连接着西医营养素和中医气血津液精. 第六届全国中西医结合营养学术会议.

张翔. 2010. 山东省财政社会保障支出问题研究. 济南: 山东经济学院.

张晓明. 2010. 中医认知行为疗法在腰椎间盘突出症的应用研究. 成都: 成都中医药大学.

张艳婉. 2016. 中医身体观的理论建构研究. 武汉理工大学学报(社会科学版), 29(4): 725.

张颖聪. 2012. 我国各级各类医疗卫生机构财政补偿政策落实情况及对策研究. 武汉: 华中科技大学.

张真真. 2014. 从中医养生视觉论太极拳对中老年人身体健康的影响. 成都: 四川师范大学.

招远祺, 袁龙健, 乔利军, 等. 2015. 从中医"精气神"学说探讨针刺与神经干细胞移植在脑病治疗中的应用. 辽宁中医杂志, 42(7): 1331-1334.

赵国求, 童忠良. 2003. 阴阳平衡与现代科学物质观. 浙江中医学院学报, 27(6): 4-6.

赵俊浩. 2013. 论中医养生学的恒动观与生命在于运动. 运动, (8): 148-149.

赵凯维, 于智敏. 2010. 中医"病机"研究现状述评. 中华中医药杂志, 25(1): 10-13.

赵守真. 2008. 治验回忆录. 北京: 人民卫生出版社.

赵义静, 陈泽林, 刁殿军, 等. 2015. 走罐疗法对亚健康状态人体的临床效应研究. 上海针灸杂志, 34: 223-224.

郑洪新. 2016. 中医基础理论. 北京: 中国中医药出版社.

郑洪新. 2017. 中医基础理论. 第四版. 北京: 中国中医药出版社.

郑蕾. 2014. 医改取消药品加成后中医医院如何完善补偿机制的研究. 北京: 中国中医科学院.

郑荣领. 2006. 中医恒动观对于近视防治的意义. 第三届全球华人眼科学术大会暨中华医学会第十一届全国眼科学术大会论文汇编: 1.

郑振镐, 何泉泉, 赵嘉英, 等. 2013. 浅析中医皮肤学中的五行学说. 中国中医基础医学杂志, 19(4): 385-386.

中医药管理局. 2016. 中医药发展"十三五"规划. http: //www. gov. cn/xinwen/2016-08/11/content_5098925. htmhttp: //share. gwd. gov. cn/[2016-08-11].

钟雯, 曹锐. 2017. 筋骨辨证-筋骨并重. 实用中医内科杂志, 31(2): 73-76.

钟晓东, 吴育平, 钟炳, 等. 2013. 微量元素平衡失调危害人体健康. 广东微量元素科学, 20(4): 67-70.

周德生, 吴兵兵, 胡华, 等. 2015. 脑窍理论及其临床应用. 中国中医药信息杂志, 22(12): 96-98.

周庆兵, 吴立旗, 张颖, 等. 2018. 中医阴阳学说指导下的 DNA 甲基化研究思路. 中医杂志, 59(7): 561-564.

周文波, 金迎, 许慧玲. 2016. 用阴阳学说诠释现代恶性肿瘤. 中华中医药学刊, 34(2): 466-469.

周霞, 王兴臣, 庄慧魁, 等. 2011. 邪正盛衰的再认知. 中国中医药现代远程教育, 9(8): 1-3.

周亚东, 赵倩文. 2017. 华佗五禽戏动静养生思想. 安徽中医药大学学报, (3): 1-2.

周一心. 2012. 完善中医院补偿机制的策略研究. 上海: 复旦大学.

宗蕊. 2008. 五行音乐养生疗疾. 中国保健营养, 2008(9): 92-94.

邹婵娟. 2017. 论中国古典舞与太极气韵的关联. 艺术评鉴, (5): 84-85, 123.

邹华章, 邹新明. 2012. 健康与生命质量自控指南. 北京: 人民军医出版社.

左瑞, 祝泊远, 王晓燕. 2004. 分时辰论治失眠. 新中医, 46(9): 208-209.

左志坚, 周国强. 2014. 阴阳五行说、中国传统五声性音乐和中医音乐治疗. 山西中医学院学报, 15(4): 1-4.

佚名. 2007. 对人体有害的植物及花卉. 山东国土资源, (5): 60.

佚名. 2009. 钱学森: 21 世纪医学发展的方向是中医. 中医药通报, 6: 13.

佚名. 2014. 膳食结构不合理导致营养失衡. 中国食品学报, 14(2): 92.

DeclarationofAlma-Ata. 1978. International Conference on Primary HealthCare[EB/OL]. http://www.who.int/topics/primary_health_care/alma_ata_declaration/fr[2016-05-11].

The OttawaCharterfor Health Promotion. 1986. First InternationalConference on Health Promotion[EB/OL]. http://www.who.int/healthpro-motion/conferences/previous/ottawa/en[2016-05-11].

World Health Organization. 1946. Constitution of the WHO[EB/OL]. http://www.who.int/goverance/eb/who_constitu-tion_en. pdf[2016-05-11].

后 记

博士毕业后，我来到河南中医药大学人文学院（现为管理学院）工作。时任院长的谢世平教授交给我的第一个任务，就是完成河南省卫生厅委托我院做的《河南中医现状调查报告》。自此，我开始接触中医药文化，并逐步转向研究中医药卫生事业管理，主要从事中医药健康服务管理与政策等方向的研究。随后在我院省级重点学科公共管理学科建设经费的支持下，对河南省某市的医疗保险数据做了分析，完成了《中医医疗保险补偿情况分析》；然后，于2015年在清华大学公共管理学院访学期间完成了《中西医发展历史对比研究》。研究过程中，我认识到中医药事业的发展仍然面临着一些问题，远非一两篇文章所能阐释、分析清楚的。

真正促使我决定写一本书来系统介绍中医健康技术服务与管理研究的是，数年前我受邀参加《健康技术服务与管理》教材的编写，我和谢世平教授反复讨论后，写出了参编章节的基本框架。我们认识到中医健康技术在当前西医为主的大环境影响下，许多人对其效用仍然缺乏足够的认识，甚至抱有怀疑的态度，因此，我们决定以原来的章节内容为基础，写一本专门介绍中医健康技术服务与管理的书，为推广普及中医药健康服务与管理知识、发挥中医药对人民健康的维护与促进作用做出我们中医人的贡献。

资助本书的基金项目包括：河南省第八批重点学科公共管理建设经费，第九批河南省重点培育学科公共管理建设经费，河南省社科联重点人文社科基地中医药发展与国家治理研究中心和河南科技智库中医药强省战略研究基地以及我们主持的三项课题："中医健康服务推进河南省乡村振兴发展的对策研究(HNKJZK-2020-26C)""中医健康技术对生活方式影响的政策、机制与模式研究（192400410214）""河南中医药产业发展战略研究（2019JC14）"。

本书能够最终完成，还要感谢以下各位做出的贡献：谢世平教授具有渊博的专业知识、丰富的科研经验，为本书的写作提供了悉心指导，她对中医药事业的深厚感情与深入思考也令我感触颇多，促使我在写作中不断反思与求索；2018级医事管理专业研究生宋淑洁、郭新、张少严、周月，以及2017级公共事业管理（卫生事业管理）专业本科班赵丽培、朱东方、赵蔚嘉、都一泽、刘尊尊、李毅带领全班38名学生参与了资料的收集，资料的编辑与整理工作则由学生助理田村和刘亦菲完成，他们的热情与积极为写作过程注入了活力；此外，我的家人在本书写作中也给予了很多支持、鼓励与建议。衷心对各位表示感谢！

许 静

2022年10月6日于郑州